보건교육학
HEALTH EDUCATION

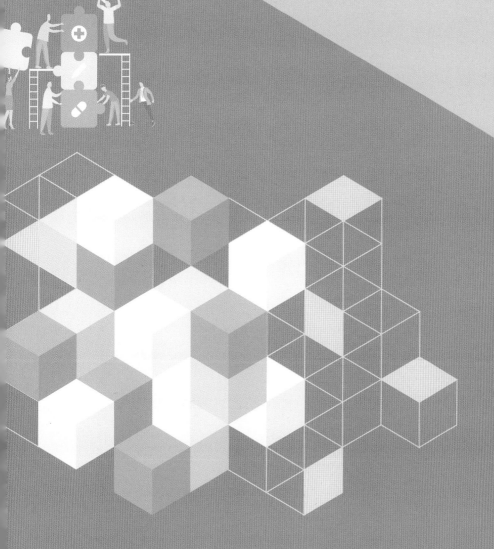

집필진

대표저자	**전미순**(백석대학교)
편집저자	**이한이**(한양대학교)
	이수정(혜전대학교)
	조명선(강릉원주대학교)
집필저자	**김숙희**(남서울대학교)
	김은재(진주보건대학교)
	노지영(진주보건대학교)
	안미향(강릉영동대학교)
	엄연주(동양대학교)
	이신영(조선대학교)
	장영은(삼육보건대학교)
	채여주(광주대학교)
	최선임(목포대학교)

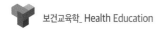

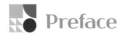 Preface

건강(health)은 인간의 가장 기본적인 권리이자 삶의 질을 높이고 행복한 삶을 영위하는 데 필수적인 요소이다. 라론드의 〈건강의 장 이론〉 보고서에서는 건강, 질병 그리고 사망을 결정하는 요인을 생물학적 요인, 환경적 요인, 생활 습관 및 보건 의료 조직으로 구분하고, 건강 수준을 향상시키기 위해서는 환경적인 요인과 생활 습관 요인들을 변화시키는 노력이 필요하다고 주장했다. 그로 인해 보건 의료의 중점이 치료 중심의 모형에서 예방 중심의 총체적 모형으로 전환되었다.

우리나라는 1995년 건강에 관한 바른 지식을 보급하고 스스로 건강 생활을 실천할 수 있는 여건을 조성하여 건강을 증진할 목적으로 「국민건강증진법」을 제정하였다. 건강증진 사업은 보건교육, 질병 예방, 영양 개선, 건강 관리 및 건강 생활의 실천 등을 통하여 지역 사회 주민들의 건강을 증진하는 사업이며 현재 제5차 국민건강증진종합계획(HP 2030: 2021~2030)을 수립하여 운영하고 있다.

건강증진을 위한 방법으로는 개인의 생활 양식을 건전하게 변화시키는 미시적 접근과 개인의 행동이나 생활 양식뿐 아니라 환경을 동시에 변화시켜야 하는 거시적 접근 방법이 있다. 이는 개인의 행동이나 생활 양식의 변화가 건강증진을 위해 중요하며 이를 위해 보건교육이 필수적으로 수행되어야 함을 의미한다.

이에 100세 시대를 맞이하여 간호학 전공자들이 간호 대상자들의 건강 요구를 파악하여 그들에게 적합한 건강 관련 지식을 보급하고 생활 습관의 변화를 유도함으로써 자기 건강 관리 능력을 향상시킬 수 있도록 하는 데 조금이나마 도움이 되고자 본 저서를 발간하게 되었다. 본 저서는 건강과 보건교육, 보건교육 관련 이론, 보건교육 프로그램 개발, 보건교육 프로그램 적용으로 구성했으며, 특히 간호학 전공자들이 어느 현장에서나 보건교육 계획서를 작성하여 보건교육을 수행할 수 있도록 ADDIE 모형에 따른 보건교육 프로그램 개발 과정에 역점을 두었다.

ADDIE 모형은 교수 설계 모형으로 분석(Analysis), 설계(Design), 개발(Development), 수행(Implementation), 평가(Evaluation)의 5단계로 구성되어 있다. 분석 단계에서는 교육 요구를 사정한 후 자료를 분석하여 우선순위를 결정하고, 설계 단계에서는 목표를 설정하여 교육 방법, 교육 매체, 평가를 계획한다. 개발 단계에서는 보건교육 계획서와 교육 매체를 개발하며 수행 단계에서는 보건교육을 수행한다. 평가 단계에서는 보건교육 프로그램의 마지막 단계로서 보건교육의 학습 목표 달성 여부를 파악한다.

본 저서는 ADDIE 모형의 분석 단계에서 자료를 분석한 후 제1순위 주제를 선정하고, 여기서 선정된 주제로 설계 단계에서부터 평가 단계까지 연속적으로 일관성 있게 단계별로 주제와 관련된 내용을 제시했다. 설계 단계에서는 제1순위 주제에 따른 목표를 설정하고, 목표를 달성하기 위한 학습 내용, 교육 방법 및 교육 매체를 선정했으며 평가 계획도 수립하여 각각 예시로 제시했다. 개발 단계에서는 설계 단계에서 수립된 내용을 보건교육 과정에서 사용할 보건교육 계획서를 체계적으로 제작하여 예시로 제시했다. 수행 단계에서는 개발된 보건교육 계획서에 준하여 도입, 전개, 종결로 구분하여 예시를 제시했으며, 평가 단계에서는 체계 이론에 근거한 구조 평가, 과정 평가, 결과 평가를 이해하기 쉽게 예시로 제시했다. 본 저서에서 안내하는 방법대로 수행한다면 간호학 전공자는 누구나 보건교육 계획서를 쉽게 작성하고 어느 현장에서든지 작성된 계획서대로 보건교육을 수행할 수 있게 될 것이다.

원고를 집필해 주신 교수님들과 편집 회의에 적극적으로 참여해주신 교수님들께 거듭 감사드리며, 본서의 출간에 적극적으로 지원해주신 한올출판사 임순재 사장님 및 편집부 임직원 여러분께 감사의 마음을 전한다.

2023. 7.
대표 저자 전미순

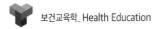

Contents

CHAPTER 01

**건강과
보건교육**

CHAPTER
02

**보건교육
관련 이론**

CHAPTER
03

보건교육
프로그램
개발
(ADDIE 모형)

CHAPTER
04

보건교육
프로그램
적용

01
건강과
보건교육

🎯 **학습 목표**

- 건강의 개념을 설명한다.
- 건강 형평성의 개념을 파악한다.
- 건강증진의 개념을 설명한다.
- 건강증진의 역사적 배경을 이해한다.
- 건강증진의 발전 과정을 이해한다.
- 우리나라 국민건강증진 종합계획의 개념을 파악한다.

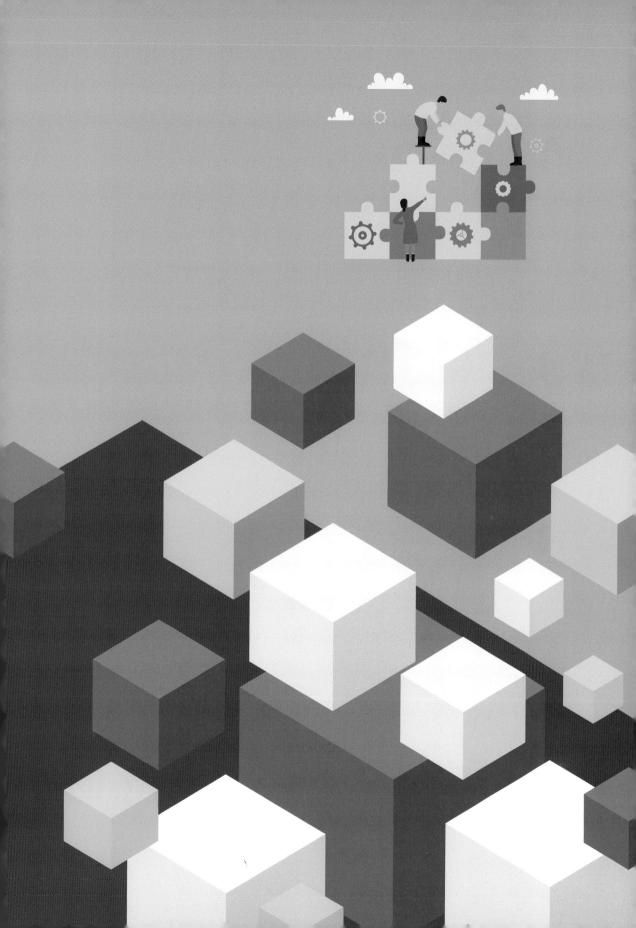

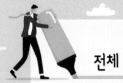

전체 개요

건강이란 단순히 몸에 병이 없는 것뿐 아니라 신체적, 정신적, 사회적으로 충분히 양호한 상태이며, 일상생활을 영위해 나가는 데 어떠한 지장이나 고통 없이 정상적으로 수행할 수 있는 통합적으로 완전한 안녕 상태라고 할 수 있다.

건강 결정 요인은 인간의 건강에 영향을 미치는 다양한 요소를 총칭하는 개념으로 사회의 변화에 따라 점차 확대되었다. 최근에는 사회·환경 요소와 유전 요인 간의 상호 작용이 건강과 질병을 이해하는 핵심이며, 우울증, 공격성 기질, 자살 등 정신 질환에 영향을 주는 신경 계통의 반응 및 지역사회에서의 사회 경제적 지위 등도 건강 결정 요인으로 연구하고 있다.

건강증진의 개념은 개인의 생활 양식이나 행동이 건강과 관련이 있다고 생각하면서부터 시작되었다. 건강증진은 개인의 기술이나 능력을 향상시키는 활동뿐 아니라 사회적·환경적 상태를 개선하는 활동을 포함하고 있어 포괄적·사회적·정치적인 과정으로서 개개인의 건강 문제 해결 능력 향상을 강조하고 있다.

미국 보건성은 1980년 '건강증진은 건강을 향상시키거나 보호하기 위해 행동적, 환경적으로 적응을 촉진하도록 설계된, 보건교육과 관련된 조직적, 정치적, 경제적 중재의 조합'이라고 했다. 여기서 우리는 건강증진을 위한 접근에서 개인의 생활 양식을 건전하게 변화시키는 보건교육이 중요한 구성 요소가 됨을 알 수 있다.

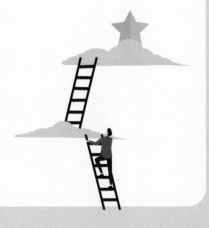

1 건강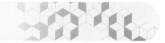

1 건강의 개념

(1) 건강의 정의

건강(health)은 인간의 가장 기본적인 권리이며, 삶의 질을 높이고 행복한 삶을 영위하는 데 필수적인 요소이다. 우리나라 헌법 제35조 제1항에도 "모든 국민은 건강하고 쾌적한 환경에서 생활할 권리를 가지며, 국가와 국민은 환경 보전을 위하여 노력해야 한다."라고 명시되어 있다.

건강은 시대의 변화와 학자에 따라 다양하게 정의되어 왔으며, 가장 보편적이고 타당한 견해는 1948년 세계보건기구(World Health Organization; WHO)의 헌장에 나타난 정의이다. 여기서는 "건강은 단순히 질병이 없거나 허약하지 않은 상태만을 의미하는 것이 아니라 신체적, 정신적 및 사회적 안녕이 완전한 상태에 놓여 있는 것"으로 정의했다. 즉, 건강이란 단순히 질병의 부재 상태가 아니라 신체적, 정신적으로 완전한 상태이며, 복잡한 사회 환경 속에서 각 개인이 맡은 바 임무 기능을 충실히 수행할 수 있는 지속적인 행동 과정으로서 사회적 안녕이라고 할 수 있다.

그 후 1957년 세계보건기구는 기존의 이상적 목표로서의 측면을 보완하여 건강에 대한 실용적인 정의를 내렸는데, 유전적·환경적으로 주어진 조건에서 신체의 각 부위가 적절하게 기능을 발휘할 수 있는 개체의 상태 혹은 자질을 의미한다고 설명했다. 그리고 1974년 세계보건기구는 건강에 대한 정의에서 총체성(wholeness)과 건강의 긍정적이고 질적인 측면을 강조했으며, 1998년 세계보건기구 본회의에서는 건강의 정의에 영적인 개념을 추가하며 통합적인 건강의 정의로 발전시켰다. 즉, "건강이란 질병이나 장애가 없을 뿐만 아니라 신체적·정신적·사회적 및 영적으로 완전히 안녕한 역동적인 상태이다."라고 정의했다. 즉, 건강은 개인의 신체적·정신적·정서

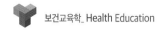

적·사회적 및 영적 측면이 복합적으로 이루어져 있다는 것이다.

건강에 대한 학자들의 정의를 살펴보면 르네 듀보스(R. Dobus)는 "건강은 곧 삶의 질이고, 개인적 입장에서 사회적·정서적·정신적·영적 및 생물학적 적합성이 포함된 것이며, 이 적합성은 환경에 적응하면서 얻어진 결과"라고 정의했고, 윌슨(Wilson)은 "건강은 어떤 심각한 불능의 상태를 나타내지 않고 적절하게 효과적으로 기능하는 상태"로, 머레이와 젠트너(Murray & Zentner)는 "안정과 편안함을 유지하기 위하여 내적·외적 자극에 대한 목적적·적응적 반응(신체적·정신적·감성적·사회적으로)"으로 설명했다. 그리고 오렘(Orem)은 "일상생활에서 기능의 심리적인 면, 인간 상호 관계적인 면, 사회적인 면, 그리고 신체적인 면을 포함한 통합"으로, 로이(Roy)는 "통합된 전인의 상태이고 또 그렇게 되는 과정"으로 건강의 정의를 내렸다.

건강의 정의를 통합해보면 건강이란 단순히 몸에 병이 없을 뿐 아니라 신체적·정신적 및 사회적으로 충분히 양호한 상태이며, 일상생활을 영위해 나가는 데 지장이나 고통 없이 정상적으로 수행할 수 있는 통합적으로 완전한 안녕 상태라고 할 수 있다.

(2) 다차원적 개념의 건강

오늘날, 여러 학자는 건강이 1~2가지 요인뿐 아니라 5~7가지의 다차원, 즉 서로 상호 작용하는 동적인 차원으로 구성된다고 주장하고 있다. 점점 복잡해지는 다양한 요인을 고려하여 앤스포(Anspaugh)와 이젤(Ezell)은 건강을 신체적·사회적·정서적·영적·지적·직업적 건강 차원으로 나누어 설명하고 있다.

❶ 신체적 건강

육체적인 활동과 필요한 일을 수행할 수 있는 힘을 의미한다. 힘이 있다는 것은 건강한 신체 기관을 가지고 있을 뿐 아니라 기능적인 능력도 가지고 있다는 것을 의미한다. 우리 육체는 질병으로부터 완전히 자유롭지 못할지라도 질병을 치료나 교정, 재활 등을 통하여 높은 건강 수준을 성취할 수 있다. 신체적으로 건강한 사람은 삶의 활동에 에너지가 있어서 질병이 그들의 삶에 거의 방해가 되지 않는다.

❷ 사회적 건강

인간은 사회적 동물이므로 다른 사람과 더불어 살며, 생존에 필요한 것을 얻기 위해 서로 협력하면서 생활을 영위해 간다는 측면이다. 사회적 건강은 타인과의 상호작용, 사회적 상황에 따라 적응하는 능력, 타인을 만족시킬 수 있는 능력 등을 말한다. 사회적으로 건강한 사람은 타인을 좋아하고 신뢰하며, 다른 사람과 함께 살아갈 수 있는 조화로운 관계를 형성하고 타인에 대한 책임감을 가지게 된다.

❸ 정서적 건강

정서를 적절하게 통제하여 감정을 올바르게 표현하는 능력을 말한다. 인간은 삶속에서 즐거움, 기쁨, 행복뿐만 아니라 실패, 좌절, 체념 등과 같은 경험을 하고 후자를 통해 상처받기 때문에, 자기 정서를 적절히 표현하는 것이 건강에서 중요하다. 정서적 건강을 향상시키기 위해 지속적으로 노력하는 사람들은 그렇지 않은 사람보다 더 행복한 삶을 영위할 가능성이 크다. 건강의 정서적 차원에는 스트레스나 갈등을 해소하고 대처할 수 있는 융통성의 정도가 포함된다.

❹ 지적 건강

학습 능력, 합리적 사고 및 지적 능력을 의미한다. 지적 차원은 정보에 대한 행동, 가치 기준과 신념을 분명히 하고 의사 결정을 할 수 있는 능력으로 건강에 중요한 역할을 한다. 지적 차원에서의 건강에는 정보를 이용하거나 새로운 사상을 이해하는 능력뿐 아니라 그에 대처하는 기술, 융통성 등의 개념이 포함된다.

❺ 영적 건강

일반적으로 영적인 차원으로 인생의 의미를 발견하려는 종교를 생각할 수 있으나 반드시 종교만으로 설명할 수 있는 것은 아니다. 영적으로 건강한 사람은 생활 속의

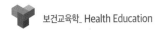

도덕적 기준이 명확하며, 개인의 삶을 향상시키는 가치에 대한 믿음이 확실하다. 다른 사람들과의 관계, 인간 행동의 본능, 다른 사람들을 돕는 의지 등이 영적 건강에 속한다고 할 수 있다.

❻ 직업적 건강

개인이 속해 있는 집단에서 주어진 상황에 적응하여 자신의 능력을 어느 정도 발휘할 수 있는 것을 의미한다. 직업은 건강에 중요한 요소이다. 과업에 대한 성취 정도에 따라 직업적 성취감을 얻을 수 있으나 결과가 기대에 미치지 못할 때는 자신의 성과에 대해 신뢰하지 못하고 좌절하게 된다.

(3) 건강 결정 요인

건강 결정 요인이란 인간의 건강에 영향을 미치는 다양한 요소를 총칭하는 개념이며, 사회 변화에 따라 건강 결과에 영향을 미치는 요인에 대한 시각은 점차 확대되어 왔다.

제2차 세계 대전 이후 임상 의학은 눈부신 발전을 거듭하여 질병 퇴치에 공헌해 왔으며, 1970년대에 들어서면서 새로운 기기와 치료법이 개발되어 의료비 상승에 의한 경제적 부담, 치료 중심의 의료 제도에 대한 반성이 일어나기 시작했다. 이런 와중에 1974년 캐나다에서 당시 보건복지부 장관이었던 라론드(M.Lalonde) 명의의 보고서가 발표되었다.

라론드 보고서(lalonde report)의 기본 철학은 기존의 질병 예방에서 건강증진으로 초점을 맞추고 숙주와 병원체, 환경으로 대별되는 기존 병인론에서 다수 요인에 기초한 병인론으로 재구축하는 것이었다. 라론드의 〈건강의 장 이론〉 보고서에서는 건강, 질병 그리고 사망을 결정하는 요인을 〈그림 1-1〉과 같이 생물학적 요인(유전적 요인), 환경적 요인, 생활 습관 및 보건 의료 조직 4가지로 구분하여 설명하며, 건강 수준을 향상시키기 위해서는 환경적인 요인과 생활 습관 요인들을 변화시키는 노력이

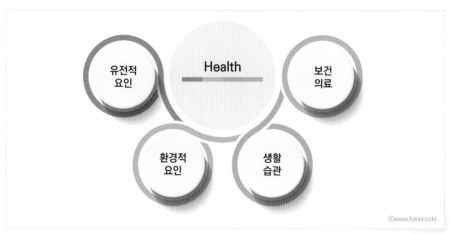

그림 1-1_ **건강의 장 모형(health field model)**

필요하다고 주장했다. 이를 통해 건강 결정 요인의 중요성에 대해서 사람들이 주목하게 된 계기는 생물학적 요인, 환경적 요인, 생활 습관 및 보건 의료 조직이 건강에 영향을 미친다고 한 라론드 보고서였음을 알 수 있다.

❶ 생물학적 요인(유전적 요인): 유전된 능력, 노화 작용 및 신체 각 기관의 조직 등
❷ 환경적 요인: 공기, 물, 안전한 식품 및 위생, 쓰레기 처리, 저소음, 운송 체계, 사회적 환경 등
❸ 생활 습관: 개인이 통제력을 가지고 있으면서 건강에 영향을 미치는 의사 결정, 흡연, 운동, 일상생활, 음주, 식이, 자기 관리 실천 행위, 사회 활동, 작업 형태 등
❹ 보건 의료 조직: 의료 서비스의 제공 조직과 전달 체계, 건강보험 제도, 의료 서비스 제공에서의 자원과 인력의 양, 질, 배분 등

달그렌과 화이트헤드(Dahlgren & Whitehead)의 건강 결정 요인 모델 〈그림 1-2〉에 따르면 유전적 요인, 개인 생활 양식, 사회적 및 지역사회 네트워크, 생활 및 근로 조건, 사회 경제적·문화적·환경적 요인 등으로 건강 결정 요인을 구분했으며, 건강에 가장 직접적인 영향을 미치는 요인은 개인 생활 양식 요인이라고 했다.

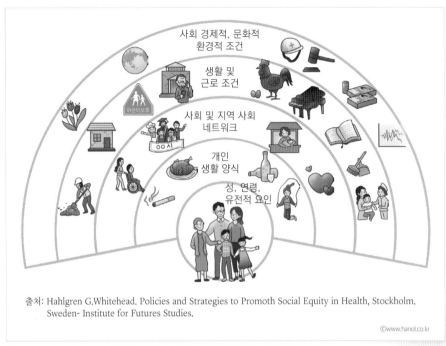

출처: Hahlgren G.Whitehead. Policies and Strategies to Promoth Social Equity in Health, Stockholm.
Sweden- Institute for Futures Studies.

ⓒwww.hanol.co.kr

그림 1-2_ Hahlgren G. Whitehead M(1991)의 건강 결정 요인 모델

건강은 개인의 자유로운 선택보다는 '건강의 사회적 결정 요인(Social Determinants of Health; SDH)'에 의한 결과이므로 개인에서 비롯된 문제뿐만 아니라 사회의 책임도 크며, 따라서 건강의 사회적 결정 요인은 건강에 영향을 주는 조건이 된다. 2002년 세계보건기구 유럽 지역 사무소에서는 건강의 사회적 결정 요인을 〈그림 1-3〉과 같이 사회 불평등, 스트레스, 유년기, 사회적 소외, 노동, 실업, 사회적 지지, 중독, 음식 및 교통 등 10개 요인으로 세분화했다.

특히 개인이 사회에서 차지하고 있는 사회 경제적 위치는 건강을 예측하는 강력한 인자이며, 실제로 사회적·경제적 상황은 개인의 건강에 큰 영향을 미치고, 그것이 열악할 경우에는 사회적, 교육적으로도 열악한 환경을 제공한다. 원만한 사회적 관계, 지지적인 가정 환경, 고용 안정 등은 건강과 삶의 만족도를 높여준다.

최근에는 사회·환경 요소와 유전 요인 간의 상호 작용이 건강과 질병을 이해하는

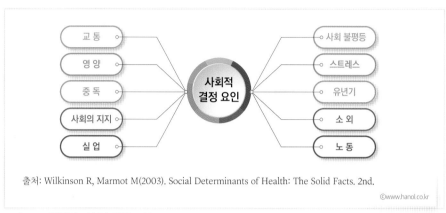

출처: Wilkinson R, Marmot M(2003). Social Determinants of Health: The Solid Facts. 2nd.

ⓒwww.hanol.co.kr

그림 1-3_ 건강의 사회적 결정 요인

핵심이며 정신 질환과 우울증, 공격성 기질, 자살 등 정신 질환에 영향을 주는 신경 계통의 반응 및 지역사회에서의 사회 경제적 지위 등도 건강 결정 요인으로 연구하고 있다.

이상에서 알아본 바와 같이, 질병의 발생을 포함하여 인구 집단의 건강 수준을 결정하는 기전에 있어서 여러 요인들이 서로 복합적으로 작용하고 있음을 알 수 있다. 이러한 복합적 작용은 신체 활동과 영양 섭취가 비만에 영향을 미치는 것처럼, 질병은 생활 습관 요인에 해당되는 여러 요인들 간의 작용에 의해서 발생할 수 있으며, 유전적인 요인과 환경적 요인 간의 상호 작용과 같이 서로 다른 범주에 있는 여러 요인들에 의해서도 발생할 수 있다.

2 건강 형평성

(1) 건강 형평성

세계보건기구의 정의에 따르면 건강 형평성(health equity)이란 인구집단 간에 불공평한, 그리고 피하거나 고칠 수 있는 건강 격차가 존재하지 않는 상태를 의미하며,

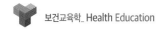

여기서 인구 집단은 사회적, 인구학적, 경제적, 또는 지역적 요인에 따른 모든 집단들을 포함한다. 건강 형평성은 건강 불형평이 없는 상태이고, 건강 불형평은 건강 불평등의 부분 집합으로서 그중 불공정한 부분이며 또한 예방이나 치료가 가능한 부분을 의미한다.

공정성에 대한 윤리적 판단이나 예방과 치료 기술 수준에 대한 회피 가능성은 시대에 따라 어느 정도 다르다는 것을 고려해야 한다. 건강 정책의 목표는 건강 형평성을 높이는 것으로, 일반적으로는 측정이 가능한 건강 불평등의 지표를 정책에 활용하는 것이다.

건강 형평성을 중요한 가치로 받아들이는 이유는 건강의 가치와 정의의 문제가 결합되어 있기 때문이다. 이에 대한 윤리적 측면은 대니얼스(Daniels)가 충실하게 검토했다. 정부와 시민 사회는 정의로운 사회를 목표로 하고 있으며, 다른 재화에 비해 건강과 관련된 정의와 공평에 더욱 중요한 가치를 두는 것에 대부분 동의한다. 이는 건강이 정상적으로 사회적 기능을 수행하는 데 전제 조건이 되기 때문이다. 건강을 잃으면 삶의 목표를 추구할 기회의 범위가 줄어들기 때문에 건강 불평등은 공정한 사회에서 추구하고 있는 기회의 평등을 제한하게 된다. 아울러 질병과 고통은 생명과 행복을 제한하는 직접적인 요인이 되므로, 사람의 가치를 동등하게 보는 건강 형평성의 중요성을 인정해야 한다. 즉, 건강은 행복 추구의 필수적이며 직접적인 조건으로서 다른 어떤 자산에 비해서도 큰 가치를 지니고 있음을 알 수 있다.

(2) 건강 불평등

건강 불평등(health inequality)은 사전적으로 '건강 상태가 같지 않은 것'을 의미하는 것으로, 건강 수준에서의 차이를 건강 불평등으로 볼 수 있다. 건강 불평등을 사회 경제적 지위에 따른 건강상의 차이로 이해한다면 교육 수준, 직업, 소득 수준, 재산 등의 사회 경제적 지위가 높은 계층과 낮은 계층의 건강 격차를 건강 불평등으로 간주할 수 있다. 따라서 사회 경제적 요인에 따라 건강한 사람과 건강하지 못한 사람의 차이를 최소화시키는 것이 건강 불평등의 초점이 되어야 한다.

건강 불평등을 유발시키는 사회 경제적 요인으로는 소득과 교육이 있다.

❶ 소득

건강 불평등에 가장 크게 영향을 미치는 요인은 소득이다. 의식주를 비롯한 물질적인 조건이 좋지 않으면 건강에 부정적인 영향을 미치는 것은 당연하다. 빈곤 계층의 건강이 상대적으로 더 나쁜 것은 소득과 물질적 조건의 중요성을 나타내는 대표적인 현상이다. 건강 불평등은 소득의 전체 범위에 걸쳐 연속적인 기울기로 나타나는 것을 뜻하며, 소득이 일정 수준 이상이라고 해서 불평등한 건강 효과가 사라지는 것은 아니다.

❷ 교육

교육이 건강에 영향을 미치는 핵심적인 경로는 노동과 소득을 통해서이다. 교육의 양과 질이 노동 시장에서 '성과'(임금)를 좌우하고 이에 기초한 소득과, 부가적으로 물질적 조건을 결정한다. 그리고 한 개인의 생활 습관과 행태에는 인지적 요소가 중요하게 개입하는데, 교육이 인지적 요소를 긍정적으로 형성하는 데에 기여한다.

② 건강증진

① 건강증진의 개념

건강증진(health promotion)의 개념은 개인의 생활 양식이나 행동이 건강과 관련이 있다고 생각하면서부터 시작되었다. 1920년 윈슬로우(Winslow) 박사의 공중 보건 정의

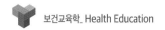

에서 건강증진을 언급했으나 현대적 개념의 건강증진은 1974년 '캐나다 보건에 관한 새로운 조망'이라는 라론드 보고서에서 처음으로 제기되었다. 이 보고서에서는 건강의 결정 요인을 생물학적 요인, 환경, 생활 양식, 건강 관리 체계로 분류하고, 그 각각이 건강에 기여하는 비중을 정의했다. 그중에서 생활 양식이 전체의 50% 이상을 차지한다고 함으로써 건강의 결정 요인으로 올바른 생활 양식이 중요함을 강조했다.

1998년 세계보건기구에 의하면 "건강증진이란 개인의 기술이나 능력을 향상시키는 활동뿐 아니라 사회적·환경적 상태를 개선하는 활동을 포함한 포괄적인 사회적이고 정치적인 과정"이라고 정의했다. 이러한 정의에서 건강증진은 개인 및 지역사회 등 대상 집단의 건강 역량을 향상시킬 뿐 아니라 나아가 건강증진 사업의 주체로서 건강증진 활동에 적극적으로 참여함으로써 건강 문제 해결 능력을 향상시키는 것이 중요함을 강조하고 있다.

건강증진은 단순히 질병의 치료나 예방에 그치는 것이 아니라 건강 행위의 실천을 통하여 개인의 건강 잠재력이 충분히 발휘될 수 있도록 개발하고, 건강을 유지·향상하기 위한 보건교육적·예방 의학적·사회 제도적·환경 보호적 수단을 강구하는 것으로 정의할 수 있다.

2 건강증진의 발전 과정

(1) 역사적 도입 배경

❶ 라론드 보고서(1974)

보건 의료의 중점을 치료 중심의 의학적 모형에서 예방 중심의 총체적 모형으로 전환시킨 라론드 보고서에서 건강증진 개념이 처음으로 소개되었다.

❷ 알마아타 선언(1978)

1977년 세계보건기구는 2000년대까지 세계의 모든 인류가 건강하자는 뜻을 담은 'Health for All by the Year 2000'을 목표로 설정했다.

1978년 구소련의 알마아타(Alma Ata)에서 개최한 회의에서는 그 목표를 실현하는 접근 방법으로 '일차 보건 의료'를 제안했다. 일차 보건 의료를 통해 모든 국가가 국민의 기본 건강 수준을 확보하기 위한 책임을 갖고 국가 보건 의료 체계 내에서 실천해야 할 주요 건강 서비스의 내용을 제시했다.

❸ 미국 공중위생국 보고서(1979)

1979년 미국의 「Health People」에서 공식적으로 건강증진 개념을 표현했고, 「미국 공중위생국 보고서(Surgeon General's Report)」에서도 우리 자신의 부주의한 습관뿐 아니라 오염된 환경과 유해한 사회적 환경에 의해 우리 스스로를 살해하고 있다는 주장을 전개함으로써 라론드 보고서와 같은 입장을 취했다.

라론드 보고서와 미국 공중위생국 보고서는 개인의 행위를 변화시키고 자신의 건강 수준을 향상시키기 위해 취할 수 있는 필수적인 역할이 무엇인가에 대한 관심을 불러일으켰으며, 건강을 바라보는 시각을 질병 예방과 치료 개념에서 건강증진 개념으로 변화시키는 계기가 되었다.

❹ 세계보건기구(1985)

세계보건기구는 1984년 건강증진의 개념과 원칙에 관한 전문가 의견을 개진하여 1985년 유럽 지부 실무 작업팀이 건강증진 개념에 대한 통일된 견해를 제시했다.

❺ 제1차 오타와 국제회의(1986)

건강증진에 대한 제1차 국제회의(The First International Conference on Health Promotion)를 캐나다 오타와에서 개최했다.

현재까지 총 10차례의 건강증진 국제회의를 개최했으며, 제1차 회의에서 채택한 5개 기본 활동 영역을 중심으로 회의가 거듭되면서 각 기본 활동 영역을 순차적으로 구체화했다.

(2) 외국의 건강증진

❶ 제1차 오타와 국제회의(1986)

제1차 건강증진 국제회의는 1986년 11월 캐나다의 오타와에서 개최되어 오타와 헌장을 선포하고, 세계보건기구는 건강증진 사업의 성공적인 추진을 위하여 건강증진의 3대 원칙과 5대 활동 전략을 권장했다.

★ 건강증진의 3대 원칙

• 옹호(advocate): 건강은 개인의 행태 요인 및 신체적 요인과 사회적, 경제적, 문화적 및 기타 환경적 요인들이 건강에 긍정적인 영향을 미치므로 건강의 중요성을 널리 알리고 옹호 또는 지지한다.

• 역량 강화(enable): 건강증진은 모든 사람이 자신의 최대 건강 잠재력을 달성할 수 있도록 현재의 건강 수준 차이를 줄이도록 노력하고 동등한 기회와 자원을 제공하는 것이다.

• 중개(medination): 보건 의료 인력 및 관련 전문 집단이 건강 수준 향상을 위하여 서로 다른 집단 간의 이해나 또는 서로 다른 사회, 문화 및 생태계 환경을 고려해서 건강증진 프로그램이나 접근 전략 등을 국가 및 지역사회의 요구에 적합하게 조정한다.

★ 건강증진의 5대 활동 전략

• 건강한 공공 정책의 수립: 정책 입안자들에게는 정책 결정의 결과가 건강에 미치는 영향을 인식시키고, 건강증진 정책은 입법, 재정, 조세 및 조직 개선 등 다양한 부분에서 상호 보완적으로 접근하고, 통합 정비된 활동에 따라 안전하고 건전한 상품과 서비스를 개발하며, 건강한 공공 서비스, 그리고 청결하고 쾌적한 생활 환경을 확보하는 데 기여하는 연대 활동으로 계획한다.

• 지지적 환경의 조성: 일과 여가 생활은 건강에 좋은 원천이 되므로 안전하고 건강을 북돋우며 만족과 즐거움을 줄 수 있는 직장 환경과 생활 환경을 조성한다.

- 지역사회 활동의 강화: 우선순위 선정과 활동 범위를 결정하고, 전략적 계획과 실천 방법을 모색하여 구체적이고 효과적인 지역사회 활동을 수행한다.
- 개인의 기술 개발: 개개인의 건강과 환경에 대한 통제 능력 및 건강에 유익한 선택 능력을 향상시킨다.
- 보건 의료 서비스의 재정립: 건강증진의 책임은 개인, 지역사회, 보건 전문인, 보건의료기관, 정부 등 공동의 몫이므로 건강 추구에 함께 기여하는 보건 의료 체계를 재정립한다.

❷ 제2차 아델레이드 국제회의(1988)

건강은 인간의 기본적인 권리인 동시에 건전한 사회적 투자라는 전제에서 출발했다. 제1차 회의에서 5대 활동 전략 중 '건강한 공공 정책 수립'에 대하여 집중 토의한 결과 4가지 우선 분야를 제시했다.
- 여성의 건강증진
- 식품과 영양
- 흡연과 음주
- 지지적 환경의 조성

❸ 제3차 선드볼 국제회의(1991년)

제1차 오타와 국제회의에서 제시한 5대 활동 전략 중 '지지적 환경의 조성'에 대해 집중 토의했다. 건강과 물리적 환경 간의 필수적인 관계를 집중 조명했으며, 중점을 둘 환경으로 6개 분야를 제시했다.
- 교육
- 식품과 영양
- 가정과 이웃
- 업무
- 운송
- 사회적 지지와 돌봄

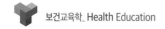

❹ 제4차 자카르타 국제회의(1997)

제4차 자카르타 국제회의에서는 '건강증진은 가치 있는 투자'라는 전제하에 건강 증진을 보건 사업의 중심으로 보았으며, 오타와 선언의 5대 활동 전략을 유지하고 21세기의 건강증진을 위한 다섯 가지 우선순위를 제시했다.

- 건강을 위한 사회적 책임 강화
- 건강증진 사업의 전개를 위한 투자 증대
- 건강을 위한 협력 관계 구축과 강화
- 지역사회의 능력 증대와 개인 역량 강화
- 건강증진을 위한 인프라 구축

❺ 제5차 멕시코 국제회의(2000)

제5차 멕시코 국제회의에서는 제4차 자카르타 국제회의의 기본 전략 외에 취약한 환경에 거주하는 사람들의 건강과 삶을 향상시키고, 계층·지역 간의 건강 불균형의 해소에 대해 집중 토의했다. 건강의 불균형을 유발하는 원인으로는 자원에의 접근성, 사회적·구조적 불균형 및 성의 불평등 등이 언급되었으며, 이를 해소하기 위하여 3가지 건강증진 전략을 제시했다.

- 건강 결정 요인에 중점은 둔 전략 유지
- 개인의 권한 및 능력 향상 강조
- 건강 불균형의 결정 요인에 중점

또한 멕시코 국제회의에서는 제4차 자카르타 국제회의에서 논의된 우선순위 외에 의료 체계와 서비스 재정비가 추가되었다.

❻ 제6차 방콕 국제회의(2005)

제6차 방콕 국제회의에서는 지역사회 임파워먼트와 건강 및 건강 형평성을 증진시키기 위한 정책과 파트너십이 국가 개발의 중심이 되어야 함을 재확인했다. 방콕 회의에서는 오타와 선언에서 제시한 원칙 및 활동 전략을 보완하고, 향후 세계 건강 증진 회의를 위한 권고안을 제시했다.

❼ 제7차 나이로비 국제회의(2009)

제7차 나이로비 국제회의에서는 제1차 오타와 국제회의에 이어 방콕 국제회의까지 6차에 걸친 국제회의를 통해 건강증진은 보건 체계의 필수적 요소로서 관심이 점점 증대하고 있다고 보았다. 또한 지구 온난화 등 기후 변화가 인류생활에 악영향을 미친다고 지적하면서 일차 보건 의료를 재조명함과 동시에 건강증진을 필수적이고 효과적인 접근 방법으로 인식하고 건강증진 전략을 위한 5가지 내용을 제시했다.

- 지역사회 역량 강화
- 건강 이해력과 건강 행동
- 보건 체계의 강화
- 파트너십과 부문 간 활동
- 건강증진을 위한 역량 강화

❽ 제8차 헬싱키 국제회의(2013)

제8차 헬싱키 국제회의는 '건강을 모든 정책들에서(Health in All Policy)'를 주제로 개최되었다. 모든 공공 정책 의사결정 시 건강을 향상시키기 위해 건강에 미치는 영향을 살펴보고 시너지 효과를 고려하며 건강에 해로운 부분을 피하는 국가적 노력이 필요하다고 제시했다. 제1차 오타와 국제회의 이후 2009년 7차 나이로비 국제회의까지 이루어진 건강증진에 대한 목표와 성과를 되돌아보고, 향후 건강 체계들의 지속 가능성, 지속 가능한 개발 의제들에 대한 토의가 이루어졌다.

❾ 제9차 상하이 국제회의(2016)

제9차 상하이 국제회의는 '지속 가능한 발전에 있어서의 건강증진: 모두를 위한 건강과 건강을 위한 모든 것(Health Promotion in The Sustainable Development Goals: SDGs)'이라는 주제로 개최되었다. 지속 가능한 목표 달성에 중요한 요소인 '건강증진 정책'을 함께 추진하기로 선언하고, 건강과 지속 가능한 도시 개발은 불가분의 관계인 만큼 건강증진에 대한 정치적 헌신과 재정적 투자 확대를 가속화할 것을 서약했다.

❿ 제10차 제네바 화상 국제회의(2021)

COVID-19 팬데믹으로 인하여 제10차 국제회의는 제네바에서 화상으로 '웰빙 사회(well-being societies)'를 주제로 개최되었으며, 웰빙 사회로 향하는 세계적 운동의 시작을 알렸다. 웰빙에 초점을 맞추면 다양한 부문이 함께 협력하여 글로벌 문제를 해결하고 사람들이 자신의 건강과 삶을 통제할 수 있도록 도울 수 있다. 따라서 회의 참가자들은 웰빙을 위한 제네바 헌장에 동의했다. 이는 지구의 건강을 파괴하지 않고 현재와 미래 세대를 위해 공평한 건강과 사회적 결과를 달성하기 위한 글로벌 약속의 필요성을 강조한 것이다.

이 헌장은 '웰빙 사회'의 필수 요소와 우리가 전 세계적으로 직면하고 있는 복합적인 건강 및 생태 위기를 더 잘 예방하고 대응하기 위한 구체적인 전략을 제시했다.

- 지구의 경계 내에서 인간 개발에 기여하는 공평한 경제 설계
- 공익을 위한 공공 정책 수립
- 보편적 건강 보장 달성
- 피해와 권한 상실에 대응하고 혜택을 강화하기 위한 디지털 혁신 처리
- 지구를 소중히 여기고 보존

(3) 우리나라의 건강증진

우리나라에서는 건강에 대한 가치와 책임 의식을 함양하도록 건강에 관한 바른 지식을 보급하고, 스스로 건강 생활을 실천할 수 있는 여건을 조성해 국민 건강을 증진할 목적으로 1995년 「국민건강증진법」을 제정했다. 이 법에서는 건강증진 사업을 보건교육, 질병 예방, 영양 개선, 건강 관리 및 건강 생활의 실천 등을 통하여 국민의 건강을 증진시키는 사업으로 정의하고 있다.

건강증진 사업은 단순히 질병의 치료나 예방에 그치는 것이 아니라 건강 행위의 실천을 통하여 개인의 건강 잠재력이 충분히 발휘될 수 있도록 개발하여야 하며, 건강을 유지·향상하기 위한 보건교육적·예방 의학적·사회 제도적·환경 보호적 수단을 강구하는 것으로 정의할 수 있다.

❶ 우리나라 국민건강증진 종합계획

국민건강증진 종합계획은 건강증진 및 질병 예방을 위한 정책인 국민건강증진 종합계획의 수립 및 모니터링을 체계적으로 지원하는 사업을 말한다. 사업의 목적은 「국민건강증진법」 제4조 '국민건강증진 종합계획의 수립'에 따라, 성과 지표 모니터링 및 평가를 통해 국민의 건강 수준 및 건강 정책의 효과를 평가하고, 국가 건강증진 전략 도출 및 건강증진 정책 개발의 근거를 확보하기 위한 것이다.

국민건강증진 종합계획의 전개 과정은 〈그림 1-4〉와 같으며, 현재 제5차 국민건강증진 종합계획(HP 2030: 2021~2030)을 수립하여 운영하고 있다.

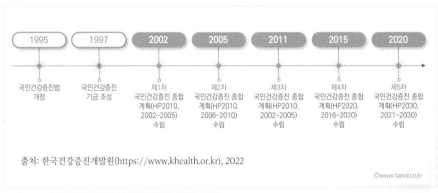

출처: 한국건강증진개발원(https://www.khealth.or.kr), 2022

그림 1-4_ 국민건강증진 종합계획 사업의 전개 과정

❷ 국민건강증진 종합계획의 기본틀

제5차 국민건강증진 종합계획(HP 2030)의 비전은 '모든 사람이 평생 건강을 누리는 사회'이며, 이를 위한 총괄 목표는 2030년까지 건강 수명 73.3세 연장, 건강 형평성 제고이다. 기본 원칙은 모든 정책 수립에 건강 우선적 반영, 건강 형평성 제고, 모든 생애 과정 적용, 건강 친화적인 환경 구축, 누구나 참여, 다부문 연계이며 국민 건강 수준을 총괄적으로 평가하고 건강 정책의 효과를 측정하기 위하여 총 6분과 28개 중점과제를 선정하여 각 중점 과제별로 목표 지표 및 세부 사업을 계획했다. 그 내용은 〈그림 1-5〉와 같다.

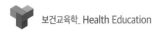

모든 사람이 평생 건강을 누리는 사회

건강 수명 연장, 건강 형평성 제고

기본 원칙

1. 국가와 지역 사회의 **모든 정책 수립에 건강을 우선적으로 반영**한다
2. 보편적인 건강 수준의 향상과 건강 형평성 제고를 함께 추진한다.
3. 모든 생애 과정과 생활터에 적용한다.
4. 건강 친화적인 환경을 구축한다.
5. 누구나 참여하며 함께 만들고 누릴 수 있도록 한다.
6. 관련된 모든 부분이 연계하고 협력한다.

 건강 생활 실천
1. 금연
2. 절주
3. 영양
4. 신체 활동
5. 구강 건강

 정신 건강 관리
6. 자살 예방
7. 치매
8. 중독
9. 지역 사회 정신 건강

 비감염성 질환 예방 관리
10. 암
11. 심뇌혈관 질환
12. 비만
13. 손상

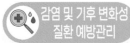 **감염 및 기후 변화성 질환 예방관리**
14. 감염병 예방 및 관리
15. 감염병 위기 대비·대응
16. 기후 변화성 질환

 인구 집단별 건강 관리
17. 영유아
18. 아동 청소년
19. 여성
20. 노인
21. 장애인
22. 근로자
23. 군인

건강 친화적 환경 구축
24. 건강 친화적 법 제도 개선
25. 건강 정보 이해력 제고
26. 혁신적 정보 기술의 적용
27. 재원 마련 및 운용
28. 지역 사회 자원 확충 및 거버넌스 구축

출처: 보건복지부(2021), 제5차 국민건강증진종합계획

©www.hanol.co.kr

그림 1-5_ 국민건강증진 종합계획 사업의 기본틀

❸ 중점 과제별 추진 계획

국민 건강 사업은 건강 생활 실천, 정신 건강 관리, 비감염성 질환 예방 관리, 감염 및 기후 변화성 질환 예방 관리, 인구 집단별 건강 관리, 건강 친화적 환경 구축 등의 6개 분야로 분류되며 28개 중점 과제로 구성되어 있다.

★ 건강 생활 실천
• 담배 규정 강화 및 청소년·청년 담배 사용 적극 차단
• 청소년을 포함한 음주 고위험군의 음주 예방 및 음주 조장 환경 개선
• 건강한 식생활 실천 및 최적의 영양 상태 유지 기반 강화
• 활동적인 사람과 지역사회 환경 구축
• 예방 중심의 필수 구강 보건 의료 서비스 확대

★ 정신 건강 관리
• 자살 고위험군 포괄적 지원 강화 및 생명 존중 문화 조성
• 치매 조기 진단·관리 등 양질의 서비스 제공 및 치매 친화 환경 조성
• 알코올·약물 등 중독 문제 조기 개입 및 치료 격차 해소
• 중증·만성 정신 질환자를 위한 지역사회 지지 체계 확립

★ 비감염성 질환 예방 관리
• 암 검진 제도 개선 등 예방 가능한 암 발생률 감소
• 심뇌혈관 질환 예방부터 재활까지 연속적 관리 체계 구축
• 비만 예방을 위한 통합 거버넌스 및 환경 구축
• 손상으로 인한 사망 및 장애 예방

★ 감염 및 기후 변화성 질환 예방 관리
• 감염병에 대한 예방 및 관리 강화
• 감염병 위기 대비·대응
• 기후 변화 관련 질환의 건강 영향 감시, 평가 체계 구축·운영

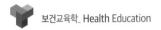

★ 인구 집단별 건강 관리

- 모든 아이의 안전한 출생과 정상적 성장 발달 보장
- 아동 청소년 질병, 사고 예방을 통해 평생 건강 기틀 형성
- 여성의 생애 주기별 맞춤형 건강 정책 추진
- 건강한 노년의 삶을 누리기 위한 노인 친화적 건강 환경 조성
- 장애인 건강증진 및 건강 불평등 해소를 위한 예방 의료 강화
- 근로 제도 및 환경 개선을 통해 근로자 건강 보호
- 군별·부대별 필수 사업과 특성을 고려한 맞춤형 건강증진

★ 건강 친화적 환경 구축

- '모든 정책에 건강'을 실현하기 위한 법·제도 기반 구축
- 건강 정보 이해 및 활용 능력 제고를 통한 건강 형평성 제고
- 혁신적 정보 기술 활용으로 건강 관리 서비스 접근성 향상
- 국민건강증진 기금의 효율적 운용을 통한 건강에 대한 투자 확대 기반 마련
- 지역사회 자원 확충 및 거버넌스 구축

③ 건강증진과 보건교육

오늘날 건강의 개념은 질병이 아닌 건강에 대한 교육을 강조하는 것으로 확대되었다.

1974년 캐나다에서 발표된 라론드 보고서는 건강을 증진시킬 수 있는 다음의 4가지 요인을 들고 있다.

- 질병에 대한 개인적 소인을 결정하는 유전적 및 생물학적 요인
- 흡연과 같이 질병을 유발시킬 수 있는 건강 행태로서의 생활 양식
- 주거나 공해와 같은 환경적 요인
- 보건 의료 서비스의 수준과 성격 요인

　이상의 내용을 한국의 건강증진 사업 내용에 비추어 볼 때, 유전적 및 생물학적 요인은 대부분 변화시키기 힘든 분야이고, 주거 및 공해와 같은 환경적인 요인 관리는 건강 도시 사업을 통하여 부분적으로 추진하고 있으며 생활 양식 개선(음주 및 흡연 관리, 영양 및 신체 활동)은 현재 건강 생활 실천 사업으로 추진하고 있다.

　건강증진(health promotion)에 대한 정의는 다양하지만, 1980년 미국 보건성은 "건강증진은 건강을 향상시키거나 보호하기 위해 행동적, 환경적으로 적응을 촉진하도록 설계된 보건교육과 관련된 조직적, 정치적, 경제적 중재의 조합"이라고 했다. 건강증진을 위한 접근으로는 개인의 생활 양식을 건전하게 변화시키는 미시적 접근과 개인의 행동이나 생활 양식뿐 아니라 환경을 동시에 변화시켜야 하는 거시적 접근이 있는데, 미국 보건성 정의에 의하면 건강증진을 위한 접근에서 보건교육이 중요한 구성 요소가 됨을 알 수 있다.

　또한 1986년 오타와 국제회의에서는 건강증진을 위한 5대 활동 전략, 즉 건강한 공공 정책 수립, 지지적 환경 조성, 지역사회 활동 강화, 개인적 기술 개발, 보건 의료 서비스의 재정립을 제시했다. 개인적 기술 개발이란 개개인이 건강과 환경에 대한 통제 능력을 향상시키고, 건강에 유익한 선택을 할 수 있는 능력을 갖게 되는 것으로, 이는 보건교육을 통해 개인의 건강 유지 역량을 강화하는 것을 의미한다. 이를 위해 정부는 보건교육을 더욱 강화해야 한다. 즉, 부모 역할 프로그램, 절주 교육, 금연 방법의 교육, 운동의 생활화(예 계단 오르기), 영양(예 신선한 채소 먹기) 등이 이에 해당된다. 아울러 1995년에 제정된 우리나라 「국민건강증진법」에도 보건교육이 건강증진을 위한 중요한 접근으로 명시되어 있다.

　따라서 보건교육이 건강증진을 위한 전략이 될 수 있다.

　맥켄지와 저스(McKenzie & Jurs) 등은 건강증진과 보건교육의 관계를 〈그림 1-6〉과 같이 나타내고 있으며, 이것을 보면 보건교육이 건강증진의 핵심에 있음을 알 수 있다.

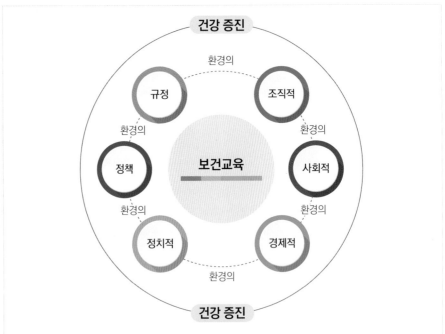

출처: McKenzie, J. F. & Jurs, J. L.(1993), Planning, implementing and evaluating healthpromotion programs, Macmillan publishing company.

©www.hanol.co.kr

그림 1-6 _ 건강증진과 보건교육의 관계

보건 위생 수준의 향상과 의료 기술의 발달로 모든 연령층의 사망률이 저하되고 질병 양상이 변화되며 평균 수명이 연장되는 추세이다. 평균 수명의 연장은 건강 수명의 연장과 함께 보다 행복하게 살고자 하는 삶의 질 향상에 대한 요구를 더욱 증대시키고 있다. 또한 건강 수명이 늘어나기보다는 오히려 질병을 지닌 상태에서 약물이나 사람, 의료 장비 및 시설에 의존하는 장애를 가진 여명이 늘어나 자기 관리 능력을 향상시키기 위한 보건교육의 필요성은 점점 더 부각되고 있다.

특히 성인병은 생활 습관과 관련 있다는 사실이 밝혀지면서 생활 습관 질환으로 불리게 됐으며, 이를 예방하기 위해서 1차적으로 질병 예방 및 건강증진을 중시하는 방향으로 전환되고 있다. 따라서 고위험군을 파악하고 교육과 상담을 제공함으로써 불건강을 피하게 하려는 활동으로 진행되며, 단순히 보건 지식의 전달이 아닌 건강과 관련된 의식과 행태를 바람직하게 변화시키는 보건교육이 절실하게 요구되고 있다. 현재 우리나라 보건소에서는 건강증진 사업의 일환으로 보건교육 활동이 추진되고 있다.

3 보건교육의 이해

1 보건교육의 정의

'교육(pedagogy)'의 어원은 그리스어 'pedagogos'로 'paidos(어린이)', 'agosos(인도하다)'에서 왔다. 교육의 정의는 인간의 잠재적 능력을 끌어내 좀 더 나은 상태로 발달시키는 것이다.

보건교육(health education)은 건강(health)과 교육(education)이 통합된 개념이라고 할 수 있으며, 좁은 의미에서는 보건이라는 주제를 가지고 교육하는 것을 말한다. 보건이라는 주제는 다양한 영역에서 다루고 있는데, 오늘날 전염병 관리·환경 위생은 물론 보건 통계·모자 보건·산업 보건·보건교육 및 학교보건 등이 포함되고, 정신 보건·보건 영양 등은 물론 보건 간호·보건 행정·공해·국민 의료 및 의료 보험 등 건강과 관련된 활동을 포함하고 있다.

보건교육에서의 건강 또는 보건의 기본 전제는 다음과 같다.

- 개인이나 집단의 행위는 건강에 영향을 준다.
- 개인이나 집단 건강에 대한 태도와 행위는 계획된 목적이 있는 활동에 의해서만 변할 수 있다.
- 자신이 처한 상황에서 건강증진 행위를 하도록 돕기 위해서는 대상자들의 적극적인 참여가 필요하다.

그라우트(Grout)는 보건교육을 "우리가 알고 있는 건강에 관한 지식을 교육이라는 수단을 통하여 개인 또는 지역사회가 바람직한 행동으로 습관화되도록 바꾸어 놓는 것이다."라고 했으며, 그린(Green)은 "건강에 도움을 주는 행동에 자발적으로 순응하도록 촉진하기 위해 고안된 학습 경험들의 조합이다."라고 정의했다. 칸트(Kant)와 듀이(Dewey)는 교육의 본질적인 목표를 발달에 초점을 맞추어서, 칸트는 교육을 "인간을 인간답게 만드는 것"이라고 했고, 듀이는 사회적 과정을 교육의 기본 전제로 두고 "생활, 성장, 사회적 과정과 경험의 재구성"이라고 정의했다.

보건교육 및 건강증진 용어 제정위원회(Joint Committee on Health Education and Promotion Terminology)에서는 "개인, 집단, 지역사회가 건강을 결정하는 데 필요한 기술을 습득하며 정보를 얻을 수 있는 기회를 제공하는 것으로, 타당한 이론을 기반으로 한 모든 계획된 학습 경험의 조합이다."라고 보건교육을 정의했다.

우리나라 「국민건강증진법」 제2조에서는 '보건교육'이라 함은 "개인 또는 집단으로 하여금 건강에 유익한 행위를 자발적으로 수행하도록 하는 교육을 말한다."로 정의되어 있다. 즉, 보건교육이란 개인, 집단 및 지역사회에 다양한 교육 방법이나 기술적인 학습 경험을 통하여 대상자 스스로 바람직한 방향으로 건강을 유지·증진할 수 있도록 하는 것이다. 다시 말하면 '대상자의 지식, 태도를 변화시켜 건강에 유익한 행위를 자발적으로 하게 함으로써 건강을 확보하고 삶의 질을 향상시키는 것'이라 정의할 수 있다.〈그림 1-7〉

② 보건교육의 목적

교육은 인간의 발달을 위해 현실적인 교육 목적을 지향해야 하며, 현 시대에 맞추어 시대적 특성과 개인적 관점, 집단적 특성에 따른 다양한 목적을 반영해야 한다. 현대 사회에서 '건강'이라는 주제는 인간의 삶에 중요한 요소이며, 지속되는 삶의 연속선에서 궁극적인 목적이 될 수 있다. 이를 둘러싼 '보건'이라는 광범위한 주제로 교육하게 되는 보건교육은 중요한 수단이 되고 전략이 될 수 있으며, 교육 목표를 달

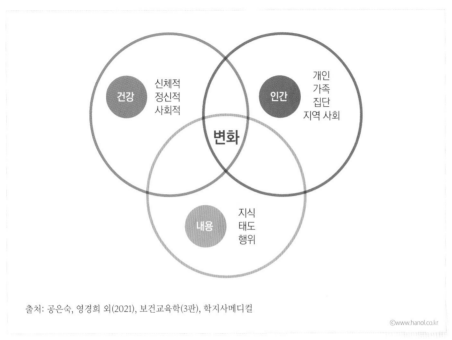

그림 1-7_ **보건교육에 대한 개념**

성하기 위한 접근 방법이라 할 수 있다. 보건교육의 궁극적 목적은 삶의 질 향상이다. 보건교육의 목적은 개인과 집단, 지역사회의 건강을 유지·증진시키는 것이다.

1988년 세계보건기구가 주최한 제1차 공중보건교육 전문위원회에서 규정한 보건교육의 목적은 다음과 같다.

- 지역사회 구성원의 건강은 지역사회의 발전에 중요한 자산임을 인식시킨다.
- 지역사회 구성원이 자신들의 건강 문제를 스스로 인식하고 행동하여 지역사회의 건강을 증진시키도록 한다.
- 개인이나 지역사회 구성원이 스스로 자신의 건강을 관리할 능력을 갖도록 한다.

'건강'을 위해 예방 수준별로 접근한 라벨과 클라크(Leavell & Clark)는 1차 예방은 질병의 예방, 2차 예방은 조기 발견 및 조기 치료, 3차 예방은 재활을 의미한다고 제시했다. 즉, 예방적 관점의 보건교육의 목적은 예방, 조기 발견 및 조기 치료, 재활이라 할 수 있다.

보건교육서의 건강증진, 질병 예방, 건강 관리 활동의 구체적 목표는 다음과 같다.

- 보건교육을 통한 건강증진: 개인과 집단이 새로운 지식과 기술을 습득하고 자신의 삶을 통제하여 건강 향상을 성취하는 행동 변화와 건강에 대한 긍정적인 잠재력을 확장시키는 것
- 보건교육을 통한 질병 예방: 질병이나 환경적 위험 또는 위험 요소로 규명된 건강 문제를 예방하기 위해 위험 요소를 줄이기 위한 직접적인 활동
- 보건교육을 통한 건강 관리: 건강 문제를 가진 상황에서 심각성 정도를 감소시켜 개인이 신속하게 정상적인 기능을 수행할 수 있도록 돕는 것
- 보건교육을 통한 재활: 대상자의 기능보다는 기능 장애에 더 큰 비중을 두고 불구나 장애 상태에서 최대한의 기능을 다할 수 있도록 돕는 것으로, 변화된 삶에 적응할 수 있게 하며, 최적의 안녕 상태를 유지하고 가정과 지역사회에 복귀할 수 있게 함

「국민건강증진법 시행령」 제17조 보건교육의 내용을 살펴보면 다음과 같다.

- 금연·절주 등 건강 생활의 실천에 관한 사항
- 만성 퇴행성 질환 등 질병의 예방에 관한 사항
- 영양 및 식생활에 관한 사항
- 구강 건강에 관한 사항
- 공중 위생에 관한 사항
- 건강증진을 위한 체육 활동에 관한 사항
- 그 밖에 건강증진 사업에 관한 사항

미국의 질병통제예방센터(Centers for Disease Control and Prevention; CDC)에서는 미국보건교육협회(American Association for Health Education; AAHE), 미국공중보건협회(American Public Health Association; APHA), 미국학교보건협회(American School Health Association; ASHA)와 함께

국가보건교육표준 합동위원회를 구성하여 〈표 1-1〉과 같이 국립보건교육표준(National Health Education Standards; NHES)을 개발했으며, 유아부터 12학년까지 모든 학년 수준의 학생들을 위한 건강증진 행동을 확립·촉진시키고 지원하고 있다.

표 1-1_ 미국 국립 보건교육 표준

구 분	내 용
표준 1	• 학생들은 건강증진 및 질병 예방과 관련된 개념을 이해하여 건강을 향상시킨다.
표준 2	• 학생들은 건강 행동에 대한 가족, 동료, 문화, 미디어, 기술 및 기타 요소의 영향을 분석할 수 있다.
표준 3	• 학생들은 건강을 증진시키기 위해 유효한 정보, 제품 및 서비스에 접근할 수 있는 능력을 갖춘다.
표준 4	• 학생들은 건강을 증진하고 건강 위험을 피하거나 줄이기 위해 대인 커뮤니케이션 기술을 사용하는 능력을 갖춘다.
표준 5	• 학생들은 의사 결정 기술을 사용하여 건강을 향상시키는 능력을 갖춘다.
표준 6	• 학생들은 건강을 향상시키기 위해 목표 설정 기술을 사용하는 능력을 갖춘다.
표준 7	• 학생들은 건강증진 행동을 연습하고 건강 위험을 피하거나 줄이는 능력을 갖춘다.
표준 8	• 학생들은 개인, 가족 및 지역사회 건강을 옹호하는 능력을 갖춘다.

③ 보건교육의 필요성

❶ 모든 보건 의료 서비스 프로그램의 기본 요소

세계보건기구에서는 보건교육, 영양, 예방 접종, 모자 보건 및 가족 계획, 음용수 및 기본적 위생, 풍토병 관리, 흔한 질병의 치료, 기본 의약품 제공을 건강을 누리게 하는 8가지 필수적인 보건 의료 서비스로 제시하고 있다.

이런 영역의 보건 의료 서비스는 독립적인 것이 아니라 서로 관련이 있으며, 인간의 건강을 결정하는 다양한 요인들이 영향을 준다. 보건교육은 개인과 집단의 건강을 결정하는 중요한 행동과 태도를 변화시키는 것이므로 반드시 필요하다고 할 수 있다. 즉, 보건교육은 기본적 보건 서비스의 기본 요소이면서 다양한 보건 서비스에 모두 포함되는 요소라고 할 수 있다.

❷ 보건에 관련된 최신 정보 제공

의학과 보건 관련 연구의 발전으로 보건 관련 정보가 날마다 쏟아지고 있으며, 그 변화의 주기 또한 짧아지고 있다. 더욱이 인터넷의 발달로 개인이나 집단이 스스로 원하는 보건 관련 정보를 찾아볼 수 있으며, 자신의 건강 문제에 대한 정보를 확인할 수 있게 되었다. 따라서 개인이나 집단, 지역사회가 보건 의료에 대한 최신 기술과 올바른 정보를 습득할 수 있도록 보건교육이 꼭 필요한 요소가 되었다.

❸ 개인, 집단, 지역사회의 건강한 생활 양식 유지 및 증진

우리나라 2021년도 사망 원인 통계 1위는 악성 신생물(암), 2위 심장 질환, 3위 폐렴, 4위 뇌혈관 질환순이었다. 암과 심장 질환, 뇌혈관 질환은 그 주요 원인이 생활 양식, 식습관과 관련이 깊다. 과도한 음주, 흡연, 불규칙한 식습관과 같은 이러한 생활 양식을 변화시키는 데 보건교육은 유용한 전략이 될 수 있다.

❹ 개인, 집단, 지역사회의 건강 문제 해결 능력 향상

보건복지부는 제5차 국민건강증진 종합계획을 수립·발표하고 분과별 중점 과제를 제시했다.

이는 개인 스스로 관리해야 하는 영역과 개인이 속한 집단에서의 건강 관리, 인구 집단별·범국가적 감염 예방 관리를 포함하고 있으며, 지역사회 자원 활용과 구축, 정보 기술을 통한 건강 환경 구축 또한 포함하고 있다. 개인 스스로 건강 문제를 인식하고, 스스로 관리할 수 있도록 보건교육을 실시하는 것은 필수적이며, 이것은 이들이 속한 집단 및 지역사회 내 건강 지표를 결정하는 중요한 요인이 된다.

보건 의료에 대한 사회 경제적 특성의 변화로 보건 의료에 대한 요구는 개인, 집단, 지역사회마다 스스로의 건강 관리 능력이 필요하게 되었으며, 자기 돌봄능력을 향상시킴으로써 개인 및 가족, 집단에서의 건강 문제 해결 능력을 높여줄 필요성이 생겼다.

❺ 질병 예방 및 건강증진을 강조하는 시대

질병 양상이 급성 질환에서 만성 질환으로 변화하면서 개인의 생활 습관과 태도, 건강 행위의 변화로 질병 예방에 대한 인식이 높아졌으며, 보건교육을 통해 건강 관리를 습관화하여 질병 발생 전에 예방할 수 있는 자기 건강 관리 능력을 향상시킬 필요가 있다.

 4 보건교육자의 역할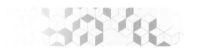

 보건교육자의 정의

보건교육자(health educator)는 '개인이나 집단, 지역사회의 자기 건강 관리 능력을 향상시키고, 질병 예방을 위한 건강 행위를 하도록 유도하는 보건교육을 실제로 수행하는 자'로 정의할 수 있다.

국민건강증진 사업은 「국민건강증진법」 제2조 제1항에서 "보건교육, 질병 예방, 영양 개선, 신체 활동 장려, 건강 관리 및 건강 생활의 실천 등을 통하여 국민의 건강을 증진시키는 사업"으로 정의하고 있고, 보건교육은 "개인 또는 집단으로 하여금 건강에 유익한 행위를 자발적으로 수행하도록 하는 교육"을 말한다. 즉, 보건교육자는 국민의 건강을 증진시키는 사업과 관련하여 종사하는 전문가들로, 보건교육을 직접 수행한다고 설명할 수 있다.

우리나라는 「국민건강증진법」 제12조에 보건교육사 제도를 도입하고 있어 국가 및 지방자치단체는 대통령령이 정하는 국민건강증진 사업 관련 법인 또는 단체 등에 대하여 보건교육사를 그 종사자로 채용하도록 권장하고 있으며, 국가 시험을 통해 보건복지부 장관이 자격을 부여하고 있다. 또한, 「지역보건법 시행규칙」 제4조에서 의사, 간호사, 물리치료사, 영양사, 보건교육사, 정신건강 전문 요원 등 전문인력의 면허 또는 자격의 종류에 따른 최소 배치 기준을 제시하고 있다.

보건교육자는 보건 관련 업무를 수행하면서 그 현장에서 보건교육을 수행할 수 있으며, 보건 관리자, 의사, 간호사, 보건 교사, 물리치료사, 영양사, 보건교육사, 정신건강 관리자 등 여러 영역에서 다양하게 이루어질 수 있다.

2 보건교육자의 자질

보건교육자는 교육이라는 수단을 통해 개인, 집단, 지역사회의 건강을 유지·증진시키고자 하는 사람이다. 보건교육자는 교수 방법, 교육 심리학, 교육 과정 개발 등 교육학, 환경 보건, 인구학, 생물학, 보건학을 비롯한 공중 보건과 심리학, 사회학, 사회 심리학 등 행동 과학에 대한 지식을 갖추어야 하며, 보건교육에 의한 행위 변화의 과정을 이해하고 보건교육을 단계에 맞추어 적절히 수행할 수 있어야 한다.

또한, 종사하고 있는 자신의 일에 대한 능력뿐만 아니라 지혜와 열정을 소유하고 성실, 정직, 책임감과 공정성 등의 추상적 덕목과 관찰력, 사고력, 언변, 해학, 관련 지식, 기술 및 기능과 같은 구체적 능력을 갖출 필요가 있다.

❶ 좋은 대인 관계 정립

보건교육자는 스스로 좋은 대인 관계를 유지하는 방법을 연구하고 분석, 평가해 보는 것이 필요하다. 보건교육자의 인격과 행동은 대상자들이 어떻게 받아들이는가에 따라 대인 관계뿐 아니라 교육의 효과에도 영향을 주기 때문이다. 좋은 대인 관계를 유지하기 위해서는 대상자에게 귀를 기울이고 그들의 문제와 요구에 관심을 갖고 성실한 자세로 임해야 한다. 무엇보다도 보건교육자는 대상자에게 도움이 되고 유익함을 준다는 믿음이 생기도록 긍정적인 모습을 보여주어야 한다.

❷ 정확한 의사소통 기술

정확한 의사소통을 하기 위해서는 대상자가 메시지를 잘 듣고, 보고, 이해할 수 있도록 간단명료하게 표현할 필요가 있다. 또한 다른 사람들이 자신의 의견을 자유롭게 표현하도록 유도하며, 그들의 의견을 경청하고 주의 집중해야 한다. 경청 후에는 대상자가 말한 내용을 한 번 더 반복함으로써 정확히 이해했는지 대상자와 함께 확인할 필요가 있다.

❸ 대상자의 적극적인 참여 촉진

보건교육을 진행할 때 대상자의 적극적인 참여를 유도함으로써 대상자의 건강 문제와 건강증진에 대한 관심을 높이고 필요한 행동을 좀 더 적극적으로 할 수 있도록 유도함으로써 대상자는 자신의 건강에 대한 책임을 가지게 된다.

❹ 대상자의 평가 참여

보건교육을 진행한 후에는 참여한 대상자와 함께 보건교육의 결과를 여러 각도로 평가해 봄으로써 보건교육 목표 달성 여부를 판단하고 결과에 대한 이유를 분석해 볼 필요가 있는데, 이것은 앞으로의 보건교육에 반영해야 한다.

❺ 편견 배제

성공적인 보건교육을 위해서 보건교육자는 자신의 편견과 태도를 확인할 필요가 있으며, 편견으로 인해 보건교육 사업에 방해가 되거나 대상자를 올바르게 파악하지 못하는 우를 범하지 않도록 한다.

그 외에도 보건교육 과정을 위한 교육과 관련된 자료 수집과 분석, 보건교육의 요구를 사정하고, 보건교육 사업 계획 및 학습 지도 계획을 수립·수행하며 평가하는 능력을 갖추어야 한다. 또한 보건교육을 위한 기준 및 지침으로서의 법과 정책을 이해하고 자원을 형성하며 환경을 조성할 수 있는 전문적 역량이 필요하다.

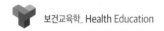

③ 현장별 보건교육자의 역할

보건교육자가 보건교육을 수행하게 되는 실무 현장은 매우 다양하며, 그 현장은 〈표 1-2〉와 같이 지역사회, 산업체, 학교, 의료기관으로 나누어볼 수 있다.

표 1-2_ 보건교육 실무 현장

구 분	내 용
지역사회	• 보건교육, 금연 사업, 절주 사업, 영양 관리 등 건강 생활 실천, 모자 보건 • 노인 보건 등 인구 집단 건강 관리, 만성 질환 관리와 감염성 질환 관리 • 구강 건강 관리
산업체	• 「산업안전보건법」에 명시되어 있는 보건교육
학교	• 영양 교육, 구강 보건교육, 질병 예방 교육 등
의료기관	• 처방 순응 교육, 질병 관리 교육, 질병 예방 교육
기타	• 인구보건복지협회, 건강관리협회, 대한보건협회, 국민건강보험공단 • 대한적십자사, 각종 의료인 단체, 금연운동협의회 등

미국의 보건교육자 국가자격위원회(NCHEC, 2020)는 개인, 가족, 집단, 조직, 학교, 지역사회, 공공 조직, 인구 대상을 포함하는 '보건교육자 윤리 강령(Code of ethics for the health education profession)'을 발표했다. 〈표 1-3〉

표 1-3_ 제2조 윤리적 실천

구 분	내 용
공공에 대한 책임	• 보건교육자의 궁극적인 책임은 개인, 가족, 지역사회의 건강 유지와 증진의 목표에 따른 교육이며, 보건교육 시 발생할 수 있는 다양한 상황에서도 대상자의 안녕 증진과 삶의 질 확보는 최우선으로 다루어져야 한다.
전문 직업에 대한 책임	• 보건교육자는 직업적 평판과 동료들 간의 윤리적 행위를 증진시키기 위해 전문적 활동을 해야 할 책임이 있다.
관리자로서의 책임	• 보건교육자는 직업적 활동과 행위를 위한 권한과 책임 정도를 인식해야 한다.

구 분	내 용
보건교육 전달의 책임	· 보건교육자는 건강 교육 전달에 성실히 임해야 하며, 다양한 교육 대상의 요구를 파악하기 위해 노력하고 모든 대상자의 권리, 권한과 가치를 존중하며 비밀을 엄수해야 한다.
연구와 평가의 책임	· 보건교육자는 연구와 평가 활동을 통해서 대상 인구의 건강을 증진하고 다른 전문가에게 도움을 제공할 책임이 있으며, 연구와 평가 계획은 조직, 지역과 국가의 정책이나 법의 목표 및 방향과 일치해야 한다.
보건교육인 양성의 책임	· 보건교육자는 보건교육의 수준과 질을 높이기 위해서 훈련 또는 학습 중에 있는 보건교육인과 다른 직업군에게 양질의 훈련을 제고하여야 한다.

출처: 미국 보건교육자 국가자격위원회(NCHEC(National Commission for Health Education Credentialing)
https://www.nchec.org/code-of-ethics CODE OF ETHICS FOR THE HEALTH EDUCATION PROFESSION
PREAMBLE

보건교육자 국가자격위원회는 보건교육자에게 윤리 강령과 함께 공공 전문가, 전문 직업인, 관리자, 보건교육 전달자, 연구자와 평가자 및 보건교육자 양성에 대한 책임과 역할을 제시하고 있다.

보건교육자는 대상자의 건강 관리를 향상시키고 건강을 유지·증진하기 위한 바람직한 건강 행동을 취할 수 있도록 행동 변화를 목표로 하는 전문가로서, 학습 경험을 통한 보건교육으로 대상자가 스스로 건강 행위에 대한 유익함을 인지하게 하여 보건교육 과정에 참여시키는 촉진자 역할을 한다. 보건교육자는 〈표 1-4〉와 같이 실무 현장에 따라 자문가, 개발자, 대변자, 경영자, 정책 형성자, 상담가, 1차 의료 제공자, 관리자 등의 다양한 역할을 하게 된다.

표 1-4_ 보건교육자의 역할

구 분	역 할
1차 의료 제공자	· 개인의 책임이자 지역사회와 국가의 책임인 건강을 보장하기 위해 모든 사람이 건강할 수 있도록 개인과 사회 및 국가 개발의 기본 요소인 건강을 돌봄 · 건강 형평성을 보장하기 위해 노력 · 개인, 가족, 지역사회의 건강증진, 예방, 치료 및 재활을 위한 통합적 서비스를 보건교육을 통해 시행

구분	역할
변화 촉진자	• 학습자가 지닌 잠재성을 믿고 긍정적인 변화가 일어날 수 있도록 유도 • 변화 상황에서 학습자에게 작용하는 촉진 요인과 방해 요인을 확인하고, 변화를 위한 동기 부여 및 변화를 유발하여 학습자의 건강을 위한 변화가 일어날 수 있도록 매개함
교육적 계약자	• 학습자와 함께 교육의 목표와 교육 활동을 계획하고 수행 및 평가하는 동반자적인 역할 수행
관리자	• 요구의 사정과 확인, 계획, 수행, 결과에 따른 평가 실시
평가자	• 변화된 학습자의 건강 수준과 학습 결과를 평가하고 반영하며, 개선 방안을 모색함
의뢰자	• 유용한 자원, 기관과의 네트워킹을 통해 인프라를 구축하고 학습자의 건강 요구를 해결하기 위해 필요시 의뢰함
조정자	• 효과적으로 최선의 서비스를 조직하고 제공할 수 있도록 활동함 • 활동 계획에 따라 업무가 진행되는지, 문제점이 있는지를 파악하고 발전적인 방안과 해결책을 찾아 개선함
자문가	• 교육 과정에 참여하고 교육 목적에 맞게 보건 사업이 조정되도록 조언
연구자	• 연구 문제의 확인, 연구의 계획 및 수행, 평가와 실무 적용
대변자	• 건강의 유익함을 위해 학습자의 입장에서 상황에 대한 진상 규명, 대상자의 자조(自助)를 도움
상담가	• 해결할 문제의 확인과 이해, 해결 방법의 확인, 문제 해결 과정을 제공함 • 학습자가 건강에 관한 새로운 인식과 관리 방법을 스스로 찾을 수 있도록 함

출처: 보건교육학(제 4판), 수문사 이영란, 문원희, 이소영(2021)

(1) 지역사회

지역사회의 보건교육자는 지역사회 주민을 대상으로 지역사회의 보건 요구를 사정하고, 보건교육 사업을 계획·실행하며, 보건교육의 결과를 평가하고 보건교육 사업 발전을 위한 협조 및 조정을 한다. 지역사회 주민들의 질병 예방, 건강증진 및 질병을 조기 발견하는 공공 보건의료기관은 보건소, 보건지소, 보건 진료소 및 보건의료원 등이다. 지역사회 보건교육 대상자는 지역사회 전체 주민으로 조기 발견과 치료 및 재활을 포함하며, 생애 주기별 접근과 건강 생활 습관 개선 중심의 내용을 제공한다.

생애 주기별로는 영유아, 아동, 청소년, 여성, 성인 및 노인 등으로 구분할 수 있다. 보건소의 건강증진 사업으로는 보건교육, 금연 사업, 절주 사업, 영양 관리 등 건강 생활 실천, 모자 보건, 노인 보건 등 인구 집단 건강 관리, 만성 질환 관리, 감염병 질환 관리, 구강 건강 관리 등을 전개하고 있다. 그 외에도 보건교육 발전을 위한 자문, 보건교육의 필요성 및 자원 활용을 위한 홍보 등의 역할도 수행한다.

(2) 산업체

산업체 현장은 근로자 채용 시 건강 진단을 통해서 사전 검진을 수행하고 있으며, 산업체에서는 매년 또는 2년에 한 번 일반 건강 검진 또는 특수 건강 검진을 실시하고 있다. 건강 검진으로 질병의 조기 발견과 직업과 관련된 질환을 발견하기도 한다.

「산업안전보건법」 제15조에서는 사업장을 실질적으로 총괄하여 관리하는 사람으로 안전보건관리 책임자를 두도록 규정하고 있다. 안전보건관리 책임자가 총괄해야 하는 업무는 다음과 같다.

- 사업장의 산업 재해 예방 계획의 수립에 관한 사항
- 안전보건관리 규정의 작성 및 변경에 관한 사항
- 안전보건교육에 관한 사항
- 작업 환경 측정 등 작업 환경의 점검 및 개선에 관한 사항
- 근로자의 건강 진단 등 건강 관리에 관한 사항
- 산업 재해의 원인 조사 및 재발 방지 대책 수립에 관한 사항
- 산업 재해에 관한 통계의 기록 및 유지에 관한 사항
- 안전장치 및 보호구 구입 시 적격품 여부 확인에 관한 사항
- 그 밖에 근로자의 유해·위험 방지 조치에 관한 사항으로서 고용노동부령으로 정하는 사항

산업체의 보건교육 목적은 근로자가 스스로 종사하는 현장에서의 건강 위해 요인을 알고 사전에 예방함으로써 지속적으로 현장에서 종사할 수 있도록 하는 데 있다.

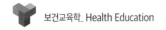

사업장 보건교육은 「산업안전보건법」에 명시되어 있는 보건교육 외에도 질병 예방과 건강증진에 관한 다양한 내용을 포함하고 있다.

(3) 학교

학교는 학생과 교직원이 많은 시간을 보내는 현장으로 집단이 모여 있고, 연령대의 폭도 큰 현장이다. 학생들은 학업과 함께 성장 발달 과정에 놓여 있어 어릴 적 행동이 습관화되도록 교육시키는 것이 무엇보다 중요하다. 학교는 건강한 생활 습관을 형성함으로써 성인 건강의 기초를 마련할 수 있고, 학년별 집단으로 모여 있어 교육효과 또한 높다.

학교에서의 보건교육은 정규 교육과 비정규 교육으로 나눌 수 있다. 정규 교육은 정규 교과 시간에 체계적으로 이루어지며, 비정규 교육은 감염병 발생이나 위기 상황에서 비정규적으로 실시된다.

보건소는 국가 건강증진 사업과 연계하여 영양 교육, 구강 보건교육, 질병 예방 교육 등을 실시하고 있다. 현재도 만성 질환의 증가, 학교 폭력, 성교육 및 성폭력, 흡연, 음주, 약물 남용, 비만 관리 등 건강 교육 요구가 증가하고 있다. 따라서 중고등학교에서는 보건 교사가 선택 과목인 '보건' 과목을 운영하고 있으며, 초등학교는 창의적 재량활동 시간에 '보건' 과목으로 운영하고 있다.

(4) 의료기관

의료기관은 주로 환자가 입원하는 곳으로 질병을 치료할 목적으로 일시적으로 모여 있는 현장이다. 입원하고 있는 환자와 가족들은 보건교육 대상자가 되며, 그들은 질병에 관련된 현재 상태뿐 아니라 진행 과정, 예후, 치유 가능성, 환자나 가족이 준수해야 할 사항 등에 대해 매우 궁금해한다. 즉, 환자는 자신의 질병과 관련된 진단, 질병의 정의, 질병의 진행 과정, 치료 계획, 예후, 치료 시 준수 사항 등에 대한 보건교육이 제공되기를 원하며, 이에 합당한 보건교육이 진행되어야 한다.

또한 환자 치료 시 가족의 역할이 중요하므로 가족도 치료 계획이나 보건교육 계획에 포함하여 진행해야 한다. 의료기관 현장에서의 환자 보건교육으로는 처방에 적응하는 처방 순응 교육, 질병 관리에 필요한 질병 관리 교육, 질병 예방을 위한 질병 예방 교육이 포함된다. 퇴원 후 외래에서는 방문 치료를 하게 되므로 지속적인 질병 관리를 위해 연계된 보건교육이 진행되어야 한다. 최근 의료기관 평가로 인하여 환자교육과 관련된 항목이 포함되어 있어 보건교육의 중요성이 부각되고 있는 실정이다.

5 보건교육사 제도

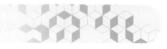

1 우리나라의 보건교육사 제도

(1) 도입 배경 및 과정

보건교육사 제도는 1999년부터 한국보건교육학회와 전국보건관리학교육협의회에서 민간 자격 과정을 운영했고, 2001년에는 한국보건교육협의회가 설립되어 보건교육사 과정을 담당했다. 2007년부터 대한보건협회가 업무를 담당했으며, 현재는 한국건강증진개발원에서 관장하고 있다. 2010년부터는 보건교육사 자격 시험을 통해 보건교육사 자격을 부여하고 있다.

보건교육사 제도는 「국민건강증진법」에 근거를 두고 있으며, 국가 및 지방 자치단체는 모든 국민이 보건에 대한 올바른 인식과 행동 및 태도 변화를 위한 적절한 건강 행위를 수행할 수 있도록 지원하고, 건강한 행위를 스스로 실천할 수 있도록 보건교육을 실시하도록 한 것이다. 질병 치료를 위한 행위보다는 질병 예방에 그 목적을 두고 있으며, 자신의 건강 상태를 인식하고 건강 유지·증진을 위한 건강 행위를 행하도록 보건교육을 통하여 실천하는 데 그 의의가 있다. 현대 사회는 유병장수 시대로 그 어느 때보다 예방을 위한 건강 행위가 중요시되고 있으며, 보건교육을 수행해야 하는 활동 영역 또한 넓어지고 있다.

(2) 법적 근거와 자격 기준

「헌법」 제35조 제1항은 "모든 국민은 건강하고 쾌적한 환경에서 생활할 권리를 가진다."라고 하여 국민의 건강권을 선언하고 있으며, 국회는 1995년 1월 5일 법률 제4914호 국민에게 건강에 대한 가치와 책임 의식을 함양하도록 하며 건강에 관한 바른 지식을 보급하고 국민 스스로 건강 생활을 실천할 수 있는 여건을 조성함으로써 국민의 보건과 건강을 증진함을 목적으로 하는 「국민건강증진법」을 제정했다.

「국민건강증진법」 제12조 제1항은 "국가 및 지방자치단체는 모든 국민이 올바른 보건 의료의 이용과 건강한 생활 습관을 실천할 수 있도록 그 대상이 되는 개인 또는 집단의 특성·건강 상태·건강 의식 수준 등에 따라 적절한 보건교육을 실시한다."고 했고, 2003년 9월 29일 제정된 법률 제6983호 「국민건강증진법」 제12조의 2에서는 '체계적이고 전문적인 보건교육 전문가'로서 보건교육사를 국가 자격으로 도입했다.

세계보건기구는 1978년에 보건교육이 모든 국가의 일차 보건 의료 영역의 가장 필수적인 요소임을 지적했으며, 국민의 보건과 건강증진을 위한 첩경이 국민에 대한 보건교육임을 천명한 바 있다. 우리나라에서는 1995년에서야 이를 인식하게 되었다.

1986년 2차 베데스다 국제회의에서 국가 주도형 신임 제도가 제안·채택되어 미국은 국가 보건교육자격심사제도위원회(The National Commission for Health Education Credentialing, Inc; NCHEC)를 신설하고 보건교육 전문가를 위한 공인 면허 제도를 만들었다.

우리나라는 건강증진 및 보건교육에 관한 전문 지식을 가진 보건교육사 국가 자격 관리와 국가 자격 제도의 내실 있는 정책 지원을 통한 보건교육사의 질적 향상에 기여하기 위해 한국건강증진개발원에서 운영하고 있다. 보건교육사 국가 자격 제도 정책 지원 사업의 주요 사업은 보건교육사 국가 자격 제도 내실화, 보건교육사 국가 자격 관리 효율화, 지역사회 중심 보건교육사 역량 강화 및 질 관리로 설정하고 있다.

보건교육사는 「국민건강증진법」에 근거하여 1급, 2급, 3급으로 구분하고 있으며, 응시 자격과 시험 과목은 〈표 1-5〉와 같다.

표 1-5_ 보건교육사 국가 시험 응시 자격 및 시험 과목

등급	응시 자격 및 시험 과목
보건교육사 1급	1. 보건교육사 2급 자격을 취득한 자로서 시험일 현재 보건복지부 장관이 정하여 고시하는 보건교육 업무에 3년 이상 종사한 자 2. 「고등교육법」에 따른 대학원 또는 이와 동등 이상의 교육 과정에서 보건복지부령으로 정하는 보건교육 관련 교과목을 이수하고 석사 또는 박사 학위를 취득한 자로서 시험일 현재 보건복지부 장관이 정하여 고시하는 보건교육 업무에 2년 이상 종사한 자 보건 프로그램 개발 및 평가, 보건교육 방법론, 보건 사업 관리
보건교육사 2급	「고등교육법」 제2조에 따른 학교 또는 이와 동등 이상의 교육 과정에서 보건복지부령으로 정하는 보건교육 관련 교과목을 이수하고 전문 학사 학위 이상을 취득한 자 보건교육학, 보건학, 보건 프로그램 개발 및 평가, 보건교육 방법론, 조사 방법론, 보건 사업 관리, 보건 의사소통, 보건 의료 법규
보건교육사 3급	1. 시험일 현재 보건복지부 장관이 정하여 고시하는 보건교육 업무에 3년 이상 종사한 자 2. 2009년 1월 1일 이전에 보건복지부 장관이 정하여 고시하는 민간 단체의 보건교육사 양성과정을 이수한 자 3. 「고등교육법」 제2조에 따른 학교 또는 이와 동등 이상의 교육 과정에서 보건복지부령으로 정하는 보건교육 관련 교과목 중 필수 과목 5과목 이상, 선택 과목 2과목 이상을 이수하고 전문 학사 학위 이상을 취득한 자 보건교육학, 보건학, 보건 프로그램 개발 및 평가, 보건 의료 법규

출처: 국민건강증진법 시행령 제18조의3 제1항, [별표 3, 4]

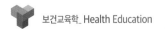

(3) 보건교육사의 역할

1998년 미국 보건교육전문가위원회는 보건교육사의 역할과 기능에 대한 규정을 다음과 같이 설명하고 있다.

❶ 건강 정보 수집 및 분석가

보건교육사는 보건교육 및 건강증진에 관련된 건강 정보를 수집·편집하고 관리 대상자의 건강 요구도를 사정하며, 교육과 발달에 영향을 미치는 요인에 대해 통계적으로 분석하는 역할을 수행한다.

❷ 교육 방법 개발자

보건교육사는 보건교육 및 건강증진 프로그램을 개발하고 사업의 목표를 수립하며 교육 계획을 개발한다. 또한 자원을 활용하며 보건 기획 내용에 대한 평가 및 재조정 단계를 통합·조정하고 사업 계획서 입안 및 준비 단계를 관리한다.

보건교육사는 보건교육 대상자군별로 생애 주기별 관심 분야를 중심으로 설득력 있는 교육 방법을 선정하고 교육 효과를 높일 수 있는 교육 방법을 개발해야 한다. 특히 매체 개발 및 새로운 의사소통 기법을 개발하여 효과적인 내용 전달자로서의 역할을 담당하며, 기존의 교육 자료를 기초로 현대인의 기호와 생활 패턴을 고려하여 매체 개발 등 보건교육 내용을 효과적으로 전달하기 위한 교육 매체 보조 자료를 개발한다.

❸ 보건교육 및 건강증진 프로그램 수행자

보건교육사는 보건교육 및 건강증진 프로그램을 직접 수행할 수 있는 교육자 및 프로그램 관리자로서의 역할을 담당한다. 즉, 지역사회 성인 및 노인 학교 학생 및 청소년 사업장 근로자를 대상으로 직접 보건교육 프로그램 및 건강증진 프로그램을 수행한다.

❹ 보건교육 및 프로그램 효과 평가자

보건교육사는 수행된 보건교육 및 건강증진 프로그램의 효과를 평가하기 위해 사업 목표 달성 평가 기준을 설정하고, 적절한 평가 기법을 선정해 프로그램의 효과 및 결과 해석을 통하여 결론을 추론하는 역할을 담당한다.

❺ 보건교육 및 건강증진 교육 서비스 조정자

보건교육사는 보건교육 및 건강증진 프로그램의 수행에 있어서 서비스 제공 조정 및 담당 인력 간 협력 관계 도모 및 타 프로그램과의 연계 등을 조정·감독한다.

❻ 건강 정보 보관 및 관리자

보건교육사는 지역 보건 정보망 등을 활용하여 건강 정보의 자료원 및 전달망을 구축·보완하며 최대한 공유할 수 있는 형태의 보건교육 관련 자료들을 정비하여 보건교육 자료실의 운영 책임자로서의 역할을 담당한다.

❼ 보건 의료인 보수 교육자

건강 사업 활성화에 따라 건강 관련 보조 인력의 수요가 급증할 것으로 추정되므로 보건교육사는 이들이 갖추어야 할 보건 지식 및 건강 기술을 보완하여 시대와 상황의 변화에 적절히 대처할 수 있도록 교육·훈련시키는 역할을 담당한다.

(4) 보건교육사의 직무와 활동 범위

보건교육사는 "개인, 집단 및 지역사회가 건강상 바람직한 행동을 자발적으로 할 수 있도록 교육하고 환경을 조성하도록 돕는 전문 직업인"이라고 정의했다. 또한, "개인, 집단, 지역사회를 대상으로 계획된 다양한 학습 경험을 위해 교육 과정을 제공하고, 교육 과정의 촉진을 위한 문화와 환경을 조성하여, 건강에 대한 바람직한 사고 방식과 태도의 형성, 정보에 입각한 올바른 의사결정과 행동의 자발적 실천을 유도하고 격려함으로써 건강의 회복, 유지, 최적의 건강 성취를 돕는 책임을 맡기 위해 보건교육의 이론(지식)과 실무 능력(기술)을 갖춘 전문가"라고 규정했다.

보건교육사는 보건 정보 수집 및 분석, 보건교육 사업의 기획과 프로그램 작성, 보건교육 프로그램 실행, 사전 예방적 건강 관리 사업 수행 등을 주요 직무로 하는 보건과 건강증진의 전문가라 할 수 있다.

보건교육사의 주요 직무는 대한보건교육사협회에서 다음과 같이 기술하고 있다.

- 보건 정보 수집 및 분석(지역사회 진단 - 보건교육 요구도 조사)
- 보건교육 사업의 기획과 프로그램 작성
- 보건교육 프로그램 실행(교육 지도 상담)
- 사전 예방적 건강관리 사업 수행
- 보건교육 방법 및 자료 개발
- 보건교육 서비스 연계 및 조정
- 보건교육 프로그램 효과 평가
- 건강 보험에서 보건교육 및 건강 정보 제공
- 산업장에서 근로자 건강증진 사업 수행
- 학교보건교육의 실시와 지원(보건 교사와 협조, 지원)
- 노인 요양 및 수발 서비스에서 건강 교육 및 상담
- 방문 보건 사업에서 건강 상담
- 언론 매체 보건 정보 관리 담당
- 건강 관련 기업에서 건강 정보 및 홍보 담당
- 보건 의료인 보수 교육자

보건교육사가 전문 인력으로 배치되어야 할 서비스 영역으로는 지역사회 건강증진 사업(보건소, 보건지소, 건강 생활지원센터, 보건 진료소, 보건 의료원 등), 국민건강보험공단 예방 사업, 의료기관 건강증진 사업(건강증진 병원, 건강 검진 센터 등), 산업장 건강증진 사업 등이다. 보건교육 활동 주제는 다음과 같다(대한보건교육사협회, http://www.ches.or.kr).

- 비만 예방(대사 증후군, 비만 등)
- 건강증진을 위한 신체 활동
- 노인 건강(노인성 질환 예방, 치매 관리 등)
- 정신 건강(약물 오남용, 우울, 자살 등)
- 만성 퇴행성 질환 등의 질병 예방
- 영양
- 금연·절주 등의 건강 생활 실천
- 감염병 예방 및 관리(결핵, 에이즈 등)
- 모아 건강(불임, 출산 장려 등)
- 손상 및 사고 예방
- 중독 예방(인터넷, 게임, 휴대폰, 도박 중독 등)
- 산업장 안전 보건교육
- 구강 건강
- 공중 위생

(5) 보건교육사의 활동 및 전망

우리나라에서 보건교육사 제도가 지속적으로 발전하기 위해서는 보건교육사의 활동 영역을 개발하는 노력이 필요하고, 여러 보건 의료 면허증 및 자격증과 구별되는 보건교육사의 정체성 확립이 무엇보다 우선적인 과제라고 할 수 있다. 이를 위해 지역사회와 산업 현장, 학교에서 새로운 건강증진의 개념에 알맞은 기획과 개발, 교육을 할 수 있는 보건교육사 인력 활용이 요구되고 있다. 또한 21세기 세계화 시대를 맞이하여 한국의 보건교육사 취업 영역이 세계보건기구 등의 국제 기구는 물론, 국제 협력단 및 각종 비영리 단체로 확대되어 교육 과정의 국제화와 국제 보건 의료 협력에 이바지할 필요가 있다.

우리나라 보건교육사는 정부 기관, 의료기관, 학교, 사업장, 정신 보건 시설, 모자 보건 기구, 보건 관련 단체 등에서 업무를 수행하고 있다. 보건교육사의 활동 영역은 개인 및 집단, 지역사회를 대상으로 보건 관련 정보 제공 및 질병 관리, 건강 행위 등을 교육하는 영역으로 매우 다양한 분야에서 활동할 수 있다.

미국 또한 보건교육 전문가의 활동 영역은 의료 시설, 비영리 단체, 공공 보건 부서 등이며, 의료 시설의 보건교육 전문가는 환자 또는 그 가족과 일대일로 대면하여 환자에게 진단 및 치료 옵션에 대해 알려준다. 그들은 또한 지역사회의 건강 문제를 식별하기 위한 설문 조사를 개발·관리하고, 이러한 요구를 충족하는 프로그램을 개발하는 노력을 한다. 보건교육 전문가는 의료진이 환자와 보다 효과적으로 상호 작용하도록 교육하는 프로그램을 만든다. 비영리 단체에서 보건교육 전문가는 자신이 봉사하는 지역사회의 건강 문제에 관한 프로그램과 자료를 만들고, 그들은 건강 및 질병 인식을 촉진하기 위한 보조금 등을 통해 조직이 자금을 확보하도록 돕기도 한다. 또한 공중 보건을 개선하는 방법에 대해 정책 입안자들을 교육하기도 하고, 특정 질병이나 집단에 초점을 맞추는 비영리 단체에서 대상자 요구를 충족시키기 위해 맞춤형 프로그램을 개발하기도 한다. 공중 보건 부서에서는 비상 상황에 대한 대비, 예방 접종 또는 적절한 영양과 같은 주제에 대한 공중 보건 캠페인을 개발한다. 그들은 또한 지역사회와 공중 보건 공무원이 사용할 자료를 개발하기도 하고, 일부는 주 전체 또는 지역 위원회와 같은 다른 근로자와 협력하여 건강 및 웰빙 주제에 대한 공공 정책을 수립한다. 보건교육 전문가는 또한 공중 보건을 개선하기 위해 보조금 및 보조금 지원 프로그램을 감독할 수 있다. 직장 프로그램을 만들거나 웰빙에 초점을 맞춘 수정 사항을 제안하고, 직원들이 콜레스테롤 조절과 같은 건강한 행동을 채택하도록 인센티브를 개발하거나 금연 구역 만들기와 같이 직원 건강을 개선하기 위한 작업장의 변화를 권장할 수 있다.

정부와 의료 서비스 제공자 및 사회 서비스 제공자는 비용을 줄이면서 양질의 치료와 건강 결과를 개선하는 방법을 찾고자 노력한다. 이로 인해 사람들에게 건강과 복지에 대해 가르치는 보건교육 전문가와 지역사회 보건 종사자에 대한 수요는 지속적으로 증가하는데, 이러한 결과는 비용이 많이 발생하는 질병뿐 아니라 질병 예방에 도움이 될 것으로 보인다.

2 외국의 보건교육 인력 제도

(1) 미국

미국에서는 20세기 중반부터 보건교육사가 배출되어 공공 의료기관은 물론 학교에서도 근무했다. 1970년대에는 대부분의 주 정부에서 중등학교의 보건교육사 제도를 인정했다. 보건교육사는 학교 교육을 통해 건강에 대한 교육을 담당하는 인력이었다.

1978년 2월 메릴랜드의 베데스다에서 열린 회의에서는 보건교육사 제도 준비를 위한 국가 준비팀이 구성되어 보건교육 제도에 획기적인 변화를 가져왔다. 1981년 버닝엄 국제회의에서는 전문가로서의 역할, 공인 제도 등에 관한 논의가 있었다. 1984년 시카고 회의는 질병관리본부 지원으로 개최되었는데, 37개 주 86개 학교 대표로 186명의 교수진이 모여서 교과 과정을 검토하고 보건교육 커리큘럼 지침을 만들었다. 1986년 2차 베데스다 국제회의에서는 국가 주도형 신임 제도가 제안·채택되었다. 즉, 국가 보건교육 자격심사제도위원회를 신설, 개인 보건교육 전문가를 위한 공인 면허 제도, 학술 프로그램 인정 제도가 만들어졌다. 이를 토대로 보건교육 인력이 본격적으로 배출되고 있으며, 미국 보건교육 자격 심사는 보건교육 기관에서 시행하는 교육 과정에 대한 인정 제도와 전문 인력에 대한 자격증 부여 제도가 시행되고 있다.

미국 노동통계국에 따르면 보건교육 전문가는 정부, 개인 및 가족 서비스, 종교·보조금·시민·전문 및 유사 단체, 외래 진료 센터, 의료기관(주, 지역 및 민간) 등에서 활동하고 있으며, 정부 기관에서 20% 정도로 가장 많이 활동하고 있다.

보건교육 전문가 및 지역사회 보건 종사자의 전반적인 고용은 2021년에서 2031년까지 모든 직종의 평균보다 훨씬 빠르게 12% 정도 성장할 것으로 예상된다. 특히 COVID-19 대유행의 경험을 바탕으로 건강한 행동을 장려하는 데 중점을 두어 10년 동안 이러한 근로자에 대한 수요가 증가할 것으로 예상된다.

(2) 일본

일본의 건강교육사는 민간 자격증으로 2003년에 발족한 비영리 기구인 '일본 건강교육사 양성 기관'에서 배출하고 있다. 건강교육사는 실천 건강교육사와 전문 건강교육사로 구분되며, 실천 건강교육사는 학교, 직장, 지역, 의료, 복지 등의 현장에서 건강교육 활동을 담당하고, 전문 건강교육사는 건강 교육의 연구 분야에 참여한다.

건강교육사 자격은 필요한 연수 점수를 취득하여 5년마다 갱신할 수 있다. 실천 건강교육사는 지정 연수 기관에서 12단위(필수 6, 선택 6)를 이수해야 하며, 12단위 취득 후 5년 이내에 1년 이상의 건강 교육의 실천 활동을 실시하여야 시험에 응시할 수 있다. 전문 건강교육사를 희망할 경우 일본건강교육학회, 대학원 등의 지정 연수 기관에서 현장 실습(필수 4단위)을 중심으로 하는 모든 과목을 이수하면 시험에 응시할 수 있다.

워크시트

❶ 다차원적 건강의 개념에 대하여 설명하시오.

❷ 건강 형평성의 개념에 대하여 설명하시오.

❸ 건강증진의 역사적 배경을 설명하시오.

❹ 1차 오타와 국제회의에서 권장한 건강증진의 3대 원칙과 5대 활동 전략에 대하여 서술하시오.

❺ 보건교육의 목적에 대하여 설명하시오.

❻ 보건교육의 필요성에 대하여 설명하시오.

⑦ 보건교육사의 응시 자격에 대하여 설명하시오.

⑧ 보건교육사의 역할에 대하여 설명하시오.

⑨ 건강 결정 요인을 설명하고, 건강에 미치는 영향 요인을 함께 설명하시오.

⑩ 1차에서 10차까지의 건강증진 국제회의의 특징을 설명하시오.

⑪ 건강증진과 보건교육의 중요성을 설명하시오.

⑫ 보건교육자의 역할을 설명하시오.

보건교육
관련 이론

🎯 학습 목표

- 보건교육에서 적용할 수 있는 교수-학습 이론의 필요성을 설명할 수 있다.
- 보건교육에서 적용할 수 있는 교수-학습 이론의 주요 개념을 이해할 수 있다.
- 보건교육 관련 이론의 필요성을 설명할 수 있다.
- 보건교육 관련 이론의 주요 개념을 설명할 수 있다.
- 보건교육 관련 이론을 실제 보건교육에 적용할 수 있다

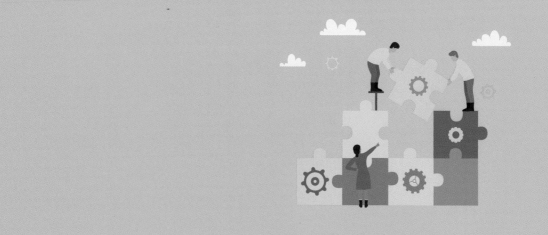
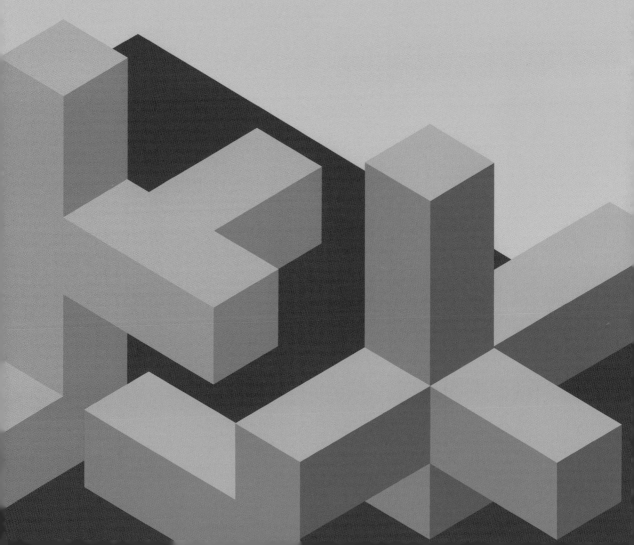

전체 개요

보건교육 관련 이론을 교수자의 측면에서, 교수-학습 이론과 학습자의 측면에서 이해가 필요한 내용으로 구분하여 설명했으며, 보건교육을 위한 이론적 배경을 적용하여 보건교육에 활용하고자 했다.

교수-학습 이론은, 교수자가 학습자에게 수업을 효과적으로 실시하기 위한 지식 체계로서의 이론과 학습자가 건강에 대한 중요성을 인식하여 보건교육에 적극 참여할 수 있도록 하는 측면에 초점을 맞추었다. 교수-학습 이론 중에서 보건교육 전략 수립에 적용할 수 있는 행동주의, 인지주의, 인본주의, 구성주의 측면에서의 이론도 함께 설명했다.

학습자가 보건교육에 적극 참여하는 것에 초점을 맞추어 설명하는 이론 중 보건교육에 쉽게 적용할 수 있는 이론으로 건강 신념 모형, 건강증진 모형, 합리적 행위 이론, 계획된 행위 이론, 범이론적 모형, PRECEDE-PROCEED 모형을 다루었고, 각 이론에 대한 개념과 구성 요소를 파악함으로써 건강증진과 보건교육과의 연관성을 이해하여 적용할 수 있도록 구성했다.

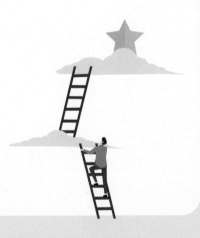

1 교수-학습 이론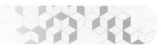

학습 이론(learning theory)은 특정한 행동이 특정 발달 단계에서 나타나는 것이 아니라 경험과 훈련으로 형성되는 것에 초점을 둔 이론이다. 학습(learning)은 학습자의 지식, 행동, 태도의 변화를 의미하며, 학습 과정에 영향을 미치는 요인은 학습자(지능, 준비성, 창의성, 인지 양식, 학습 동기, 자아개념, 불안), 교수자, 교육 내용, 환경 변인 등으로 설명할 수 있다. 즉, 학습 이론은 학습자가 학습을 통해 지식을 습득하고, 처리하고, 보유하는 방식을 설명하는 이론이다.

교수 이론(teaching theory)은 학습자에게 가장 적절한 방법으로 학습 목표를 달성하도록 하는 데 목표를 두는 이론이다.

학습 이론과 교수 이론을 모두 포함하고 있는 교수-학습 이론(teaching-learning theory)은 교수자가 학습자에게 수업을 효과적으로 실시하기 위한 전략을 제공하는 일련의 지식 체계로서, 학습자의 지식 습득, 처리, 저장에 관심을 가지는 이론이다. 전통적인 교육 방법과 비교했을 때 다음과 같은 특징이 있다.

- 체계성: 수업을 체계로 보고 수업과 관련된 모든 요소를 최적의 수준에서 고려한다.
- 처방성: 문제를 해결하기 위해 가장 적절한 방법을 사용한다.
- 학습자 지향성: 학습자 요구를 반영하도록 학습자의 사전 경험과 지식을 고려하고 학습 방법을 반영하며, 학습자의 적극적인 참여를 도모하는 교수 학습법을 고려한다.

이를 위해서 행동주의 학습 이론(behaviorism theory), 인지주의 학습 이론(cognitive learning theory), 인본주의 학습 이론(humanistic learning theory), 구성주의 학습 이론(constructivism learning theory)의 특성을 알아보고자 한다.

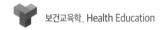

1 행동주의 학습 이론

행동주의 학습 이론은 자극(stimulus;S)-반응(response; R) 간의 연합 이론이다. 자극은 학습자가 환경으로부터 받는 모든 것을 의미하며, 반응은 자극의 결과 나타나는 행동을 의미한다.

행동주의 학습 이론의 기본은 다음과 같다.

- 인간의 행동은 자연법칙의 지배를 받기 때문에 과학적인 연구가 필수이다.
- 환경은 행동이 이루어지도록 작용하는 변인이다. 즉, 행동 변화를 목표로 하는 학습도 환경이 학습자에게 작용해서 나타난 결과이다.
- 환경을 조절함으로써 인간의 행동을 변화시키거나 수정할 수 있다.
- 환경을 적절히 조정하면 학습도 의도한 대로 조절할 수 있다.

행동주의 학습 이론의 대표적인 이론으로 파블로프(I. Pavlov)의 조건 반사 이론(conditioned response theory), 스키너(B.F.Skinner)의 조작적 조건 형성(operant conditioning), 손다이크(E.L.Thorndike)의 시행착오적 이론(trial and error theory)이 있다.

(1) 파블로프의 조건 반사 이론

고전적 조건 반사 이론이라고도 하며, 이 이론에서 학습은 자극(S)과 반응(R) 사이의 새로운 결합으로 만들어진다.

❶ 파블로프의 실험

파블로프는 개를 실험 대상으로 타액 분비와 소화 문제에 대한 연구를 진행했으며, 먹이를 주고 타액을 측정했다. 그러던 중 어느 날 먹이를 가지고 있지 않았음에도 불구하고 개가 침을 흘리고 있는 것을 발견했다. 이는 파블로프의 발자국 소리를 듣고 먹이를 줄 것으로 생각하고 개가 침을 흘린 것이다.

이 실험을 체계적으로 다시 설명하면 〈그림 2-1〉과 같이 조건 형성 이전, 조건 형성 과정, 조건 형성 이후로 나누어서 생각해 볼 수 있다.

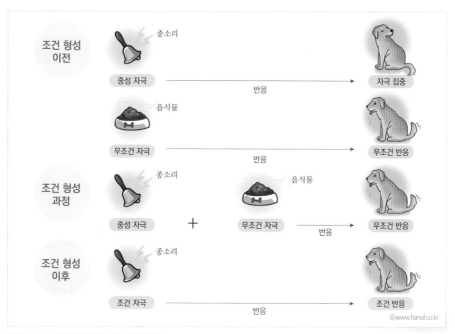

그림 2-1_ 파블로프의 조건 반사 이론

즉, 벨소리만 듣고는 타액을 분비하지 않았지만, 실험이 반복됨에 따라 벨이란 자극이 타액을 분비하는 반응을 수반하여 새로운 자극-반응의 결합이 이루어는 조건 반응이 형성된 것이다.

❷ 조건 반사 이론의 개념과 원리

조건 반사 이론에서 사용된 개념은 〈표 2-1〉과 같다.

표 2-1_ 조건 반사 이론의 개념

개 념	설 명	예 시
무조건 자극	무조건 반응을 일으키는 자극	개에게 주는 음식
무조건 반응	생체가 본래 가지고 있는 반응	개가 침을 흘림
조건 자극	조건이 형성된 후의 자극	조건이 형성된 후의 종소리
중성(중립) 자극	특정 반응을 이끌어내지 못하는 자극	종소리를 울려주어도 침을 흘리지 않음

고전적 조건 형성의 원리는 다음과 같다.

- 시간의 원리(즉시성): 어린 아동일수록 보상에 있어서 시간 간격이 짧아야 한다.
- 강도의 원리(점진적): 보상의 강도가 점차 강해져야 효과적이다.
- 일관성의 원리(일관성·동일성): 조건화가 이루어질 때까지 계속 동일한 조건을 부여해 주어야 한다.
- 계속성의 원리(지속성·반복성): 소거가 이루어지지 않도록 반복적인 지속이 필요하다.

❸ 조건 반사 이론의 학습 원리

조건 반사 이론에서 사용된 학습 원리는 〈표 2-2〉와 같다.

표 2-2_ 조건 반사 이론의 학습 원리

개념	설명	예시
소거	• 무조건 자극을 제시하지 않고 조건 자극을 계속 제시하면 조건 반응이 사라짐	• 조건 형성 후 음식물을 제시하지 않고 종소리만 계속 제시하면 침을 흘리는 반응이 점차 사라짐
자발적 회복	• 소거된 이후, 조건 자극이 제시되면 조건 반응이 다시 회복	• 소거된 이후 종소리를 제시하면 침을 다시 흘리지만, 반응이 처음보다 약하게 일어남
자극 일반화	• 특정한 자극과 유사한 자극에도 동일하게 반응	• 종소리와 음식물, 트라이앵글 소리와 음식물 등을 지속적으로 제시하면 침을 흘리는 반응이 일어남
변별	• 자극들 간의 차이를 구별하여 각각 다르게 반응	• 종을 한 번 치면 음식물을 주고, 종을 두 번 치면 주지 않을 경우, 한 번만 쳐야 침을 흘리는 반응

(2) 스키너의 조작적 조건 형성

❶ 스키너 상자

스키너 상자(skinner box)는 동물 행동을 연구하기 위해 고안된 장치로서, 쥐가 먹이를 얻기 위해 레버를 누를 수 있는 상자로 통풍과 방음 설비가 되어 있다. 쥐가 레버를 누르면 먹이가 레버 옆에 있는 먹이 접시로 이동되고, 먹이 접시 위에는 실내 등

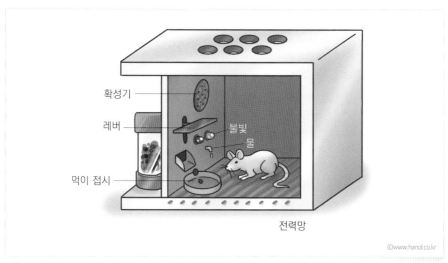

확성기

레버

불빛

물

먹이 접시

전력망

©www.hanol.co.kr

그림 2-2 _ 스키너 상자

이 있어서 상자 안을 비추게 된다.

　상자에 들어간 쥐는 갖가지 행동을 하다가 우연히 레버를 누르고, 그 결과 먹이가 나오면 같은 행동을 되풀이하기 시작한다. 시간이 지날수록 먹이가 나오지 않는 경우보다 나오는 빈도수가 급격히 증가한다.

　스키너는 쥐의 이러한 행동을 보고 쥐가 환경에 스스로 작용함으로서 결과를 생성해내는 것을 조작(operant)으로 설명했다. 이와 같은 절차가 학습되는 과정을 조작적 조건 형성(operant conditioning)이라고 한다.

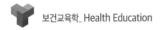

❷ 조작적 조건 형성의 주요 원리

조작적 조건 형성의 주요 원리는 〈표 2-3〉과 같다.

표 2-3_ 조작적 조건 형성의 주요 원리

개념	설명	예시
반응적 행동	• 반응은 구체적인 자극 때문에 유발되는 구체적 행동	• 불빛의 밝기가 변하면, 동공의 크기가 변화
조작적 행동	• 환경을 조작해서 어떤 결과가 남게 되는 행동으로 조작적 조건화에 의해 습득된 행동	• 읽기, 쓰기, 악기 연주, 식사, 운전 등
변별 자극	• 어떤 반응이 특정한 경우에만 강화를 받을 수 있어, 특정 자극이 제시되었을 때만 반응 발생	• 비둘기를 스키너 상자에 넣고 불이 켜졌을 때만 원판을 쪼는 행동을 강화함
강화	• 행동의 결과로 일어나는 것 　- 정적 강화: 좋아하는 것을 보상 　- 부적 강화: 싫어하는 것을 강화	• 정적 강화: 음식, 물 등 제공 • 부적 강화: 추위, 더위, 소음 등
벌	• 어떤 사람에게서 그가 원하는 것을 빼앗아 가거나 원하는 것을 줌으로써 반응을 약화하는 절차	• 야단치기, 좋아하는 장난감 뺏기 등
행동의 조성	• 복잡한 행동이나 기술을 학습시키는 과정	

❸ 조작적 조건 형성의 강화 계획

행동을 통제하기 위해 어떤 반응을 어떻게 강화할 것인가에 대한 계획이 강화 계획이다. 강화 계획은 계속적 강화와 부분(간헐)적 강화로 구별할 수 있다. 계속적 강화는 한 번 행동이 끝날 때마다 매번 강화시키는 것이며, 부분(간헐)적 강화는 시간, 횟수를 조절하여서 강화하는 것이다. 부분(간헐)적 강화로는 고정 비율 강화, 변동 비율 강화, 고정 간격 강화, 변동 간격 강화로 총 4가지로 구분할 수 있으며, 이에 관한 내용은 〈표 2-4〉와 같다.

표 2-4_ 부분(간헐)적 강화의 종류

개 념		설 명	예 시
비율 강화	고정 비율 강화	• 일정한 반응 횟수 다음에 강화 • 강화에 가까워지면 반응이 빠르게 증가, 반응이 오래 되면 반응이 급격히 감소	• 보너스 • 줄넘기 100개 이상 한 학생에게 휴식 제공
	변동 비율 강화	• 횟수와 상관없이 수시로 예상치 못하게 주어지는 강화 • 반응이 가장 빠른 속도로 증가하며, 강화 후 감소가 극히 적음	• 로또 복권 당첨 • 이벤트 추첨 경품
간격 강화	고정 간격 강화	• 일정한 시간 간격마다 주어지는 강화 • 강화 시간이 가까워지면 반응이 증가하고, 강화 시간이 지나면 반응이 빠르게 감소	• 행동 수정을 위해 정해진 시간 동안 규칙을 지킬 경우 보상 제공
	변동 간격 강화	• 일정하지 않은 시간 간격마다 수시로 주어지는 예상치 못한 강화 • 반응이 느리게 꾸준히 증가하며, 강화 후에도 감소 현상이 매우 적음	• 게릴라 세일

❹ 조작적 조건 형성의 교수–학습 방법 적용

조작적 조건 형성의 교수-학습 방법 적용은 〈표 2-5〉와 같이 적용해 볼 수 있다.

표 2-5_ 조작적 조건 형성의 교육적 적용

개 념	설 명	예 시
행동 목표	• 학습자가 달성해야 할 목표	• 나머지가 없는 (두 자릿 수) ÷ (한 자릿 수) 의 나눗셈을 할 수 있다.
프로그램 수업	• 학습자의 수준에 맞는 수업	• 1:1 학습, 단계별 학습
프리맥 원리	• 빈도가 높은 행동은 낮은 행동에 대한 강화력을 가짐	• 당근을 잘 먹지 않는 아이에게 당근을 먹으면 아이스크림을 주도록 함
토큰 체계	• 토큰과 같은 구매력을 가진 상징물을 통해 강화함	• 카드, 장난감, 점수, 돈, 스티커 등

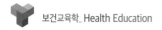

(3) 손다이크의 시행착오적 이론

❶ 손다이크의 실험

문제 상자를 만들어서 굶주린 고양이를 이 상자 안에 가두고 밖에다 먹이를 놓아 두었다. 페달을 눌러야 문이 열리게 되는 빗장 장치를 해놓았으나 고양이가 의도적 으로 페달을 누를 수는 없다. 다만, 상자 안에서 밖으로 나와 먹이를 찾기 위해 헤매 다가 우연히 페달을 밟게 되어 문이 열리면 나가서 먹이를 먹을 수 있다. 이 실험은 적어도 25회 정도 시행 횟수가 많아짐에 따라 정확하게 목표에 도달할 수 있게 된 다. 시행이 반복될수록 고양이가 페달을 밟고 밖으로 나오는 시간이 짧아진다.

손다이크의 이론을 도구적 조건 형성(instrument conditioning)이라고 하는데, 이것은 반응이 결과를 산출하는 데 있어서 도구적 역할을 한다는 의미를 지니고 있다. 즉, 이 이론은 학습을 자극에 대한 반응 관계로 설명하며, 고양이가 장치를 발견하기까

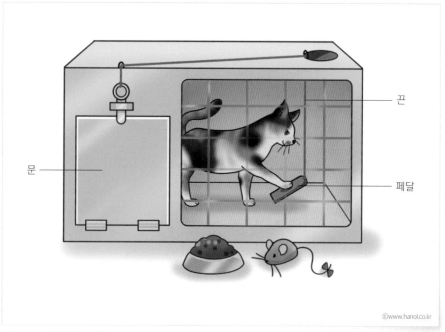

그림 2-3_ 손다이크 실험

지 예측 없이 시행한 반복적인 행동 결과인 성공 또는 실패 결과들을 시행착오(trial and error)로 설명하고 있다.

이 시행착오적 이론과 파블로프의 이론과의 차이점은 반사적 행동이 아닌 자발적 행동, 즉 학습에 초점을 맞추고 있는 것이며, 동물의 행동은 자극과 반응의 신경적 결합으로 학습이 이루어진다고 설명할 수 있다.

❷ 손다이크의 학습 법칙

손다이크의 학습 법칙은 다음과 같이 분류할 수 있다.

★ 효과의 법칙(law of effect)

만족의 법칙이라고 한다. 어떤 일을 했을 때 만족스러운 상태에 이르면 더욱 그 일을 계속하려는 의욕이 생기게 된다. 반대로 여러 번 연습해도 효과가 없으면 하고자 하는 의욕이 상실되어 불만족스러운 결과를 초래한다.

★ 연습의 법칙(law of exercise)

사용의 법칙과 불사용의 법칙을 포함한다. 즉, 연습 횟수나 사용 빈도가 많을수록 결합은 강화되고, 횟수가 적거나 사용되지 않을 때는 결합이 약화된다.

★ 준비성의 법칙(law of readiness)

학습 태도나 준비가 충분히 갖추어져 있을수록 결합이 쉽고, 그렇지 못했을 때는 결합이 약화된다.

💡 보건교육에서 행동주의 학습 이론의 적용

❉ 기대되는 행동 숙달을 위해 반복하여 연습할 기회를 제공하거나 학습 목표에 따라 구체적으로 세분화된 학습 과정을 설정한다. 목표 달성을 위해 시간 간격을 두고 적절한 방법으로 강화할 수 있는 전략을 제시하거나 강한 감각적 자극, 정서적 각성 및 적절한 수준의 긴장을 제공하여 동기를 유발하는 데 적용할 수 있다.

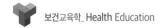

② 인지주의 학습 이론

인지주의 학습 이론은 학습하는 동안 인간 내면에서 어떤 일이 일어나는지를 설명해준다. 이 이론은 지각에 관한 다양한 의미가 다른 형태로 발전될 수 있다는 것에 초점을 둔다. 인지주의 학습 이론에는 쾰러(W.Khler)의 형태주의 심리학(gestalt psychology)과 통찰 이론(insight theory), 톨만(E. Tolman)의 기호 형태 이론(sign-gestalt theory)과 정보 처리 이론(information processing theory) 등이 있다.

(1) 쾰러의 형태주의 학습 이론

❶ 형태주의 학습 이론의 개요

학습자는 학습 상황에서 각 부분을 관련이 없는 단편적인 것으로 지각하는 것이 아니라 각 부분을 연결하여 조직된 전체, 또는 게슈탈트(형태)로 지각한다. 즉, 인간이 모나리자의 그림을 볼 때 한쪽 팔, 다음에는 다른 팔, 코, 입 등의 순서로 보는 것이 아니라 전체로 파악하여 하나의 상을 파악한다는 것이다. 이렇듯 지각의 장은 통합된 전체이며, 이것이 심리학의 기본 연구 대상이다.

❷ 형태주의 학습 이론의 주요 법칙

형태주의 학습 이론의 주요 법칙은 〈표 2-6〉과 같다.

표 2-6_ 형태주의 학습 이론의 주요 법칙

개 념	설 명
근접성의 법칙	· 지각 장면의 자극은 가까운 것끼리 무리를 지어서 하나의 의미 있는 형태로 지각한다는 원리
유사성의 법칙	· 지각 장면에 포함된 자극들을 서로 비슷한 것끼리 뭉쳐서 하나의 의미 있는 형태로 받아들이는 원리

개념	설명
폐쇄성의 법칙	• 닫히지 않은 영역을 닫힌 것으로 보려는 경향으로, 불완전한 것을 완전한 것으로 보려는 반응
계속성의 법칙	• 요소들이 선형 요소들의 방향으로 계속되는 것처럼 인식하거나 서로 연결된 것으로 보려는 반응
욕구의 작용	• 사물을 볼 때 어떤 기대나 마음을 가지면 동일한 사물을 다른 각도에서 볼 수 없음
의미 부여에 따른 지각	• 지각 현상에서 사물 그 자체가 의미를 가진 것이 아니라 보는 사람이 의미를 가지고 사물을 보기 때문에 생각한 대로 지각되는 현상

(2) 쾰러의 통찰 이론

❶ 쾰러의 침팬지 실험

쾰러는 침팬지 우리 속에 상자들과 막대기를 넣어놓고 천장에 손이 닿지 않도록 바나나를 매달아 놓았다. 침팬지들은 여러 행동을 하다가 포기하는 듯했지만, 결국

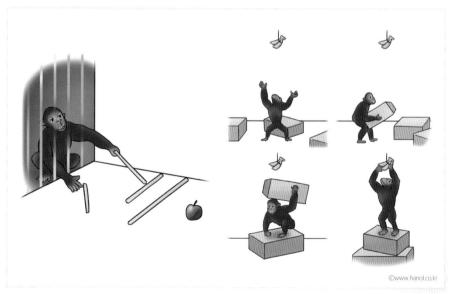

©www.hanol.co.kr

그림 2-4_ 쾰러의 침팬지 실험

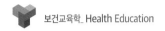

은 올바른 해결책을 찾아내어 막대로 과일을 쳐서 떨어뜨리거나 상자를 바나나 아래로 끌고 가서 딛고 올라가서 바나나를 획득했다.

통찰 이론은 통찰 획득 과정에서 대상의 일정한 구조적 특성과 문제 상황의 특성 간의 관련성과 상호성이 자발적으로 드러나는 식으로 지각이 체계화된다고 보고 있다. 여기서 통찰을 '아하 현상(AHA phenomenon)'이라고도 한다.

❷ 통찰 이론의 교수-학습 방법의 적용

통찰은 적어도 학습자, 목표, 중간에 있는 장애물 사이의 관계를 지각하는 것이며 다음과 같은 내용을 학습에서 고려해야 한다.

- 학습 과제가 학습자의 이해도에 알맞아야 통찰이 이루어질 수 있다.
- 통찰은 관계의 지각이기 때문에 관계를 탐색하는 과정과 단계는 학습 지도에서 매우 중요하다.
- 학습의 목표가 명확해지고 정해진 목표가 학습자에게 의미 있는 것이 될 때 통찰이 더 쉽다.

(3) 톨만의 기호 형태 이론

❶ 기호 형태 이론 개요

기호 형태 이론은 톨만(Edward Chace Tolman, 1886~1959)이 통찰 이론과 레빈(K.Lewin)의 장 이론(field theory)에 영향을 받아 성립시킨 학습에 관한 이론이다. 학습은 단순히 자극-반응 경향의 강화 확립이 아니라 그 이상의 다양한 상황 속에서 가능하다는 것으로, 학습은 기호(sign)-형태(gestalt)-기대(expectation)의 관계, 또는 기호-의미 관계라는 것이다. 즉, 학습은 어떤 행동을 하면 어떤 결과가 생길 것인가를 배우는 것이며, 목표를 위한 수단을 배우는 일로 볼 수 있다는 것이다.

❷ 톨만의 실험

두 그룹의 쥐를 미로 상자에 넣고 목표 지점에 도착하도록 하는 실험 연구이다.

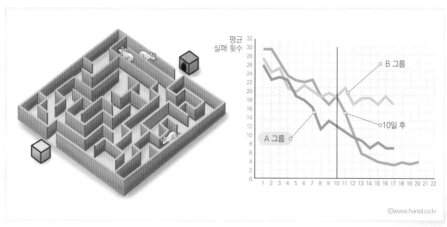

그림 2-5 _ 톨만의 실험

A 그룹의 쥐는 목표 지점에 도착할 때마다 먹이를 주어 강화했고, B 그룹의 쥐는 강화하지 않았다. 이 조건에서 A 그룹의 쥐가 목표 지점에 도달하는 것이 우수했다.

10일 후 B 그룹이 목표 지점에 도착할 때 강화하자 강화로 B 그룹의 쥐들이 하루만에 A 그룹의 쥐들보다 우수한 효과를 보였다.

이 실험을 통해 학습 장면에서 학습자가 학습하는 것이 자극(S)과 반응(R)의 연결이 아니라 전체의 의미를 학습한다는 것을 알아냈다. 즉, 기호 학습은 한 자극 다음에 어떤 자극이 뒤따르는지에 대한 기대를 얻게 된다는 것이다. 실험에서 쥐는 미로가 어느 쪽으로 구부러져 있는지를 학습한 것이 아니라 미로 전체의 인지도를 얻는다는 것을 입증하면서 보수 기대, 장소 학습, 잠재 학습 등을 설명하고 있다. 특히 실험에서 B 그룹의 쥐들은 10일 동안 강화물이 없을 때에도 잠재 학습이 있었지만 단지 실천에 옮겨지지 않았다는 것을 짐작해 볼 수 있다.

❸ 기호 형태 이론의 특성

기호 형태 이론의 특성은 다음과 같다.
- 학습은 환경에 대한 인지 지도를 신경 조직 속에 형성시킨다.
- 학습은 자극과 자극 사이에 형성된 결속이다.

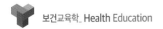

- 학습하는 행동은 목적 지향적이며, 학습에 있어서 개인차(유전적 요인, 나이, 훈련 등)를 인정한다.
- 학습의 형태는 보수 기대, 장소 학습, 기대 학습이 있다.

❹ 기호 형태 이론의 학습 원리

기호 형태 이론의 학습 원리는 〈표 2-7〉과 같다.

표 2-7_ 기호 형태 이론의 학습 원리

개념	설명
동기 형성의 법칙	• 학습의 궁극적인 이유는 목표 성취에 있다.
강조의 법칙	• 올바른 반응이 설정될 수 있도록 정확한 자극 형태를 형성한다.
분열의 법칙	• 강력한 혐오 자극은 학습을 분열시킨다.
능력의 법칙	• 유기체의 학습은 그 유기체가 지닌 능력에 의존한다.
제시 방법에 관한 법칙	• 빈도, 친근성, 소거의 회복과 반복, 동기화, 강조, 자료 제시의 시간 계열, 자료 제시와 문제 해결 간의 시간 관계가 중요하다.

(4) 정보 처리 이론

❶ 정보 처리 이론의 개요

정보와 관련된 인간의 인지 과정을 컴퓨터의 처리 과정에 비교한 이론으로서, 정보 처리 모델이라고도 한다. 1980년대 전후로 발달 심리학, 인지 심리학 분야에서 다루기 시작한 학습 이론 중 하나이다.

정보 처리 이론은 한 명의 이론가나 특별한 조사 접근으로 나온 이론이 아니라 인간 지능, 시각 및 청각, 기억, 인공 지능의 기술 모델 등 다양하고 광범위한 이론을 포함한 것이다. 또한 실험적인 접근이 아닌 실질적인 상황에서 정신적인 활동을 조사하며, 학습을 가장 중요하게 다루지는 않았지만, 학습 과정의 이해에 큰 공헌을 한 이론이다.

❷ 정보 저장소

　　정보 저장소 또는 인간의 기억은 〈그림 2-6〉과 같이 감각 기억(sensory registrations), 단기 기억(short-term memory), 장기 기억(long-term memory) 세 가지 구성 요소로 되어 있다. 외부에서 많은 정보를 받아들일 때 정보의 자극은 감각 기억으로 지각되고 단기 기억에서 처리되며, 장기 기억에 저장된다. 장기 기억은 주로 개인의 경험을 보유하는 저장소인 일상 기억(episodic memory)과, 문제 해결 전략과 사고 기술, 개념, 규칙 등과 같이 경험으로 습득했던 일반화 지식이 저장되는 의미 기억(semantic memory)으로 구분할 수 있다. 이때 의미 기억에 저장되는 정보들은 서로 연관을 맺으면서 체계적인 네트워크를 구성하게 되며, 이는 정보들이 따로따로 분리되어 존재하는 것이 아니라 관련성을 맺고 연결되어 있음을 의미한다. 이는 학습자가 정보를 수동적으로 받아들이는 것이 아니라 정보를 이해하고 능동적으로 조직한다는 의미이다.

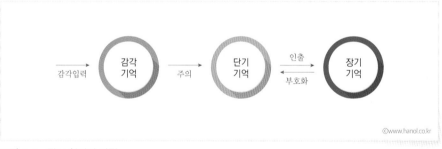

그림 2-6 _ 정보 처리의 과정

단기 기억을 장기 기억으로 전환시키기 위한 전략은 다음과 같다.
- 반복 시연: 정보를 소리를 내어 읽거나 의식적으로 반복해서 암기하는 전략
- 조직화: 정보들을 의미 있는 것끼리 일관성 있는 범주로 묶는 기법
- 정교화: 암기 사항의 의미를 연결지어 암기하는 전략
- 심상화: 정보를 시각적인 형태로 변형하는 과정
- 기억술: 핵심 어법, 두문자법, 어구 만들기, 운율법 등
- 맥락화: 학습할 정보를 상황과 연결하도록 하여 유의미성을 높임

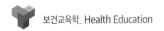

보건교육에서 인지주의 학습 이론의 적용

❋ 새롭고 다양한 학습 방법을 사용하여 대상자의 주의 집중을 유도하고, 대상자의 선지식이나 경험, 학습자 수준을 고려하여 학습 내용을 선정한다. 도입 부분에서 학습 활동의 동기를 유발하고, 마무리 단계에서는 요약 정리가 중요하다. 모방도 하나의 학습 방법으로 활용할 수 있다.

3 인본주의 학습 이론

인본주의 학습 이론은 행동주의 학습 이론에 반대하여 인간의 잠재력을 최대한 개발해야 한다는 이론이며, 인간은 현재의 자신보다 더 향상되려는 기본 욕구를 가진다고 보았다. 즉, 인간의 존엄성과 자율성을 강조한 학습 이론으로, 학습이라는 것을 개인이 주변 환경과의 능동적인 상호 작용을 통해 자아 성장과 자기 실현을 이루어가는 과정으로 보았다. 인본주의 학습 이론에서 중요하게 생각하는 것은 자기 주도적 학습으로, 학습자의 지적·정서적 변화보다 학습을 위한 동기 유발을 중요하게 보았다.

인본주의 학습 이론의 대표적인 이론으로 올포트(G.W.Allport)의 특질 이론(trait theory), 매슬로(A.H.Maslow)의 욕구 위계 이론(hierarchy of needs), 로저스(C.R.Rogers)의 유의미 학습 이론(humanistic approach) 등이 있다.

(1) 올포트의 특질 이론

특질은 사람의 미래 행동에 관해 예측할 수 있도록 하며, 한 개인의 행동은 상황보다 개인 자체에 더 많은 기초를 둔다고 강조한다. 올포트는 성격이란 개인의 특유한 행동과 사고를 결정하는 심리·신체적 체계인 개인 내 역동적 조직으로 정의했으며 구체적으로 다음과 같이 설명한다.

- 성격은 계속 변화하고 성장한다.
- 성격은 정신과 신체의 결합에 따른 상호 작용이다.
- 성격의 모든 측면은 구체적 행동과 생각을 활성화시키거나 혹은 방향을 지닌다.
- 개인의 성격은 독특하다.

(2) 매슬로의 욕구 위계 이론

매슬로는 개인은 자유 의지를 가지고 있으며, 개인에게 동기를 부여하기 위해서는 단계별로 상승하는 인간의 욕구를 이해할 필요가 있다고 설명했다. 이 이론은 〈그림 2-7〉과 같이 1단계 생리적 욕구(physiological needs), 2단계 안전 욕구(safety needs), 3단계 소속감과 애정 욕구(belonging and love needs), 4단계 자아존중감(self-esteem) 욕구, 5단계 자아실현(self-actualization) 욕구로 구분했다. 이때 교수자의 역할은 학습자의 하위 수준의 욕구를 충족시키기 위해 노력하는 것이다. 고차원적 욕구를 성급하게 강조할 것이 아니라 하위 수준의 욕구가 충족되고 있는지 검토하며 진행하는 것이 필요하다.

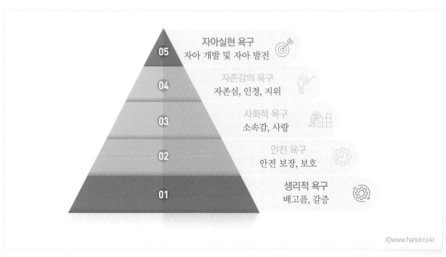

그림 2-7 _ 매슬로의 욕구 위계 이론 단계

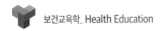

(3) 로저스의 유의미 학습 이론

로저스는 학습을 무의미한 '인지적 학습'과 유의미한 '경험적' 학습으로 나누었다. 무의미한 '인지적 학습'은 기존의 지식을 학습자가 외워서 기억하는 것으로 이런 학습은 어렵고 쉽게 망각할 수 있다고 보았다. 유의미한 '경험적' 학습은 학습자의 학습하려는 욕구와 지적 호기심에 의한 학습, 자기 주도적 학습이라고 주장했다.

유의미 학습 이론은 다음과 같은 특징을 지니고 있다.

- 인간은 자연적인 학습 욕구, 세상에 관한 자연적인 호기심, 새로운 경험을 탐색, 동화하려는 욕구가 있기 때문에 이를 만족시켜 주어야 한다.

- 교육 내용이 학습자에게 관련성이 깊을 때 유의미하고 더 빠르게 학습된다.

- 외적 위협이나 지시가 감소할 때 더 많이 학습한다.

- 능동적 참여에 의한 학습은 수동적인 학습보다 훨씬 더 효과적이며, 자기 주도적일 때 더 많이 학습하게 된다.

- 학습자의 전인적 측면에 관련될 때, 즉 지적인 측면과 정의적 측면이 통합될 때 학습이 지속될 수 있다.

- 학습은 학습자의 자기 책임이 강조되고 자기 평가가 이루어질 때 효과가 있다.

💡 보건교육에서 인본주의 학습 이론의 적용

❋ 학습자의 전인적 특성을 고려하여 긍정적인 자아 개념을 고취시키며 자기실현을 촉진시킬 때 효과적인 학습이 이루어질 수 있다. 따라서 학습자의 자율성 존중과 적극적 참여 유도가 필요하며, 교수자는 학습자를 신뢰하고 수용하는 촉진자, 조력자 역할을 함으로써 학습자 스스로 학습 목표를 설정하고 동기화하도록 할 수 있다.

4 구성주의 학습 이론

많은 교수·학습 이론이 교수자가 어떻게 하면 객관화된 지식을 학습자에게 효과적으로 가르칠 것인가에 초점을 맞추었다면, 구성주의 학습 이론은 학습자들이 어떻게 배우는가를 중요하게 생각하는 이론이다. 즉, 학습자가 어떻게 새로운 지식을 탐색하여 구성해 나가는지를 밝혀, 알맞은 수업 환경과 교수자의 방법을 제공하고자 하는 이론이다. 구성주의 학습 이론에서 학습자들은 자신의 경험을 통하여 자신에게 적합한 지식을 능동적으로 구성한다.

구성주의 학습 이론의 대표적인 이론으로 피아제(J.Piaget)의 인지적 구성주의, 비고츠키(L.S.Vigotsky)의 사회적 구성주의 등이 있다.

(1) 피아제의 인지적 구성주의

❶ 인지적 구성주의의 개요

지적 발달은 유전적 요인과 환경적 요인의 교류로 생기는 결과로 설명하며, 아동이 성장하면서 지속적으로 자신의 환경과 교류하게 되고 이 과정에서 지식이 창조 또는 재창조되는 것으로 보았다.

또한, 인지 발달에 영향을 주는 요인으로는 물리적 환경, 성숙, 사회적 환경, 학습자의 자기 조절 과정 4가지로 보고 있다.

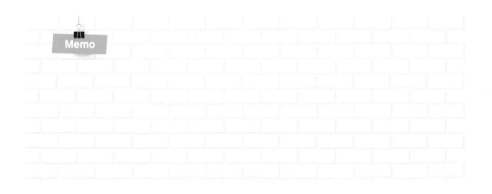

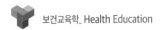

❷ 인지적 구성주의의 개념

피아제의 인지적 구성주의의 개념은 〈표 2-8〉과 같다.

표 2-8_ 피아제 인지적 구성주의의 주요 개념

개 념	설 명
지능	• 발달적 개념으로서 특정 발달 단계에서 개인의 인지 구조가 발휘할 수 있는 인지적 기능의 차원
인지 구조 (인지 도식)	• 신체 구조와 동일하게 정신 구조가 존재하여, 환경의 자극에 반응, 기억을 통해 체계적으로 정보를 처리, 환경에 대한 적응
동화	• 기존의 지식과 경험을 통해 새로운 정보를 이해하고 해석하는 과정
조절	• 기존 스키마를 통해서 이해할 수 없는 생소한 환경에 직면했을 때 인지적 갈등이 유발되며, 인지적 갈등을 극복하고 새로운 정보를 포섭하기 위해 인지 구조 자체가 수정되어 가는 과정
평형화	• 조직, 동화, 조절은 매우 복잡한 균형적 행동으로, 균형을 이루려는 사고의 경향

❸ 인지 발달 단계

인지적 구성주의의 인지 발달 단계에서 중요한 부분은 조작(operation)이다. 조작은 논리적이고 형식적인 사고를 통해 대상을 변환하거나 가역할 수 있는 정신적 능력을 의미한다. 가장 초보 단계의 조작은 감각적 동작을 통하여 이루어지며, 두 번째의 조작은 직관적 지식을 통해 이루어진다. 마지막 조작에서는 조작적 지식이 확고하게 형성되고 개념적 사고가 가능해진다.

피아제는 논리적 추론 능력의 발달에 따라서 감각 동작기(출생~2세), 전조작기(2~6, 7세), 구체적 조작기(6, 7~11, 12세), 형식적 조작기(11, 12~성인기)의 4단계로 구분했다.

❹ 인지 발달 단계별 교수 전략

인지 발달 단계별 교수 전략은 〈표 2-9〉와 같다.

표 2-9_ 인지 발달 단계별 교수 전략

단 계	전 략
전조작기 (2~6, 7세)	• 구체적인 실물, 시각적 자료와 매체 활용 • 어휘나 동작을 이용해서 비교적 짧게 지시 • 학습자가 타인의 관점에서 사물을 보기 어렵다는 것 인지 • 읽기 능력과 같이 후속 학습을 위한 기본 능력이 되는 기능의 학습을 위해 가능한한 많은 활동과 체험 • 개념과 언어 학습의 토대를 위해 광범위한 경험 제공
구체적 조작기 (6, 7~11, 12세)	• 구체적인 자료 및 실물, 시각적 매체를 사용해서 교육 • 학습자가 대상을 조작하고 실험할 수 있는 기회 제공 • 제시와 읽기는 가급적 간략하고 잘 조직화 • 복잡한 개념들을 친숙한 예를 이용해서 설명 • 대상과 개념들을 낮은 수준에서 복잡한 수준으로 분류하고 유목화 • 논리적으로 분석적인 사고를 요구하는 문제 제시
형식적 조작기 (11, 12~성인기)	• 구체적 조작을 요구하는 교수 전략과 자료를 계속 사용 • 학습자가 다양한 가설적 문제를 탐색할 수 있는 기회 제공 • 학습자가 과학적으로 문제를 해결하고 추론할 수 있는 기회 제공 • 학습자의 생활과 연관된 자료와 아이디어를 활용한 폭넓은 개념 교육

출처: 권낙원, 김동엽(2006). 교수-학습 이론의 이해

(2) 비고츠키의 사회적 구성주의

❶ 사회적 구성주의의 개요

비고츠키는 인간과 환경의 교류에 있어서 조정(medication) 개념을 도구뿐 아니라 기호의 사용에 적용했다. 이때 문화적으로 발생한 기호 체계를 내면화(internalization)하는 것은 행동의 변화를 가져오고, 개인에 있어서 발달 초기와 후기를 연결하는 통로를 형성한다고 보았다. 피아제가 동화와 조절, 평형화 기제에 의한 인지 발달로 본 것과 달리, 비고츠키는 사회 문화적 맥락이 모든 지식과 사고의 원천이 된다고 보았다.

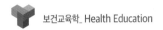

❷ 사회적 구성주의의 개념

비고츠키의 사회적 구성주의의 개념은 〈표 2-10〉과 같다.

표 2-10_ 비고츠키 사회적 구성주의의 개념

개 념	설 명
내면화	• 사회적 활동이 개인의 내면적 정신 활동으로 변환되는 과정 • 사회적 상호 작용을 통해서 구성된 지식이 개인의 인지 구조에 정착되는 과정
혼잣말 내적 언어	• 아동들이 자신의 행위와 사고를 조절하고 매개하는 중요 도구
실제적 발달 수준	• 아동의 현재 능력 수준, 정신 연령, 독자적 문제를 해결할 수 있는 지적 수준
잠재적 발달 수준	• 성숙의 과정에 있는 기능들인 잠재적 능력 수준을 의미
근접 발달 영역	• 실제적 발달 수준과 잠재적 발달 수준 간의 거리

❸ 사고와 언어 발달 단계

비고츠키는 아동과 성인 간의 상호 작용을 통해 언어가 발생한다고 보며, 사고 기능은 원시적 언어 단계, 심리적 언어 단계, 자기중심적 언어 발달 단계, 내적 성장 언어 단계 총 4단계로 설명한다. 단계별 기능은 〈표 2-11〉과 같다.

표 2-11_ 사고와 언어 발달의 단계별 특징

단 계	특 징
원시적 언어 단계	• 옹알이, 정서적 감정 표출, 조건화를 통한 단어 학습 • 실제 경험과 물체에 대한 이미지를 지님
심리적 언어 단계	• 상징의 기능과 문법의 기능을 이해하지 못한 채 사용 • 신호가 물체와 직접적인 관련이 있을 때만 단서로 사용
자기중심적 언어 발달 단계	• 자기중심적인 언어를 사용하여 스스로의 행동을 통제하고 계획 • 외적 신호를 상징적으로 활용하여 기억을 도움
내적 성장 언어 단계	• 자기중심적인 언어가 내면화되어 점점 내적 언어가 발달하여 사고의 기초를 형성 • 내적 기억을 가지고 논리적 연관성을 가지고 기억

❹ 수업을 위한 조건과 원리

비고츠키 이론에 기초한 수업의 효과를 위해 다음과 같은 조건이 요구된다.

- 잠재적 발달 수준에 알맞은 학습 조건을 제공해야 한다.
- 학습자와 교수자 간의 효율적 대화로 상호 작용이 있어야 한다.
- 학습자는 구체적인 사례로부터 추상화하며, 교수자는 일반적인 것에서 구체적인 것으로 발전하는 이중적 전개를 고려해야 한다.
- 비지시적 교수 활동을 많이 사용하여야 한다.

💡 보건교육에서 구성주의 학습 이론의 적용

✷ 구체적인 상황을 배경으로 지식을 제공하거나 학습자 간 다양한 생각과 견해를 학습할 수 있도록 하는 협동 학습, 스스로 주도할 수 있는 학습 환경 구성 등으로 적용할 수 있다. 최근 구성주의 학습 이론을 바탕으로 한 대표적인 교수-학습 모형으로 문제 중심 학습(Problem Based Learning; PBL), 팀 중심 학습(Team Based Learning; TBL), 사례 중심 학습(Case Based Learning; CBL) 등이 있다.

행동주의, 인지주의, 인본주의, 구성주의 교수-학습 이론의 학습 목적, 학습 내용, 학습 전략, 학습 평가 특성 및 보건교육에서의 적용 사례를 정리하면 〈표 2-12〉와 같다.

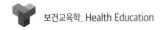

표 2-12_ 교수-학습 이론 특성 및 적용 사례

구 분	행동주의	인지주의	인본주의	구성주의
학습 정의	• 직접 경험에 의한 행동 변화	• 직접 경험을 뛰어 넘는 행동 잠재력 변화	• 성장에 대한 인간의 잠재력	• 경험으로부터 지식과 의미를 구성하는 과정
학습 목적	• 지식과 기능에 중점을 둔 능력의 습득	• 인지 기능의 최적 발달	• 자아 성장과 자아 실현	• 학습자의 이해 구성
학습 과정	• 자극과 반응의 연합을 통한 점진적 행동 형성	• 통찰을 포함한 인간의 인지 구조 변화	• 개인이 주변 환경과의 능동적 상호 작용 과정으로 자아를 성장시킴	• 능동적인 학습자가 물리적, 사회적 세계와 상호 작용하는 해석적, 귀납적 구축 과정
학습 내용	• 교과 지식 및 기능 습득	• 감각, 언어, 인지적 발달을 촉진시키는 내용	• 사회적 발달 촉진을 위한 통합적 내용	• 학습자에게 의미 있고 타당하며 적합한 모든 내용
학습 전략	• 반복 연습 • 피드백	• 정보 처리 전략	• 동기화를 통한 강화	• 현실과 유사한 학습 기회 제공 • 협동 학습
학습 평가	• 암기력 평가 • 지식과 기능에 관한 양적 평가 • 상대 평가 위주 • 객관적 평가 중시	• 사고력, 탐구력 평가 • 문제 해결 능력에 관한 질적 평가 • 절대 평가 위주 • 주관적 평가 중시	• 학습자의 특성 및 주위 세계에 대한 평가 • 인지 · 정의 · 질적 평가 • 절대 평가 위주 • 주관적 평가 중시	• 지식을 구성하는 과정 평가
보건교육에 서의 적용	• 반복 연습할 기회 제공 • 새로운 자료를 간격을 두고 제시 • 강한 감각적 자극 및 보상 제공	• 새롭고 다양한 학습 방법 사용 • 주의 집중 유도 • 모방을 학습 방법으로 활용	• 학습자의 자율성 존중 • 보건교육에 대한 적극적 참여 유도 • 동기화를 통한 학습 강화	• 학습자들이 서로 지식을 공유할 수 있는 학습 환경 조성 • 토론/대화/상호 작용을 통한 성찰적 학습 기회 촉진 • 체험 학습 활용

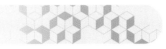

2 보건교육 관련 이론

1 건강 신념 모형

　건강 신념 모형(Health Belief Model; HBM)은 1940~1950년대 사람들이 예방 접종, 결핵 검진 등 다양한 질병 예방 프로그램이 무료 또는 저렴한 가격으로 제공됨에도 불구하고 다수의 사람이 참여하지 않는 이유를 설명하기 위해 개발된 모형으로 〈그림 2-8〉과 같다.

　이 모형은 어떤 행위를 하는 것이 자신에게 일어나거나 발생할 수 있는 위험의 심각한 결과를 감소시킨다고 믿으면, 건강 행위에 참여하거나 요구되는 활동을 할 것

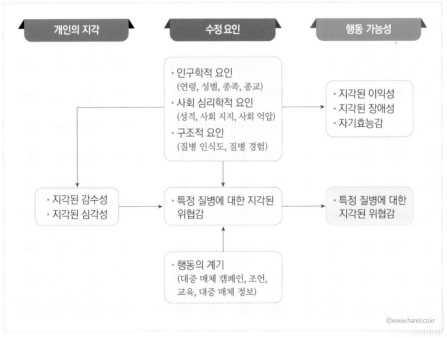

그림 2-8_ 건강 신념 모형(Health belief model, HBM)

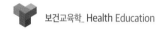

이라고 가정한다. 사람들이 다음과 같이 믿을 때 건강 행위에 참여할 수 있다고 가정했다.

- 사람들이 질병에 걸릴 위험이 있다고 믿는다.
- 건강 문제가 자신에게 심각한 결과를 가져올 수 있다고 믿는다.
- 건강 행위가 건강 문제 발생 가능성이나 심각성을 감소시켜줄 것이라고 믿는다.
- 예측되는 이익이 장애보다 크다고 믿는다.
- 자신이 그 건강 행위를 할 수 있다고 믿는다.

건강 행위를 설명하는 매우 간결하고 설명력이 높은 모형으로 보건교육에서 많이 활용되고 있으며, 모형에 대한 주요 개념으로 다음과 같은 것이 있다.

(1) 개인의 지각

❶ 지각된 감수성

지각된 감수성(perceived susceptibility)은 어떤 질병에 자신이 걸릴 위험이 있다고 지각하는 것을 의미하며, 본인이 질병에 걸릴 위험이 있다고 믿는 것이다. 예를 들면, 부모님 모두 고혈압이나 당뇨병이 있는 경우, 자신도 고혈압과 당뇨병에 걸릴 가능성에 대해 심각하게 인식하게 되어 열심히 건강 관리를 할 것이다.

❷ 지각된 심각성

지각된 심각성(perceived seriousness)은 자신이 질병에 걸렸을 경우, 혹은 치료하지 않았을 때 어느 정도 심각하게 될 것인가에 대해 생각하고 지각하는 것이다. 이미 질병에 걸린 경우 이를 치료하지 않으면 장애나 죽음을 초래하거나 직업 상실, 가족 생활과 사회생활에서 격리되는 문제가 초래될 수 있다고 심각하게 느끼는 것을 말한다.

(2) 수정 요인

❶ 인구, 사회·심리적, 구조적 변수

개인의 연령과 성별, 종족, 종교 등의 인구학적 요인과 성격, 사회 지지, 사회 억압 등의 사회 심리학적 요인, 그리고 질병 인식도, 질병 경험 등의 구조적 요인들을 의미한다.

❷ 지각된 위협감

지각된 감수성과 지각된 심각성이 합쳐서 나타나며 질병 발생에 대해 느끼는 위협감을 말한다.

❸ 행동의 계기

대상자들의 인식 속에서 믿음과 신념을 불러 일으킬 수 있는 중재를 의미하며, 건강 행위에 대한 올바른 의사 결정에 도움을 준다. 행동의 계기로는 대중 매체 캠페인, 조언, 교육, 대중 매체 정보 등이 있다.

(3) 행동 가능성

❶ 지각된 이익성

지각된 이익성(perceived benefits)은 자신이 건강 행위를 실행함으로써 얻게 되는 혜택과 이익에 대한 지각이다. 특정 건강 행위가 질병의 위협을 감소시키는 데 유용하다고 믿을 때 행동하게 되는 것이다.

❷ 지각된 장애성

지각된 장애성(perceived barriers)은 어떤 건강 행위를 하려고 할 때 부정적인 측면, 즉 비용, 위험성, 부작용, 불편함, 시간 소요, 습관의 변화 등에 대한 지각을 의미하며, 지각된 장애성은 건강 행위의 변화를 방해하는 요인이다.

❸ 자기효능감

자기효능감(self-efficacy)은 처음 개발된 건강 신념 모형에는 없었지만, 1988년 추가 된 개념이다. 자기효능감은 1977년 반두라(A.Bandura)에 의해 소개된 개념으로 특정 행동을 자신이 잘 해낼 수 있다는 확신이 있을 때 행동하게 된다는 이론이다. 자기효 능감은 행위 변화와 관련된 지각된 장애를 극복하는 데 중요한 요인이다.

건강 신념 모델은 개인의 행위는 개인의 인지 수준에 따라 결정된다고 볼 수 있기 때문에 인지 수준을 높이는 교육이 필요하며, 이를 위한 전략은 다음과 같다.

- 질병에 대한 심각성, 민감성, 위협감, 이익성, 자기효능감을 높이는 전략
- 장애 요인을 낮추는 전략
- 지각된 이익성 또는 지각된 장애성을 명료화하는 전략
- 행동의 계기를 촉진하는 전략

❷ 건강증진 모형

건강증진 모형(Health Promotion Model; HPM)은 사회 학습 이론과 건강 신념 모형을 바 탕으로 인간의 건강 행위를 위해 펜더(N.J. Pender)에 의해 제시되었다. 건강 신념 모형 이 질병 관련 행위를 주로 설명한 것에 반하여, 건강증진 모형에서는 전반적인 건강 증진 행위 및 건강 예방과 보호 행위를 설명하고 있다. 이 모형은 건강 행위를 형성 하고 유지하며 환경적 영향을 수정하는 데 있어 인간의 능동적인 역할을 강조한다. 건강증진 모형에서는 개인적 특성과 경험이 행위와 관련된 인지와 감정에 영향을 미쳐 건강증진 행위의 결과가 결정되는 것으로 설명하고 있다. 〈그림 2-9〉

건강증진 모형은 건강을 강화하는 행위까지 확장되어서 인간의 전 생애에 걸쳐서 적용될 수 있는 장점이 있으며, 개인의 특성과 경험, 행위와 관련된 인지와 감정, 행 위 결과로 설명할 수 있다.

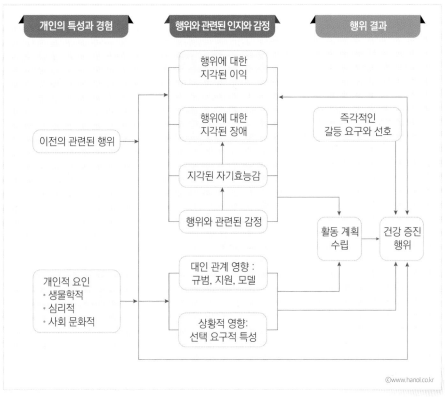

그림 2-9_ 수정된 건강증진 모형(Pender's Health Promotion Model- revise)

(1) 개인의 특성과 경험

사람들은 행위에 영향을 미치는 각자의 고유한 개인적 특성과 경험을 가지고 있다. 여기에 속하는 변수로는 이전의 관련 행위(prior related behavior)와 개인적 요인(personal factors)이 있다.

❶ 이전의 관련 행위

현재와 비슷하거나 같은 행위를 과거에 얼마나 자주 했는지를 의미하는 것으로, 행위의 주요 예측 요소가 된다. 이전의 행위는 현재의 건강증진 행위에 직접 또는 간접적으로 영향을 미치며, 주의를 기울이지 않고도 자동적으로 특정 행위를 하여

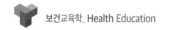

습관화하게 한다. 습관화의 장점은 행위가 발생할 때마다 일어난다는 것이며, 축적되고 반복될 때 강화된다. 모든 행위에는 정서가 동반되는데, 행위하기 전, 하는 동안, 한 후의 정서는 기억으로 저장되었다가 나중에는 그 행위를 할 때 상기되어 지각된 자기효능감, 지각된 이익, 지각된 장애, 행동과 관련된 감정을 통해 건강증진 행위에 간접적으로 영향을 준다.

❷ 개인적 요인

개인적 요인은 생물학적, 심리적, 사회 문화적 요인으로 범주화된다. 개인의 생물학적 요인에는 나이, 성별, 운동 능력, 힘, 민감성 등이 포함되며, 개인의 심리적 요인에는 자존감, 자기 동기화, 개인의 능력, 지각과 건강 상태 등이 있다. 사회 문화적 요인은 인종, 문화 이입, 교육 수준, 사회 경제적 상태 등의 변수가 포함된다. 이 요인들 이외에도 다양한 개인적 요인이 존재하며, 이러한 개인적 요인은 건강증진 행위뿐 아니라 행위와 관련된 인지와 감정에도 직접적으로 영향을 미칠 수 있다.

(2) 행위와 관련된 인지와 감정

행위와 관련된 인지와 감정(behavior-specific cognition and affect)은 동기화의 중요 요소로서 간호 중재를 통해 수정될 수 있는 변수이다.

❶ 행위에 대한 지각된 이익

특정 행위에 대해 개인이 기대하는 이익이나 긍정적인 결과를 말하며, 행위에 대한 지각된 이익은 행위에 따른 긍정적인 결과나 강화된 결과로부터 얻어진다. 이익이나 긍정적인 결과가 올 것이라는 신념은 구체적인 건강 행위를 하는 데 필요한 요소로서, 사람들은 종종 긍정적인 결과의 가능성이 높은 활동에 더 많은 시간과 자원을 투자한다.

　행위를 수행함으로써 얻는 이익은 내적인 것과 외적인 것으로 구분할 수 있다. 내적인 이익은 피로감 감소, 각성 수준의 증가 등을 들 수 있고, 외적인 이익은 경제적 보상이나 사회적 상호 작용의 증가 등으로 설명될 수 있다. 처음에는 외적인 이익이 높은 동기적 의미를 지니지만 건강 행위를 지속하도록 동기화하는 데는 내적 이익이 더 강력한 영향을 미친다.

　건강증진 모형에서 지각된 유익성은 행위를 직접적으로 동기화하지만, 이익이 기대되는 행위를 하기 위한 계획에 몰입하게 함으로써 행위를 간접적으로 동기화하기도 한다.

❷ 행위에 대한 지각된 장애

　이용할 수 없음, 불편함, 두려움, 어려움, 시간 소요가 많음, 만족감의 감소 등 어떤 행위를 하는 데 장애가 될 것으로 상상된 것일 수도 있고, 실제적인 것일 수도 있다.

　장애성은 행위를 피하도록 동기를 유발해 활동 준비를 미흡하게 하므로 시간을 지체하거나 미루거나 하며, 장애가 클 때에는 활동이 거의 일어나지 않는다. 반면에 활동 준비는 잘 되어 있고 장애 정도가 낮으면 행위를 실천할 확률이 커진다. 장애성은 건강증진 행위에 직접적으로 부정적인 영향을 미칠 뿐만 아니라 활동 계획에 몰입하는 것을 감소시켜 행위에 간접적으로 나쁜 영향을 미치기도 한다.

❸ 지각된 자기효능감

　수행을 확실하게 성취할 수 있는 개인의 능력에 대한 긍정적인 판단이다. 어떤 행동에 대해 자기효능감을 느낀다면 부적절하고 서툴다고 느끼는 것보다 자주 목표에 참여하게 된다. 자기효능감은 행위와 관련된 감정에 영향을 받을 수 있으며 긍정적인 감정을 가질수록 자기효능감은 커진다. 또한 자기효능감은 행위에 대한 지각된 장애에 영향을 미치는데, 자기효능감이 높을수록 지각된 장애 정도는 낮아진다. 자기효능감은 직접적으로 건강증진 행위를 동기화하고 지각된 장애에 영향을 줌으로써 행위의 수행이나 유지에 간접적으로 긍정적인 영향을 미친다.

❹ 행위와 관련된 감정

행위를 시작하기 전, 하는 동안, 한 후에 일어나는 주관적 느낌으로 행동 자체가 가지는 자극의 특성에 기초한다. 특정 행위에 대한 감정적 반응은 행동 자체와 관련된 감정, 행동하는 개인과 관련된 감정 그리고 행위가 일어나는 환경과 관련된 감정으로 구성된다. 감정 상태는 행위를 반복하거나 지속하는 데 영향을 미치며, 긍정적인 감정을 동반한 행위일수록 반복될 가능성이 크고 부정적인 감정을 느끼게 하는 행위일수록 피할 가능성이 크다.

❺ 대인 관계 영향

다른 사람의 태도, 신념, 행위를 인지하는 것을 말하며, 이러한 인지는 실제적일 수도 있고, 아닐 수도 있다. 건강증진 행위에 대한 일차적인 원천은 가족, 또래 집단, 보건 의료 제공자이며, 규범, 사회적 지지, 모델링 등의 사회적 압력이나 행동 계획 수립의 격려를 통해 직간접적으로 영향을 받는다. 타인의 희망, 시범, 칭찬에 예민하게 반응하는 정도는 개인마다 다르다. 그러나 인간 상호 간의 영향과 일치하는 방향으로 행동하도록 충분히 동기화되었을 때는 개인이 존경하거나 사회적으로 강화된 행위를 수행하게 된다.

❻ 상황적 영향

상황에 대한 개인의 지각과 인지로 행위를 촉진하거나 저해할 수 있다. 개인은 부적합한 것보다는 적합하다고 느끼고, 동떨어진 것보다는 관련되어 있으며, 불안하고 위협적인 것보다는 안전하고 안심할 수 있는 환경이나 상황 그리고 매력적이고 흥미로운 환경에서 보다 능력껏 행동할 수 있다. 상황은 행동을 유발하는 역할을 하면서 환경적 부담으로 작용하여 행위에 직접적인 영향을 준다. 예를 들어, 금연이라는 환경은 금연 행위를 요구하며, 귀마개를 착용하도록 하는 회사 규정은 그 규칙을 따르도록 요구한다.

(3) 행위 결과

활동 계획에 몰입하고 건강 행위가 이루어지는 단계로 행위 계획 수립, 즉각적인 갈등 요구와 선호, 건강증진 행위로 구분하여 설명할 수 있다.

❶ 행위 계획 수립

주어진 시간과 장소에서 특정한 사람과 함께 또는 혼자 구체적인 활동을 하거나 행위를 수행 또는 강화하기 위한 명확한 전략을 확인하는 인지적 과정을 포함한다.

❷ 즉각적인 갈등적 요구와 선호

계획된 건강 행위를 하는 데 방해가 되는 다른 행위로, 건강증진 행위를 계획하기 이전에 이미 의식 속에 자리 잡고 있는 대안적 행위를 말한다. 개인이 갈등적인 다른 요구를 얼마나 잘 처리하는지는 각자의 조절 능력에 달려 있다. 예를 들면, 맛이나 향을 선호하기 때문에 저지방 식이보다는 고지방 식이를 선택한다. 또는 운동보다는 쇼핑을 더 좋아하기 때문에 늘 운동하는 곳을 지나쳐서 시장으로 가게 된다. 갈등적 요구는 외부적 요구에 따라 예상하지 않은 일을 실행해야 하거나 좋지 못한 결과가 일어날 가능성이 높을 때 발생하기 때문에 장애와는 다르다. 갈등적 선호 또한 선호도에 기반하여 긍정적인 건강 행위 계획으로부터 이탈하도록 하는 강력한 충동이기 때문에 장애와는 차이가 있다.

❸ 건강증진 행위

건강증진 모형의 궁극적인 목적지이며, 건강증진 행위를 통해 대상자가 건강 상태에 도달할 수 있도록 한다. 건강증진 행위는 개인이나 집단이 최적의 안녕 상태를 이루고 자아실현 및 개인적 욕구 충족을 유지 및 증진하려는 행위로서 질병을 예방하는 것 이상을 의미한다. 균형과 안정성을 지키게 하고 최적의 기능 상태로 만들며 조화를 증진시키고 적응을 강화하여 안녕을 극대화하고 의식을 확대하는 것 등을 포함한다.

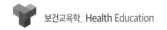

펜더의 건강증진 모형은 많은 변수를 고려해야 하기 때문에 실제적인 적용이 쉽지 않은 단점을 가지고 있다. 그럼에도 보건교육에서는 개인의 건강증진 행위를 촉진하기 위해 건강의 중요성과 건강 상태를 올바르게 지각하고 건강증진 행위 수행을 통한 유익한 경험을 제공하는 등의 프로그램 개발에 적용해 볼 수 있다. 그 밖에도 자기효능감을 높일 수 있는 다양한 방법을 활용하여 보건교육을 실시할 수 있다.

③ 합리적 행위 이론

합리적 행위 이론(Theory of Reasoned Action; TRA)은 피시바인(M. Fishbein, 1936-2009)이 제한한 이론으로 가치 기대 이론에 근거하여 개발되었다. 가치 기대 이론은 어떤 행위의 결과에 대한 가치, 행위를 수행했을 때 그 결과가 일어날 가능성에 대한 가치, 그리고 행위를 수행했을 때 그 결과가 일어날 가능성에 대한 기대의 합이라고 보았다. 〈그림 2-10〉

결과에 대한 가치는 돈과 같이 객관적인 것이거나 혹은 행복과 같이 주관적으로 진술할 수 있어 각각의 결과가 결정에 얼마나 영향을 미쳤는지 알 수 있다. 가치에 대한 주관적인 판단을 합리적 행위 이론에서는 태도라고 정의했다. 태도는 가치에 대한 주관적인 판단으로 관심의 대상에 개인이 어느 정도 호감을 갖고 있는지를 나타낸다. 이 판단은 대개 좋음에서 나쁨까지의 연속 척도로 측정한다.

합리적 행위 이론에서는 개인의 의도로 행위를 예측할 수 있다고 보고, 자기 의지로 통제할 수 있는 행위를 설명하는 데 적용한다. 이 이론에서는 행위 의도가 행위의 결정 요인이며 다른 요인들은 의도를 통하여 행위에 영향을 미친다고 가정한다. 예를 들어, 관심 행위가 심장 질환 환자를 위한 특별 식이 강좌에 참석하는 것이라면 그 강좌에 참여할 의도를 측정하여야 한다. 또한 특정한 행위를 수행하는 데 있어서 개인의 의도는 행위에 대한 태도나 행위에 대한 사회적 혹은 일반적 개인의 규범이라는 두 요인에 의하여 결정된다. 행위에 대한 태도의 두 가지 요소는 행위를 하면 어떤 결과가 일어날 것이라는 신념과 결과에 대한 평가에 의해 결정된다.

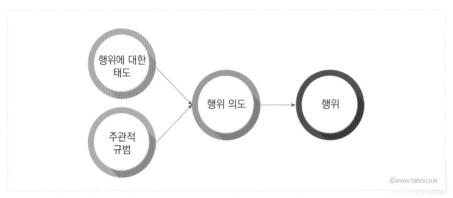

그림 2-10 _ 합리적 행위 이론(Theory of Reasoned Action; TRA)

합리적 행동 이론의 구성 요소로는 행위에 대한 태도, 주관적 규범, 행위 의도, 행위로 구분하여 설명할 수 있다.

(1) 행위에 대한 태도

이것은 행위의 결과 또는 행위 수행에 대한 개인적 신념에 의해서 결정된다. 행위 결과에 긍정적 가치를 부여할 때 행위가 수행된다.

(2) 주관적 규범

이것은 사회적 압력에 대한 인식으로 설명할 수 있으며, 어떤 행위에 대한 주위 사람들의 찬성이나 반대, 의견에 따라 결정된다.

(3) 행위 의도

개인이 특정 행위의 결과에 만족하고 그 행위를 하도록 사회적 압력이 있다고 인식할 때 행위 수행이 일어나는 것을 말한다.

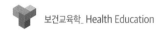

합리적 행위 이론은 운동, 피임, 흡연, 음주, 약물 남용 등의 다양한 건강 행동을 설명하는 데 많이 활용될 수 있다. 특히 건강 교육 시 개인적 규범은 중요한 지인들이 그것을 행하여야 한다고 생각하는지와 다른 사람들의 바람에 따를 동기가 있는지를 확인하는 데 많이 적용하는 이론이다.

4 계획된 행위 이론

기존의 합리적 행위 이론에 지각된 행위 통제를 포함한 모형으로, 사람은 합리적인 존재로서 행위를 하기 전에 고려한다는 것을 기본적으로 가정한다. 즉, 계획된 행위 이론에서는 인간 행위의 직접적인 결정 요인을 행위에 대한 지각된 행위 통제의 개념까지 확장하여, 의도의 결정 요인으로 행위에 대한 태도, 주관적 개념과 지각된 행위 통제를 제시하고 있다. 계획된 행위 이론에서는 인구학적 요인이나 성격적 특성 및 대상에 대한 태도 등은 배경 변인으로 간주하며, 배경 변인은 행위에 직접 영향을 미치지 않고 신념의 일부에 영향을 미치는 것으로 설명하고 있다. 〈그림 2-11〉

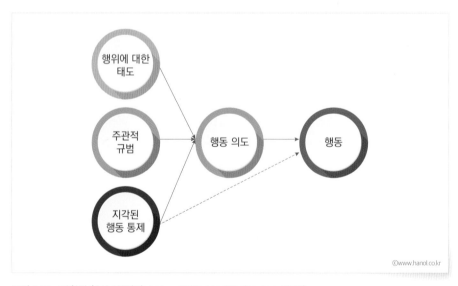

그림 2-11_ 계획된 행위 이론(Theory of Planned Behavior; TPB)

합리적 행위 이론에 추가된 지각된 행동 통제(perceived behavior control)는 행위 수행에 따르는 장애에 대한 개인의 지각, 즉 행위 수행의 용이성 또는 어려움에 대한 지각으로 예기되는 장애물, 과거 경험, 행위 수행에 대한 의지 및 자원과 기회 등에 의해 결정된다. 지각된 행위 통제와 실제 행위 통제 사이에 어느 정도 일치될 때에만 지각된 행위가 영향을 미친다. 지각된 행위 통제에 미치는 신념은 통제 신념으로, 행위를 수행하는 데 필요한 자원과 기회 및 행위를 수행하는 데 방해가 되는 요인이나 장애 요인의 존재 유무에 관한 신념을 말한다.

지각된 행위 통제가 행위에 직접적인 영향을 미치는 경우는 다음과 같이 설명할 수 있다.

- 의도에 의한 통제가 어느 정도 제한되는 행위여야 한다.
- 지각된 행위 통제는 실제 행위 통제를 비교적 정확히 반영할 때로 국한한다.
- 전적으로 의도에 의해서 통제가 가능한 행위이거나 지각된 행위 통제가 실제 행위 통제를 정확히 반영하지 못하여 비현실적으로 사정되는 경우, 지각된 행위 통제는 행위에 직접적인 영향을 미치지 못하고 의도를 통한 간접 영향만 미치게 된다.

⑤ 범이론적 모형

프로체스카(J.O. Prochaska,1943~)와 디클레멘테(C. DiClemente, 1942~)가 심리 치료 연구를 바탕으로 하여 개발한 이론이다. 변화에는 공통된 과정이 있음을 발견하고, 300개가 넘는 심리 치료 이론들과 행위 변화 이론들을 비교·분석하여 발전시켰다. 이 이론은 개인이 어떻게 건강 행동을 시작하고 이를 유지하는가에 대한 행동 변화의 원칙과 과정을 설명한다. 〈그림 2-12〉

초기 금연에 관한 연구를 시작으로 알코올과 약물 남용, 우울, 섭식 장애와 비만, 고지방 식이, HIV/AIDS 예방, 유방암 검진, 암 검진, 약물 복용 이행과 같은 건강 위험 행위와 관련된 주제에 다양하게 적용되고 있다.

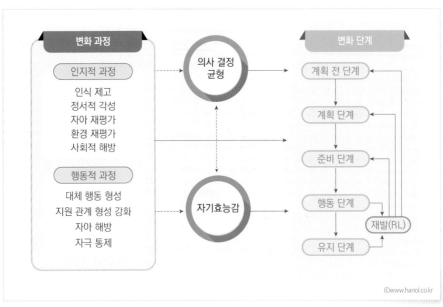

그림 2-12_ **범이론적 모형(Transtheoretical Model; TTM)**

(1) 범이론적 모형의 구성 개념

범이론적 모형의 주요 구성 개념은 변화 단계, 변화 과정, 변화의 이득과 손실, 자기효능감으로 설명할 수 있다.

❶ 변화 단계

행위 변화는 하루 아침에 이루어지는 것이 아니라 일정한 기간을 거치면서 일어난다. 행위 변화는 계획 전 단계로부터 계획 단계, 준비 단계, 행동 단계(action), 그리고 유지 단계(maintenance)로 이동한다.

- 계획 전 단계, 무관심 단계(precontemplation): 가까운 미래, 보통 6개월 이내에 행위 변화를 고려하지 않는 시기이다. 이 단계의 많은 사람은 자신의 문제를 인식하지 못하거나 과소평가하며, 자신의 고위험 행위에 대해 이야기하거나 생각하는 것을 피하려고 한다.

  ⑩ "나는 운동을 시작할 계획이 없어"

- 계획 단계, 관심 단계(contemplation): 문제를 인식하고 행위 변화에 대해 심각하게 생각하지만 아직 행동으로 취하지 않는 시기이다. 6개월 이내에 변화하고자 하는 의도를 갖고 있으나 구체적인 계획은 없이 생각만 하고 있다.
  - 예 "다음 학기가 되면 운동을 시작해 볼까 생각해"

- 준비 단계(preparation): 행위 변화 의도와 행동을 결합시킨 단계로서, 보통 한 달 이내에 행동을 취하려는 의도가 있다. 행위 변화를 위해 작은 시도(운동을 위한 운동복 구입, 체중 조절을 위해 저지방 식이 시도 등)를 하기는 하지만 효과적인 활동은 하지 못한다.
  - 예 "운동을 시작하려고, 헬스클럽에 다음 주 가보기로 했어"

- 행동 단계(action): 문제를 극복하기 위해 행동, 경험 또는 환경을 눈에 띄게 변화시키는 시기로, 일관성 있는 행위 패턴을 보인다. 이 기간은 1일에서 6개월 정도로, 변화된 행동을 실천하고 있지만 행위 변화는 안정화되어 있지 않고 되돌아가려는 성향이 크게 작용한다.
  - 예 "헬스클럽에서 운동을 매주 3번씩 하기 시작했어"

- 유지 단계(maintenance): 실행 단계에서 시작된 행위 변화를 최소 6개월 이상 지속하여 생활의 일부분으로 정착하는 단계이다. 이 단계의 사람들은 재발 유혹에 저항하며, 행동 유지에 자신감을 보인다. 행위 변화는 좀 더 습관화되고 되돌아가려는 변화는 점점 작아진다.
  - 예 "난 운동을 한 지 벌써 6개월이나 넘었어"

변화 단계에서 잠재적 변화를 위한 전략은 다음과 같다.

- 계획 전 단계(무관심 단계): 변화의 필요성에 대한 인식 높이기
  (이익-장애 요인에 대한 정보 제공)
- 계획 단계(관심 단계): 계획을 세울 수 있도록 동기 부여
- 준비 단계: 구체적 행동 계획 개발 및 수행 돕기, 단계적 목표 설정
- 행동 단계: 피드백, 문제 해결책, 사회적 지지, 재강화 등 제공
- 유지 단계: 대처 돕기, 추후 관리 제공

❷ 변화 과정

변화 과정(process of changes)은 변화의 한 단계에서 다음 단계로 이동하기 위해 수행하는 활동들로, 다음 단계로 나아가는 데 필요한 중재 프로그램을 안내하는 지침이 된다. 변화 과정은 인지적 과정과 행동적 과정으로 구분되며, 인지적 과정은 다음과 같은 개념으로 설명한다.

- 인식 제고(consciousness raising): 문제 행위에 대해 원인, 결과, 치료법에 대해 정보를 구한다.
  예 영양 교육에 참여하여 새로운 정보를 얻는 것

- 정서적 각성(dramatic relief): 적절한 행동을 동기화하기 위하여 부정적(두려움, 불안) 또는 긍정적 감정을 증가시킨다.
  예 감정을 표출시켜 확인해 보도록 하는 것

- 자아 재평가(self-reevaluation): 자신이 불건강한 행위를 하거나 하지 않을 때, 자신의 이미지를 인지적 또는 감정적으로 평가한다.
  예 가치를 분명히 하거나 건강한 역할 모델을 이용

- 환경 재평가(environmental reevaluation): 문제 행동이 어떻게 사회적 환경에 영향을 주는지 인지적, 감정적으로 평가한다.
  예 감정 이입 훈련을 통해 어떻게 건강 행위와 불건강 행위가 사회에 영향을 주는지 확인한다.

- 사회적 해방(social liberation): 사회 내에서 개인이 가지는 생활방식에 대한 인식. 사회적으로 행동 이행을 위한 대안이나 환경적 기회를 증가시키고, 행동하는 것이 바람직하다는 인식과 환영하는 분위기를 조성한다.
  예 도보의 접근성을 확보함으로써 사람들이 더 쉽게 걸을 수 있도록 하거나 금연 구역을 지정하는 것

변화 과정에 있어서 행동적 과정은 다음과 같다.

- 대체 행동 형성(counterconditioning): 문제 행위에 대치할 수 있는 방법들을 사용하여 대치한다.
  예 음주 대신 이완법 사용

- 지원 관계 형성 강화(helping relationships): 건강 행위 변화를 위하여 관심을 기울이고, 신뢰를 쌓고, 마음을 열어 타인을 받아들이면서 관계를 통해 변화를 가져

오도록 한다.

> **예** 자조 모임, 개별 또는 집단 상담 등을 활용

- 자아 해방(self-liberation): 변화할 수 있다고 결심하고 다른 사람에게 그 결심을 공
  개함으로써 의지를 더욱 강화시키고 확실한 책임을 갖도록 한다.

  > **예** 새해 첫날 계획을 사람들에게 알림

- 자극 통제(stimulus control): 불건강한 행동을 이끄는 신호(cue)를 제거한다.

  > **예** 금연을 위해 집과 차에 있는 재떨이를 치움

이러한 개념을 적용하여 변화 단계별로 강조되어야 하는 변화 과정은 다음 〈그림 2-13〉과 같다.

❸ 의사 결정 균형

의사 결정 균형(decisional balance)은 행위 변화로 인한 이득(pros)과 손실(cons)에 의한다. 즉, 한 단계에서 다른 이동은 변화가 가져다주는 이득과 손실을 비교하여 상대적

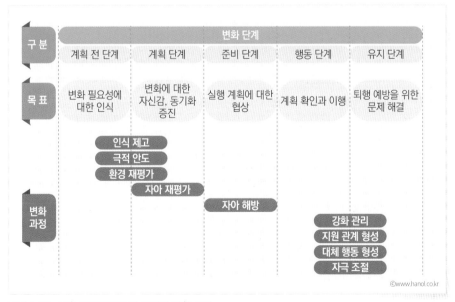

그림 2-13_ 변화 단계별 목표와 연계된 변화 과정

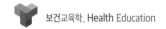

으로 이득이 있거나 손실이 적을 때 하게 된다. 건강한 행위 변화로 인한 이득은 초기 변화의 단계에서는 낮고, 변화의 단계를 거쳐 가며 증가하게 된다. 반대로 건강한 행위 변화로 인한 손실은 초기 변화의 단계에서는 높고, 후기 변화의 단계에서는 낮다.

❹ 자기효능감

구체적 상황에서 목표 달성을 위해 필요한 행동을 조직하고 수행하는 개인 능력의 판단 또는 기대로서, 자신감(confidence)과 유혹(temptation)으로 나누어 설명할 수 있다. 자신감은 여러 도전적인 상황을 극복하고 건강한 행위를 할 수 있다는 느낌이며, 유혹은 여러 도전적인 상황에서 불건강한 행위를 하도록 하는 것이다. 따라서 자신감이 유혹보다 큰 경우 자기효능감이 높아지고, 자신감이 유혹보다 작은 경우 자기효능감은 감소하여 건강 문제가 재발된다.

(2) 범이론적 모형의 보건교육 적용

효과적인 보건교육을 위해서는 교육 대상자의 행동 변화 단계를 우선적으로 하여 다음과 같은 사항을 파악해 볼 수 있다.
- 특정 행동과 관련된 대상자들의 변화 단계를 측정하고 분포를 파악하여 교육의 우선순위 집단을 미리 파악할 수 있다.
- 특정 집단의 다양한 건강 관련 행동의 변화 단계를 측정하고 분포를 파악하여, 그 집단에 우선적으로 필요한 보건교육 주제 및 교육 목표가 설정될 수 있도록 한다.

⑥ PRECEDE-PROCEED 모형

그린(L.W. Green)과 크루터(M.W.Kreuter, 1937-)는 1980년 『보건교육기획』 이란 저서에서 PRECEDE(Predisposing, Reinforcing, Enabling Constructs in Educational Diagnosis and Evaluation) 모형을 제시했다. 이 모형은 의학적 진단을 근거로 환자에 대한 처방이 이루어지듯, 교육적 진단 아래 교육 중재가 제공되어야 함을 강조하고 있다. 개발 당시 PRECEDE

는 보건교육의 결과 달성에 초점을 두고 계획했으며, 이를 달성할 수 있도록 목표에 근거하여 보건교육 과정을 시작하도록 하는 지역사회 차원 수준에서의 이론이다.

PROCEED(Policy, Regulatory and Organizational Constructs in Educational and Environmental Development) 모형은 1991년 PRECEDE 모형에 추가하여, 교육 수행과 평가 단계를 제시하고 있다.

〈그림 2-14〉 PRECEDE-PROCEED 모형은 여러 차례 수정을 거쳐 현재의 틀을 갖추었으며, 생태학적 접근과 대상자의 참여가 중요하다고 강조하고 있다. 처음에는 9단계 모형으로 제시되었다가 2005년 중재 구성 단계를 추가한 8단계 모형으로 수정되었다. 전반부인 1~4단계는 PRECEDE 단계로 1단계 사회적 진단, 2단계 역학적 진단, 3단계 교육 및 생태학적 진단, 4단계 행정·정책 진단 및 중재 구성으로 진행되며 이 단계를 거쳐 보건교육이나 건강증진 요구를 사정·진단하고 후반부인 5~8단계로 진행한다. 5~8단계는 PROCEED 단계로 교육 프로그램 수행과 평가 단계를

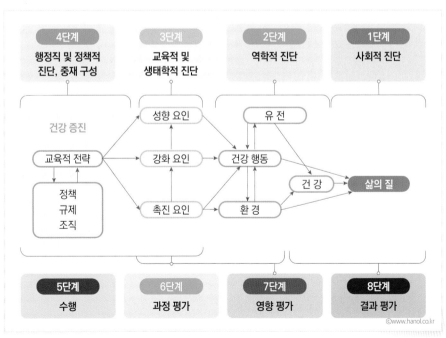

그림 2-14_ PRECEDE-PROCEED 모형

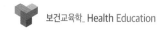

제시하는데, 5단계 실행, 6단계 과정 평가, 7단계 영향 평가, 8단계 결과 평가를 하도록 안내하고 있다.

(1) PRECEDE-PROCEED 구성 개념

❶ 1단계: 사회적 진단

프로그램 계획의 첫 단계는 사회적 진단 단계(social assessment)로, 대상자의 삶의 질에 영향을 미치는 변수들과 요구를 사정하는 것이다. 지역사회를 이해하기 위한 단계로 참여적 기획과 상황 분석을 통해 기획자들은 자신들이 일하고 있는 지역사회를 이해하도록 한다. 물리적 경계를 갖는 지역사회뿐 아니라 지역사회 내의 문화, 가치, 규범, 언어 등을 함께 나누는 다양한 형태의 경계를 가진 집단의 특성을 파악하도록 한다. 프로그램 기획자들은 실업률, 범죄율, 대기 상태 등의 객관적 자료를 통한 정보와 함께 지역사회 내 구성원으로부터 스트레스 생활 사건, 삶의 만족도 등의 주관적 정보를 수집하고 의견을 듣기 위하여 질적인 방법인 인터뷰, 초점 집단 면접, 개념 지도 그리기, 설문 조사 등을 함께 활용하여 지역사회를 충분히 이해하도록 한다.

❷ 2단계: 역학적 진단

역학적 진단 단계(epidemiological assessment)는 1단계인 사회적 진단 단계에서 확인된 지역사회의 목적이나 사회 문제 등과 관련된 구체적인 보건 목표와 건강 문제를 파악하는 단계이다. 파악된 문제를 분류하여 우선순위를 정하고, 우선순위가 높은 문제들을 개선 또는 해결하는 데 사용할 수 있는 제한된 자원을 파악한다.

건강 문제를 나타내는 지표로 유병률, 발생률, 빈도율, 사망률, 이환율, 장애율 등을 활용한다. 확인된 최우선의 건강 문제와 관련 있는 구체적인 행동 요인, 환경 요인을 파악한다.

- 행동 요인: 건강 문제의 발생과 심각성에 영향을 주는 개인의 생활 습관이나 행위와 관련 있는 것

  예 흡연, 과음, 고지방 음식 섭취, 운동 행위 등

- 환경 요인: 건강에 영향을 주거나 건강을 변화시킬 수 있는 개인의 사회적, 물리
  적, 외적 요인
  예 운동 시설이나 건강 진단 시설, 금연 구역이 설정되어 있는지 유무 등

❸ 3단계: 교육 및 생태학적 진단

교육적, 생태학적 진단 단계(educational and ecological assessment)에서는 건강 문제의
원인이 되거나 건강 문제에 기여하는 위험 행위나 상태를 확인한다. 행위 및 환경적
진단 단계에서 규명된 건강 행위에 영향을 주는 요소로 성향(소인) 요인, 촉진(가능) 요
인, 강화 요인으로 구분한다.

- 성향 요인(predisposing factor): 소인 요인이라고도 하며 행위에 앞서 내재된 요인으
  로 개인이나 집단의 동기화에 관련된 태도, 신념, 가치관, 자기효능감 등으로 설
  명할 수 있다.
- 촉진 요인(enabling factor): 가능 요인이라고도 하며 개인이나 조직이 건강 행위를
  수행할 수 있게 도와주는 요인이다. 개인의 기술, 보건 의료나 지역사회 자원의
  이용 가능성, 개인의 자원, 지역사회 자원 등이 속한다. 흡연의 경우, 담뱃값 인
  하, 무료 금연침 시술을 포함한다.
- 강화 요인(reinforcing factor): 개인의 행위가 지속되거나 없어지게 하는 요인을 말하
  며 사회적 유익성, 신체적 유익성, 대리 보상, 사회적 지지, 의료인에 의한 긍정
  적 반응 등이 여기에 속한다. 예를 들면 흡연에 대한 주변인의 태도와 행동에
  따라 흡연을 지속하거나 금연을 실시한다.

❹ 4단계: 행정·정책적 진단 및 중재구성

행정·정책적 진단 및 중재 구성 단계(administrative & policy assessment/intervention align-
ment)는 행정 및 정책 진단과 중재 구성의 두 부분으로 구성된다.

행정·정책적 진단은 건강증진 사업을 촉진하거나 방해하는 자원, 정책, 조직의
환경을 분석하는 단계로, 이전 단계에서 규명된 계획이 건강증진 사업으로 전환되
기 위해 행정 및 정책 진단이 필요한 단계이다. 이전 단계에서 제시된 교육 방법과,

전략을 포함한 인력, 예산, 시간 배정 등이 행정 사정과 기존의 정책, 규제, 조직과 적합한지 정책을 진단해야 한다.

중재 구성은 이전 단계에서 규명된 목표들을 달성하기 위해 적절한 전략과 중재 요소를 조화롭게 구성하는 단계로, 조합, 배치, 공유, 조화의 작업이 있다.

- 조합(matching): PRECEDE의 단계적 진단을 통해 파악된 주요 영향 요인들을 사회 생태학적 차원(개인-집단-조직-사회-제도 등)에 따라 구분하여 각 층위별로 중재 요소들을 적용하는 것
- 배치(mapping): 성향 요인, 강화 요인, 촉진 요인과 같은 건강 문제 결정 요인과 이론을 근거로 한 프로그램 간의 논리를 밝히는 것
- 공유(pooling): 기존의 유사 프로그램과 지역사회가 선호하는 프로그램을 접목하거나 활용하는 것
- 조화(patching): 기존의 프로그램이 근거 기반 실무의 차이를 최소화시킬 수 있는지 검토하는 것

❺ 5단계: 수행

PROCEED가 시작되는 단계로, 1~4단계의 PRECEDE 단계로부터 설계된 중재 프로그램의 성공적인 사업을 위해 구체적이고 적절한 방법과 전략이 선택되어 사업이 시작되는 단계이다. 프로그램을 성공적으로 시행하기 위해서는 경험과 대상 집단의 요구에 대한 민감성, 상황 변화에 대한 융통성 등이 필요하다.

❻ 6단계: 과정 평가

프로그램이 프로토콜에 의거하여 진행되었는지를 평가하는 것으로, 동료평가 등의 수행 중 평가를 통해 문제점을 찾아 수정할 수 있다.

❼ 7단계: 영향 평가

계획 단계에서는 영향 평가 계획을 하고, 수행 단계에서는 수행 후 보건교육 프로그램을 통해 성향 요인, 촉진 요인, 강화 요인 및 환경 요인이 목표 활동에 미치는 단기적인 효과에 대해서 평가한다.

❽ 8단계: 결과 평가

초기 단계에서 수립된 건강 수준과 삶의 질의 변화를 평가하는 단계로, 장기적인 효과를 평가한다. 결과 평가와 영향 평가의 차이점은 영향 평가는 사업 수행 중에 그 효과를 즉시 볼 수 있는 경우에 시행하며, 결과평가는 궁극적으로 얻고자 하는 사업의 장기적인 효과를 평가하는 것이다.

(2) PRECEDE-PROCEED 보건교육 적용

PRECEDE-PROCEED 모형은 건강증진 사업의 기획을 위해 건강증진 사업 계획, 실시, 평가를 포괄하고 있어서 보건교육을 전략적으로 계획할 수 있다. 또한 PREECEDE 단계에서의 사회적 진단, 역학적 진단, 교육 및 생태학적 진단, 행정·정책 진단 및 중재 구성의 과정을 통해 문제를 파악하고 보건교육을 구성하는 데 활용할 수 있다.

특히 3단계인 교육 및 생태학적 진단에서의 성향 요인, 촉진 요인, 강화 요인을 청소년 금연 및 흡연 요구에 대한 사정으로 설명하면 다음과 같다. 즉, 청소년기에는 흡연이 해롭다는 신념과 흡연에 대한 부정적 태도를 가지고 있어서(성향 요인) 흡연을 하지 않게 되고(행위), 흡연을 하지 않으면 학생으로서 교사에게 특별 지도를 받지 않으며(강화 요인), 청소년에 대한 담배 판매 금지 규정 때문에 담배를 구하기도 어려워(촉진 요인) 금연을 하게 되는 것이다. 반대로, 청소년들이 흡연하는 또래 집단으로부터 흡연하라는 압력을 받고(강화 요인), 담배 구입이 쉬워지면(촉진 요인), 흡연에 대해 수용적인 태도를 가지게 되어(성향 요인), 흡연을 시작하게 되며(행위), 이는 또래 집단에 의해 다시 강화될 것이므로(강화 요인) 흡연이 지속된다. 건강증진과 보건교육에 있어서 이들 세 가지 성향 요인, 촉진 요인, 강화 요인은 상호 관련성이 있으므로 건강 행위에 가장 우선적으로 영향을 미치는 요인을 확인하여 중재에 적용할 수 있다.

또한 보건교육의 평가에 대한 과정, 영향, 결과에 대한 부분을 모두 포함하고 있어 보건교육을 체계적으로 준비해서 진행할 수 있다.

❶ 행동주의 학습 이론에서 파블로프의 조건 반사에서의 이론적 원리를 설명하시오.

❷ 인지주의 학습 이론(형태주의, 통찰 이론, 기호 형태 주의, 정보 처리 이론) 중 한 가지를 선택해서 개념을 설명하시오.

❸ 인본주의 학습 이론 중 매슬로의 위계 이론을 설명하시오.

❹ 구성주의 학습 이론에 대해서 설명하시오.

❺ 다음의 상황에서 어떤 학습 이론을 적용하여 보건교육을 하면 좋을지 설명하시오.

- 소아 당뇨를 진단받고 퇴원하는 12세 김초롱 어린이에게 인슐린 자가 주사 방법을 교육하려고 한다.
- 지역사회 60세 이상 어르신 10명에게 치매 예방에 대한 교육을 진행하고자 한다.
- ○○ 대학교 1학년 학생 10명을 대상으로 응급 처치 및 심폐 소생술을 교육하고자 한다.

❻ 건강 신념 모형을 적용하여, 60세 이상을 대상으로 하는 독감 예방 접종 리플렛을 구성해 보시오.

❼ 자기효능감을 이용할 수 있는 전략을 설명하시오.

❽ 범이론적 모형에서의 변화 단계, 준비 단계에 있는 대학생을 대상으로 보건교육을 계획하시오.(주제는 자유)

❾ 산업장에서 금연 교육의 프로그램을 PRECEDE-PROCEED 모형의 각 단계로 구성해서 설명하시오.

보건교육 프로그램 개발 (ADDIE 모형)

🎯 학습 목표

- 학습 요구에 대한 분석을 시행할 수 있다.
- 학습 목표를 진술할 수 있다.
- 각 상황에 적합한 교육 방법을 적용할 수 있다.
- 교육 매체의 특성을 설명할 수 있다.
- 보건교육 계획서를 개발할 수 있다.
- 평가의 방법을 설명할 수 있다.

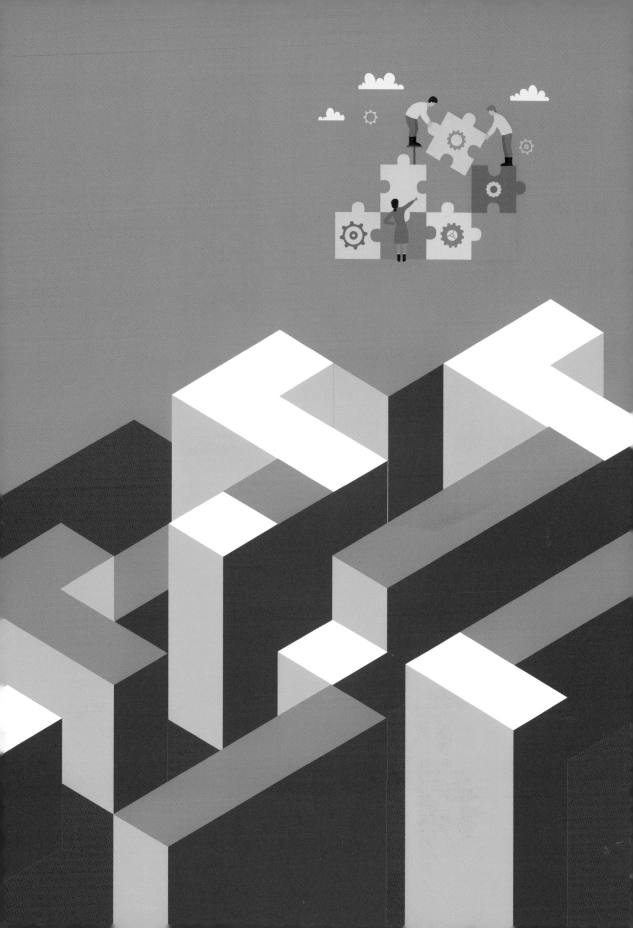

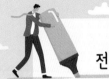

전체 개요

　본 장에서는 보건교육 프로그램 개발 과정을 ADDIE 모형에 따라 설명한다. 교수 설계 모형인 ADDIE 모형은 분석(Analysis), 설계(Design), 개발(Development), 수행(Implementation), 평가(Evaluation)의 5단계로 구성되어 있다.

　분석 단계에서는 교육 요구를 사정한 후 자료를 분석하여 우선순위를 결정하고, 설계 단계에서는 목표를 설정하여 교육 방법, 교육 매체, 평가를 계획한다. 학습 목표는 전반적인 교육 과정의 방향을 설정해주고 안내하는 역할을 하므로 보건교육의 계획, 수행, 평가의 기준이 된다. 학습 내용은 학습 목표에 따라 타당성과 유의미성, 학습 내용의 유용성, 참신성과 신뢰성, 학습자와의 적합성, 다목적의 동시적 학습 경험을 제공할 수 있도록 선정되어야 한다. 보건교육 방법에는 개별 보건교육, 집단 보건교육, 멀티미디어 교육 방법 등이 있다. 교육 매체는 교수자와 학습자의 교육 매개 수단이다.

　개발 단계에서는 보건교육 계획서와 교육 매체를 개발한다. 보건교육 계획서는 계획 단계에서 수립한 교육 내용의 절차와 방법을 종합적으로 명시한 것이다.

　수행 단계는 보건교육을 수행하는 단계이며, 평가 단계는 보건교육 프로그램의 마지막 단계이다. 보건교육의 수행은 도입 전 단계, 도입 단계, 전개 단계, 종결 단계로 구성되며, 대상자의 특성에 적합한 교수 기법이 필요하다. 보건교육 평가란 보건교육의 학습 목표 달성 여부를 파악하여 그 결과를 다음 교육에 반영하기 위한 단계이다. 보건교육 평가의 목적은 교육 목표 달성 정도를 확인하고 교육 과정의 적절성과 충실성을 확인하여 다음 보건교육을 위한 자료로 사용하기 위함이다.

ADDIE 모형은 교육적 요구를 분석(analysis)하여 해결 대안을 찾고, 이를 수행하기 위한 교육 과정을 설계(design), 개발(development)하고 개발된 교육 프로그램을 수행(implementation)하여 그 결과를 평가(evaluation)하는 체제적 접근 모형이다.

다른 교수 설계 모형은 ADDIE 모형에서 파생된 것이거나 이를 변형시킨 모형이다. 여기서 다른 모형은 ADDIE 모형을 세분화한 딕과 캐리(Dick & Carey), 켐프(Kemp)의 교수 체제 설계 모형을 의미하고, ADDIE의 발전된 형태로 꼽히는 것은 래피드 프로토타이핑(Rapid Prototyping; RP)이다. ADDIE는 분석(analysis), 설계(design), 개발(development), 수행(implementation), 평가(evaluation)의 5단계로 구성되며, 각 단계를 나타내는 영어 단어의 첫 글자를 따서 ADDIE라고 부르게 되었다. 이 5개의 단계는 선형적으로 이루어지기도 하고 순환적으로 이루어지기도 한다. 5단계의 한 사이클을 돌아 나온 평가 결과를 기반으로 다시 다음 사이클의 분석에 넣어 개선하면서 나선형으로 발전시켜 나갈 수도 있다. 각 단계는 피드백과 수정의 과정들이 복잡하게 얽혀 있다. 보건교육 프로그램 개발을 위한 ADDIE 모형은 〈그림 3-1〉과 같다.

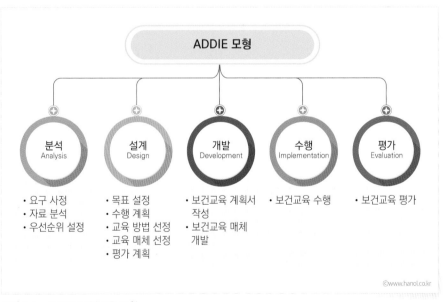

그림 3-1_ ADDIE 보건교육 모형

1 분석

분석(Analysis) 단계는 학습과 관련된 요인들을 분석하는 것으로, 학습에 들어가기 전에 반드시 선행되어야 한다. 학습자가 누구인지 현재 어느 수준인지 학습자의 특성을 파악하고(요구 사정), 학습자가 필요로 하는 것과 기대되는 것이 무엇인지 학습자의 요구(요구 유형)를 분석한다. 교육 실제에 사용할 수 있는 물적 자원과 학습 공간의 물리적 환경을 분석하며, 보건교육 대상자의 목표 달성을 위하여 필요로 하는 지식, 기능, 태도들을 파악하고 분석한다.

보건교육 전문가는 요구 조사 및 분석 단계를 통하여 대상자와 그가 속한 지역사회의 건강 문제를 어떻게 인식하고 경험하고 있는지를 확인할 수 있어야 한다. 또한 대상자의 문제 해결 의욕, 자원, 기술의 정도를 포함한 보건교육의 요구를 파악하고, 분석 결과에 근거하여 교육 활동의 목표와 계획을 세우는 것이 가장 유효하고 현실적이라는 것을 기억해야 한다.

1 요구 사정

요구란 현재 상태와 원하는 바람직한 상태 사이의 차이를 말한다. 교육 요구란 현상태의 차이, 지식, 기술, 태도의 결함으로 발생하게 된다. 보건교육 요구란 대상자가 건강 관련 문제에서 바라는 바와 실제 수행 수준 간에 존재하는 차이라고 정의할 수 있다. 이 차이는 특정 건강 문제에 대한 지식, 태도, 기술의 부족으로 나타나므로 보건교육 요구를 사정하여 어느 부분이 부족한지 파악하여야 한다. 보건교육 요구를 사정함으로써 무엇을 교육하고 어느 정도 교육해야 하는지 규명할 수 있다.

요구 사정은 보건교육 담당자가 보건교육을 개발하기 위한 첫 번째 단계에 속하는 것으로 교육을 통해 대상자가 변화되어야 할 건강 관련 문제가 무엇인지를 찾아내는 단계이다. 이 단계에서는 보건교육 계획을 작성하기에 앞서 교육 대상자의 지식, 인식, 태도, 동기, 가치관, 기술, 행위 의도 등 학습 요구를 사정하고, 잘못된 인식과 지식, 변화가 필요한 태도와 가치관, 기술의 습득이 필요한 부분 등을 확인하여 교육 계획에 포함시킨다.

보건교육 요구를 사정하는 단계는 다음과 같이 4단계로 진행한다.

- 1단계 과거에 어떠한 문제가 있었는지 확인하여 기준과 표준을 결정한다.
- 2단계 수집 대상, 수집 내용, 수집 장소 및 대상을 결정한다.
- 3단계 자료를 수집 및 분석한다.
- 4단계 보건교육 요구에 해당되는 문제의 본질과 내용을 기술한다.

학습자에 대한 학습 요구 사정과 준비 정도, 교육 환경에 대해서는 교수자, 학습자와의 관계, 물리적 환경을 사정한다.

(1) 요구 유형

요구의 유형에 관한 학자들의 정의를 살펴보면 로제트(Rossett)는 요구를 최적의 수행과 실제 수행 사이의 불일치 및 격차라고 정의했다. 그는 요구가 발생하는 상황을 '작업 수행상의 문제 해결 요구', '새로운 공학, 상품, 정책, 시스템의 도입', '습관적 또는 자동적 교육 관행' 등 세 가지로 설명했다. 시전즈(Scissions)는 요구의 기본 요소를 관련성(해당 기능의 유용성), 숙달도(어떠한 기능을 수행하는 개인의 능력), 동기(기능 면에서 자신의 능력을 향상시키고자 하는 개인의 동기)로 제시했다. 로빈슨(Robinson)은 요구의 특성을 세 가지 측면인 '내적 충동', '역동성(긴장, 동기, 목표 달성, 새로운 에너지의 획득)', '다차원성(내적 요구와 외적 요구)'으로 설명했다. 맥킬립(McKillip)은 네 가지 측면에서 요구의 특성을 설명했다. 요구는 첫째, 가치가 개입된 문제로서 개인이 가진 가치관에 따라 다르다. 둘째, 특정 환경 속에 있는 특정 집단의 것으로 다분히 맥락적이다. 셋째, 적절하지 못한 결과 혹은 기대를 채우지 못한 결과로서 문제가 존재하는 상태이다. 넷째, 문제에 대한 해결 방안이 존재할 때 비로소 요구로 인정된다.

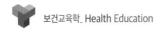

브래드쇼(Bradshaw)는 요구를 〈표 3-1〉과 같이 네 가지 유형으로 제시했다.

표 3-1_ Bradshaw(1972)의 네 가지 유형 요구

요구의 유형	의 미	요구 사정 방법
규범적 요구 (normative needs)	• 전문가에 의해 규정되는 요구로 대부분 일정한 표준이나 준거들에 의해 설정되고 제시되며, 교육 대상자의 주관적 느낌이나 생각과는 차이가 있을 수 있다.	전문가 협의회
내면적 요구(perceived needs, felt needs)	• 학습자의 개인적인 생각이나 느낌에 의해 인식되는 요구에 따라 규정된다.	설문 조사
외향적 요구 (expressed needs)	• "다른 사람들은 어떠한 방법으로 그 문제를 해결하는가?" 등과 같이 학습자가 언행으로 표현하는 요구로 내면적 요구가 행위로 전환된 것이다.	보건교육 참여, 의료 시설 이용도 조사
상대적 요구 (comparative needs)	• 다른 집단과 달리 특정 집단만이 갖는 고유한 문제로 각기 다른 집단의 특성에서 비롯되는 요구이다.	전체 집단 평균과 비교

보건교육에서 중요한 것은 보건교육 전문가의 입장에서 규정하는 요구와 대상자가 감지하거나 인지하여 표출된 요구, 대상자가 속해 있는 사회·환경적 맥락에서 비롯되는 요구들이 함께 존재한다는 것이다. 따라서 보건교육 전문가는 보건교육 과정의 요구 조사 및 분석 단계에서 대상자의 다양한 요구들을 최대한 모두 취합할 수 있도록 노력해야 한다.

(2) 학습자의 준비도 사정

보건교육 프로그램 개발 전, 학습자들이 무엇을 하게 될 것인가를 서술하기 위해 학습자가 누구인지, 기능들을 어떤 상황에서 사용할 것인지, 어떤 도구들이 사용 가능한지를 알아야 한다. 보건교육의 효과를 높이기 위해 학습자에 대한 정확한 특성을 파악하는 것이 중요하다. 학습자의 선수 지식이나 기능, 나이, 성별, 사회 경제적 지위, 경험, 동기 수준, 지능 등을 고려하여 학습 전략에 필요한 정보를 제공하기 위

해 다음과 같은 사항을 파악해야 한다.

❶ 학습자 수

학습자는 개인뿐 아니라 가족 단위, 단체, 지역사회 전체가 될 수 있다.

❷ 학습자의 경험 및 지식 정도

학습자의 연령, 교육 수준, 직업 등이 다양하므로 이를 고려해야 한다.

❸ 지역사회 문화 배경

보건교육 학습자의 지역적 배경은 그들의 문화적 배경을 나타내기 때문에 문화를 고려해야 한다.

❹ 학습자의 태도 및 동기 정도

보건교육에 대한 학습자의 동기는 보건교육의 효과에 영향을 주고, 보건교육에 대한 태도를 적극적으로 변화시킨다.

❺ 교육 방법에 대한 기대와 경험

보건교육 시 사용한 교육 방법이 학습자에게 긍정적이었다면 보건교육에 흥미를 갖게 되고 만족도를 높일 수 있다.

❻ 보건교육 수용 능력

예방적 차원에서, 현재 질병을 갖고 있는 상태에서, 또는 처음 보건교육을 접하거나 이미 질병 경험자인 경우 등 보건교육에 참여하는 각자의 상태가 다르기 때문에 보건교육을 받아들이는 능력을 파악해야 한다.

❼ 학습자의 기본 속성

연령, 성별, 교육 수준, 사회 경제적 수준, 건강 상태, 장애 정도를 파악한다.

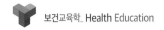

학습 대상자 특성을 파악한 후에 진행되는 학습자의 준비 사정은 보건교육을 실시하기 전에 보건교육의 내용이 학습자에게 얼마나 중요한지, 학습자가 그 정보를 필요하다고 생각하는지를 파악하는 것이다. 학습자 준비 정도는 신체적 준비 정도(Physical readiness), 정서적 준비 정도(Emotional readiness), 경험적 준비 정도(Experimental readiness), 지식적 준비 정도(Knowledge readiness)의 머릿글자를 따서 PEEK 요소를 바탕으로 파악한다. 신체적 준비 정도를 파악하기 위해서는 신체적 기능 정도, 과업의 복잡 정도, 환경의 영향, 건강 상태를 사정하고, 정서적 준비 정도에서는 불안 수준, 지지 체계, 동기화 정도, 위험 행위, 마음 상태, 발달 단계를 사정한다. 경험적 준비 정도에는 학습자의 바람 정도, 과거 대체 기전, 문화적 배경, 통제위, 지향점을 파악한다. 마지막 지식적 준비 정도에는 현재 지식 정도, 인지적 능력, 학습 장애, 대상자에게 적합한 학습 유형을 사정한다.

(3) 교육 환경 사정

보건교육 환경은 학습자에게 영향을 주는 교수자, 교수자와 학습자와의 관계, 교육이 진행되는 물리적 환경을 말한다.

❶ 교수자

교수자는 그 자신이 대상자에게 영향을 주는 환경이 된다. 교수자의 자기효능감, 학습자에 대한 기대, 편견 등에 따라 학습자의 성취는 영향을 받을 수 있다. 교수자가 자기효능감이 높으면 도전적인 수업 활동을 함으로써 학습자에게 더 높은 성취를 하도록 돕고, 학습이 어려운 사람에 대해서는 인내하면서 도울 수 있다.

❷ 교수자와 학습자의 관계

교수자와 학습자의 관계는 보건교육의 진행 방향, 구체적 방법, 교육 효과 등에 영향을 줄 수 있다. 이를 위해 보건교육 계획 단계에서 교수자와 학습자의 관계가 어떠한지 미리 사정하고 계획에 반영해야 한다.

❸ 물리적 학습 환경

교육을 진행하는 동안의 공간, 온도, 조명, 시각·청각·후각적 자극, 기구나 자원, 가구의 배치, 신체적 편안함, 시간 등이 학습에 도움이 되어야 한다. 보건교육 계획에서 주어진 물리적 환경을 미리 파악하고 보건교육 계획에 반영하거나 물리적 환경을 개선시킬 수 있어야 한다.

(4) 요구 사정을 위한 자료 수집 방법

요구 사정을 위한 자료를 수집할 때는 학습자의 실제 요구를 확인하는 데 가장 타당한 자료를 선택하여 수집하는 것이 무엇보다 중요하다. 자료는 자료원에 따라 1차 자료와 2차 자료로 분류하기도 하고, 자료의 성격에 따라 양적 자료와 질적 자료로 분류하기도 한다. 자료 수집 과정에서 유의할 점은 다음과 같다.

- 객관적이고 다양한 자료 수집을 위해 한 가지 이상의 자료원에서 수집한다.
- 학습자의 보건교육 요구를 수집해야 하므로 자료 수집, 설계 과정에 학습자 혹은 학습자 집단을 참여시킨다.
- 제공된 정보는 동의를 구하고 개인의 권리와 안전을 보장한다.
- 수집 절차는 과학적이고 체계적이어야 한다.
- 자료 수집 측정 도구는 타당도와 신뢰도가 적정한 수준이어야 한다.
- 수집된 자료에서 편견 없이 정보를 받아들인다.

❶ 1차 자료 수집

학습자 또는 집단과 직접 접촉하여 자료를 수집하는 방법으로 상호 작용 접촉 방법이라고도 한다. 장점은 요구가 있는 학습자에게 알고 싶은 자료를 직접 질문해서 답을 얻을 수 있다는 것이다. 단점은 시간과 비용이 많이 소비된다는 점이다. 유형에는 설문 조사, 다단계 설문 조사, 대상 집단 면담, 초점 집단 면담, 관찰 등이 있다.

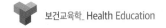

★ 설문 조사

조사 목적을 위해 응답자가 스스로 응답하는 방식으로 질문 항목과 응답란으로 구성된다. 질문은 주관적인 것을 피하고 객관적이고 조사에 합당한 내용으로 구성한다. 조사 방법으로는 구조화된 설문지, 면담 조사, 전화 면담 조사, 전자 우편 조사 등이 있다.

★ 다단계 설문 조사(델파이 기법)

학습자의 요구를 파악하기 위해 전문가의 의견을 수렴하는 방법이다. 여러 단계의 자기 기입식 설문 조사 또는 우편, 전자 우편 조사 방법으로 표준화와 비표준화 도구를 활용한다. 광범위한 질문에서 시작하여 다수가 동의한 내용을 중심으로 점차 구체적인 설문지를 활용하여 합의를 얻어내는 방법이다.

★ 대상 집단 면담

대상 집단의 여러 명을 한꺼번에 만나 직접 대화를 통해 요구를 알아내는 방법이다.

★ 초점 집단 면담

초점 집단 면담(Focus Group Interview; FGI)은 영향력을 미칠 수 있는 여론 지도자나 핵심 정보 제공자와의 면담을 통해 요구를 알아내는 방법이다.

★ 관찰

접촉을 최소화하고 실제 상황과 행동을 관찰하여 자료를 수집하는 방법이다. 방법은 직접 관찰, 간접 관찰, 지역 시찰 등이 있다. 지역사회 주민들이 자체적으로 그들의 강점과 문제를 촬영, 녹음하도록 하는 방법도 있다.

❷ 2차 자료 수집

관심 있는 주제가 포함된 다양한 자료를 수집하는 방법이다. 각 정부 기관의 통계 자료, 대학 또는 연구소 등 비정부 기관의 자료들이 해당된다. 정부 부처의 홈페이지를 이용하거나 인쇄되어 나온 문헌, 연구 자료, 기존의 조사 자료, 정부의 행정 자료 등을 활용한다.

❸ 양적 자료 수집

수집된 자료의 형태를 수량화할 수 있는 자료를 말한다. 이를 이용해 통계 기법을 적용하여 결과를 분석할 수 있다.

❹ 질적 자료 수집

어떤 사건, 상황 또는 관찰된 인간 행위 등을 상세하게 서술한 자료를 말한다. 관찰을 통한 현장 기록, 중요 사건 보고서, 의무 기록, 역사적 기록물, 기타 개방형 질문에 대한 응답 등이 있다.

❷ 자료 분석

다양한 방법으로 수집한 자료는 현상을 나타내는 정보로, 이를 분류·요약·정리하고 비교·확인하여 건강 문제를 확인한다. 확인된 문제를 종류별로 해당 지역의 과거 자료들이나 타 지역 및 국가, 국제적 기준과 비교 분석하여 기준 범주를 벗어나는지 여부를 확인하고, 그 원인을 탐색하고 결론을 이끌어낸다.

건강 문제 도출 시, 더 필요한 자료는 없는지 확인하고 조사 결과가 서로 상반되어 모순되는 자료는 없는지 검토한다. 그런 다음 비교 분석한 결과, 대상자와 그 지역사회의 건강 문제에 대한 결론을 내린다.

(1) 자료 분류

수집된 자료의 분류 방법은 자료 수집의 범위, 방법, 자료의 성격 및 용도에 따라 다르지만 포괄적 조사를 시행했다면 지역, 인구, 환경, 자원으로 분류한다.

인구 집단별로 모성·영유아 건강, 학교보건, 취약 가정 방문 건강, 노인 건강, 산업체 근로자 건강, 군인 건강, 다문화 가족 건강, 장애인 건강 등으로 분류할 수 있다.

대상자가 속한 환경은 교육, 소득, 이혼 등 사회 경제적 건강 위협 요인은 물론 사

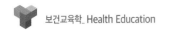

회적 환경, 물리적 환경, 유전적 환경, 개인의 행태를 포함하고, 생물학적 특성, 환경, 생활 방식, 건강 관리 체계 등 건강 전반에서 획득된 자료를 포함하여 분류한다.

대상자의 건강 문제는 신체, 사회, 정서, 영적, 직업적 영역 등 전인적으로 접근한다. 영역별 장애, 증후, 증상, 지식, 인지, 태도, 건강 행위의 실천 수준으로 대상자의 건강 문제를 분류한다. 분류된 자료는 분석을 위해 기존 자료(국가, 타 지역, 해당 지역 등의 통계 자료, 대상자의 이전 자료 등)와 비교를 통해 건강 문제를 도출한다.

(2) 자료 분석

자료 분석에서 다음의 사항들을 주의해야 한다.

- 분석에서 범하기 쉬운 실수 중 하나는 "모든 학습 대상자가 비슷할 것이다."라고 가정하는 것이다. 특히 학습자들이 보건교육을 설계하는 자신과 비슷할 것이라고 생각해서는 안 된다. 이런 가정으로 인하여 자신이 이해하는 방식으로 설명하게 되고, 자신에게 친숙한 사례를 제시하려고 하는 오류를 범하게 되므로 주의해야 한다.
- 교육 과정 및 내용 설계 후 이에 적합한 대상을 찾는 것은 옳지 않다. 교육 프로그램 설계 시 내용을 설계한 다음, 그 내용에 적합한 대상을 찾는 오류를 범하기도 하는데, 이러한 설계 방식은 교육 프로그램의 효과를 떨어뜨리는 요인이 될 수 있다. 만일 여러 사람을 대상으로 하는 교육 과정을 설계, 개발하는 경우라 할지라도 학습 대상자를 1차 대상, 2차 대상 등으로 세분화하여 그들의 특성을 사전에 확인하는 과정을 반드시 거치는 것이 필요하다.
- 교육 과정 설계자가 대상자에게 희망하는 특성을 기술하는 것은 옳지 않다. 교육 과정에 있어서 학습 대상자의 특성을 기술하다 보면 학습 대상자가 실제로 가지고 있는 특성이 아닌 설계자가 희망하는 대상자의 특성을 기술하는 경우가 있다. 학습 대상자 분석 단계에서 학습자들이 알아야 하거나 알 필요가 있는 것을 고려하는 것이 아니라, 현재 학습자가 어떠하고 어떤 것을 알고 있는지를 파악하는 일이 중요하다.

ADDIE모형 분석 단계: 요구 사정 및 자료 분석의 예시

❋ A 초등학교 5학년 학생 210명을 대상으로 보건교육에 관한 요구 조사를 실시하고
   수집된 자료를 분석한 결과 네 가지의 요구가 나타났다.(《표 3-1》 참조)

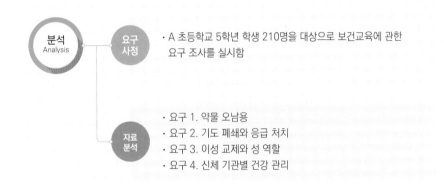

분석
Analysis

요구
사정

· A 초등학교 5학년 학생 210명을 대상으로 보건교육에 관한
  요구 조사를 실시함

자료
분석

· 요구 1. 약물 오남용
· 요구 2. 기도 폐쇄와 응급 처치
· 요구 3. 이성 교제와 성 역할
· 요구 4. 신체 기관별 건강 관리

③ 우선순위 결정

대상자의 보건교육을 분석하여 교육 주제를 도출하고 분석한 후에는 한정된 자
원으로 파악된 건강 문제 해결을 위한 가용 범위 내에서 우선순위를 결정하는 작업
이 진행된다. 대상자의 교육 요구가 여러 가지일 때는 우선순위를 결정한다. 보건교
육에서의 우선순위는 보건교육을 필요로 하는 건강 문제의 순서를 정하는 일이다.

여러 개의 보건교육 사업이 계획된 경우에도 우선순위를 정해야 한다. 보건교육
사업의 우선순위를 결정하는 것은 "어떤 건강 문제 또는 요구가 가장 우선되어야
하는가?"에 대한 설명이다. 우선순위는 하위 수준의 요구가 중요하지 않아서가 아
니라 지역사회 또는 조직의 한정된 인력, 자원, 시간을 고려해야 하기 때문에 반드
시 순위가 매겨져야 한다. 따라서 보건교육 계획자는 국가나 지방자치단체 또는 기
관이나 민간 단체의 경우 보건 정책의 방향과 우선순위에 따라 예산 배정이 달라질
수 있어 우선순위 결정 시 이를 중요하게 생각해야 한다. 보건교육 사업은 제한된 인

력, 자원, 시간 등을 고려하여 우선순위를 결정하여 해결해야 한다. 우선순위를 결정할 때는 ❶ 보건 문제의 범위, ❷ 대상 집단, ❸ 연령, ❹ 집단의 건강 위험도, ❺ 기대되는 보건교육의 효과 여부, ❻ 대상 집단의 접근 가능성 및 이용 가능한 자원의 확보, ❼ 전문가의 협조, ❽ 윤리적 문제, ❾ 기타 사항 등을 고려하여 결정한다.

우선순위를 결정할 때 유의 사항은 다음과 같다.

- 많은 사람에게 영향을 미치는 내용인가?
- 건강상 심각한 영향을 미치는 문제인가?
- 실현 가능한 문제인가?
- 효율성이 높은 문제인가?
- 개인이나 집단, 지역사회의 관심과 자발적인 참여가 높은 문제인가?

스탠홉(Stanhope)과 랜체스터(Lancaster)는 우선순위 결정 기준으로 건강 문제에 대한 대상자들의 인식 정도, 건강 문제를 해결하려는 대상자들의 동기 수준, 건강 문제 해결에 영향을 미치는 대상자들의 능력, 건강 문제 해결에 필요한 적절한 전문가의 유용성, 건강 문제가 해결되지 않았을 때 야기되는 결과의 심각성, 건강 문제 해결에 소요되는 시간 등을 제시했다. 또한 한론(Hanlon)은 문제의 크기, 심각성, 실현 가능성, 자원(비용, 인력)의 이용 가능성과 대상자들의 수용 능력을 우선순위 결정 기준으로 제안했다.

미국의 가족건강 간호계획 수립단계(Step in Making a Family Nursing Care Plan; FNCP)에서는 건강 문제 우선순위 결정 기준으로 문제의 속성, 수정 가능성, 예방 가능성, 심각성 인지를 활용한다.

미국의 '가족건강 간호계획 수립단계'에 따라 요구 사정 및 자료 분석의 예시 그림에서 제시한 네 가지 요구를 가지고 5학년 초등학생들의 건강증진을 위해 보건교육을 계획하고자 한다. 요구의 우선순위를 결정하는 방법은 〈표 3-2〉와 같다.

〈표 3-2〉 요구 2의 점수를 계산해보면 '기도 폐쇄와 응급 처치'는 문제 속성이 '건강 결핍'에 해당하여 3점, 수정 가능성은 '쉽게 수정 가능'으로 2점, 예방 가능성은

'높음'으로 3점, 심각성 인지 정도는 '즉각적인 조치가 필요한 문제로 인지됨'으로 2점이다. 각 점수를 비중화 점수로 산출하여 5점이 나온다. 이러한 방식으로 네 가지 요구의 점수를 모두 계산하여 가장 높은 점수를 얻은 요구 2의 우선순위가 가장 높은 것을 알 수 있다. 그 다음은 요구 1 '약물 오남용'과 요구 3 '이성 교제와 성 역할', 요구 4 '신체 기관별 건강 관리' 순으로 우선순위를 결정한다.

표 3-2_ 우선순위 점수 산출

기 준	척도 기준	가중치	점수 산출			
			요구1	요구2	요구3	요구4
1. 문제의 속성	• 건강 결핍　　3 • 건강 위협　　2 • 미래 위기　　1	1	$\frac{2}{3} \times 1$ $= 0.67$	$\frac{3}{3} \times 1$ $= 1$	$\frac{2}{3} \times 1$ $= 0.67$	$\frac{2}{3} \times 1$ $= 0.67$
2. 수정 가능성	• 쉽게 수정 가능　　2 • 부분적 수정 가능　　1 • 수정할 수 없음　　0	2	$\frac{1}{2} \times 2$ $= 1$	$\frac{2}{2} \times 2$ $= 2$	$\frac{1}{2} \times 2$ $= 1$	$\frac{1}{2} \times 2$ $= 1$
3. 예방 가능성	• 높음　　3 • 보통　　2 • 낮음　　1	1	$\frac{3}{3} \times 1$ $= 1$	$\frac{3}{3} \times 1$ $= 1$	$\frac{3}{3} \times 1$ $= 1$	$\frac{3}{3} \times 1$ $= 1$
4. 심각성 인지	• 즉각적인 조치가 필요한 문제로 인지됨　　2 • 즉각적인 주의를 요하지 않으나 문제로 인지됨　　1 • 문제로 인지되지 않음　　0	1	$\frac{2}{2} \times 1$ $= 1$	$\frac{2}{2} \times 1$ $= 1$	$\frac{1}{2} \times 1$ $= 0.5$	$\frac{1}{2} \times 1$ $= 0.5$
	합계		3.67	5.00	3.17	3.17
	우선순위		2	1	3	3

[점수 산출과 우선순위 결정의 방법]
• 문제의 속성, 수정 가능성, 예방 가능성, 심각성 인지 등에 따라 가중치의 비중화 점수를 산출하고 우선순위를 결정한다.
• 각 건강 문제를 척도 기준에 따른 점수에 항목별 최고 점수로 나누고 이 점수에 가중치를 곱하여 비중화 점수를 산출한다.(점수/ 최고 점수 × 가중치)
• 각 건강 문제의 비중화 점수를 합산하여 총점을 산출한다. 비중화 점수의 합산 총점은 0.67~5점의 범위를 갖게 된다.
• 총점이 가장 높은 순서에 따라 우선순위를 결정한다.

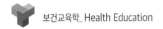

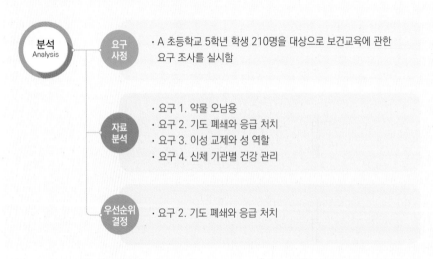

ADDIE모형 분석 단계: 우선순위 결정

❊ 요구 사정과 자료 분석을 통해 도출된 요구의 우선순위 점수를 산출하여 가장 점수
가 높은 요구부터 우선적으로 보건교육을 실시한다.

분석
Analysis

요구
사정
· A 초등학교 5학년 학생 210명을 대상으로 보건교육에 관한
요구 조사를 실시함

자료
분석
· 요구 1. 약물 오남용
· 요구 2. 기도 폐쇄와 응급 처치
· 요구 3. 이성 교제와 성 역할
· 요구 4. 신체 기관별 건강 관리

우선순위
결정
· 요구 2. 기도 폐쇄와 응급 처치

④ 보건교육 제목 또는 주제 선정

요구 조사 결과 우선순위가 결정되면 그 요구에 해당되는 보건교육 제목이나 주
제를 선정한다. 제목이 광범위한 내용을 포함하는 데 비해 주제는 가장 핵심적인 내
용을 담고 있다. 제목의 형태는 주로 명사형으로 기술하지만 질문형, 유도형으로 서
술 가능하다. 명사형은 보건교육의 주제를 명사 형태로 나타낸 것이며 질문형은 의
문 또는 질문 형태로 기술한 것이다. 유도형은 주제를 능동적으로 '~을 하자'의 형태
로 기술한 것이다.

ADDIE모형 분석 단계: 제목 또는 주제 선정

※ 보건교육의 제목 또는 주제의 예시를 명사형과 질문형, 유도형으로 나타낼 수 있으
며, 한 가지를 선택하여 제시한다.

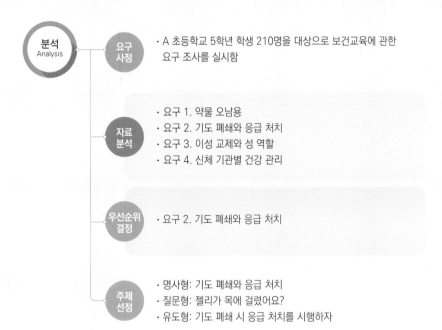

분석 Analysis

요구 사정
• A 초등학교 5학년 학생 210명을 대상으로 보건교육에 관한 요구 조사를 실시함

자료 분석
• 요구 1. 약물 오남용
• 요구 2. 기도 폐쇄와 응급 처치
• 요구 3. 이성 교제와 성 역할
• 요구 4. 신체 기관별 건강 관리

우선순위 결정
• 요구 2. 기도 폐쇄와 응급 처치

주제 선정
• 명사형: 기도 폐쇄와 응급 처치
• 질문형: 젤리가 목에 걸렸어요?
• 유도형: 기도 폐쇄 시 응급 처치를 시행하자

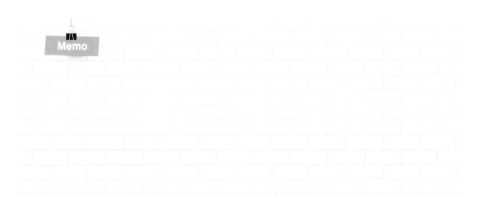

Memo

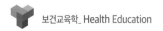

2 설 계

설계(design)는 분석 과정에서 나온 산출물을 가지고 학습 목표를 설정하고 구체적 전략을 수립하는 단계이다. 행동적 수행 목표를 진술하고 수행 목표를 바탕으로 평가 도구를 개발하며, 학습 내용을 조직화하고 계열화한다.

1 목표 설정

교육이 계획적으로 이루어지기 위해서는 교육 활동을 통해 실현되기를 바라는 목적(aims, goals)이나 목표(objectives)가 설정되어야 한다. 목적은 목표보다 포괄적이고 추상적이며 일반적인 성격을 가지므로 장기간의 노력에 의해 성취될 수 있다. 반면 목표는 구체적이고 실제적이며, 양적인 차원에서 설정되는 것으로 비교적 단기간에 성취될 수 있는 것이다.

목표는 교육을 통해 이루려는 최후의 결과, 즉 변화에 대한 단기적 안목에서의 구체적 기술이자 평가의 중요한 지침으로 활용된다. 학습 목표(learning objectives)는 학습을 통하여 학생들이 지식, 기술, 태도에서 어떤 변화를 보여야 할지를 명확하게 알 수 있도록 진술하는 것을 원칙으로 한다. 명확한 진술은 학습자가 자신이 도달할 지점을 명확히 알 수 있도록 한다. 학습 목표는 전반적인 교육 과정의 방향을 설정해 주고 안내하는 역할을 하므로 보건교육의 계획, 수행, 평가의 기준이 되기도 한다. 따라서 보건교육의 계획에 있어 구체적이며 달성 가능한 목표 설정이 매우 중요하다. 학습 목표 설정 시 고려되어야 할 사항은 〈표 3-3〉과 같다.

(1) 학습 목표의 범위

보건교육을 위한 학습 목표는 일반적 학습 목표와 구체적 학습 목표로 구분된다. 일반적 학습 목표는 학습 과정을 통하여 대상자들이 갖추어야 할 기능과 역할에 대

표 3-3_ 학습 목표 설정 시 고려 사항

고려 사항	내 용
학습 영역의 결정	• 대상자에게 인지적, 정의적, 심동적 영역 중 어느 영역의 교육이 필요한지에 대해 고려한다.
대상자의 준비성	• 대상자의 정서적, 발달적, 경험적 준비성을 고려한다. 대상자의 읽고 쓰는 능력과 건강 문해력에 따라 학습 목표와 교수 전략이 다르게 선정되어야 한다.
환경	• 학습이 이루어져야 할 물리적 환경에 대하여 고려한다. 자유롭고 위협적이지 않은 분위기에서 효과적인 학습이 가능하며, 필요한 시청각 기구나 매체의 이용 가능성 등을 고려하여 학습 목표를 설정한다.
행동 용어의 사용	• 목표 설정 시에는 분명한 의미의 구체적인 행동 용어를 사용한다. 관찰하거나 측정하기 애매한 동사를 사용하는 경우에는 학습 평가에 장애가 될 수 있다.

한 기술이다. 또한 구체적 학습 목표에 대한 상위 목표이며, 여러 개의 구체적 학습 목표를 포괄할 수 있어야 한다. 구체적 학습 목표는 학습 과정을 마친 후 수행할 수 있는 과제나 임무에 해당되며, 그 결과를 관찰하고 측정할 수 있는 행동 지침으로 제공된다.

ADDIE모형 설계 단계: 목표 설정

❊ 설계 단계에서는 가장 먼저 기도 폐쇄와 응급 처치에 관해 초등학교 5학년 학생들이 보건교육을 통해 획득해야 할 일반적 학습 목표와 구체적 학습 목표를 설정한다.

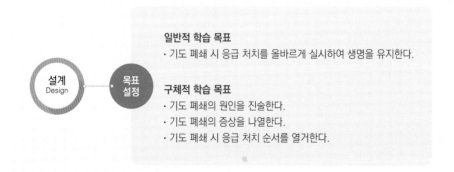

설계
Design

목표 설정

일반적 학습 목표
• 기도 폐쇄 시 응급 처치를 올바르게 실시하여 생명을 유지한다.

구체적 학습 목표
• 기도 폐쇄의 원인을 진술한다.
• 기도 폐쇄의 증상을 나열한다.
• 기도 폐쇄 시 응급 처치 순서를 열거한다.

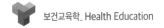

(2) 학습 목표 설정의 원리

❶ 학습자 중심 기술

보건교육을 통해 변화되어야 하는 행동은 눈으로 볼 수 있는 행동뿐만 아니라 행동의 원동력이 되는 가치, 태도 등을 포함하는 학습자 중심의 행동이다. 교육 목표의 주어는 학습자가 되어야 하고, 성취해야 할 교육 목표는 학습자의 종합적인 행동으로 기술되어야 한다. 특히 행동 중심의 교육 목표를 제시할 때에는 '학습자는 ~를 할 수 있다'와 같이 학습자가 어떻게 변화되어야 하는지를 표현한다.

❷ 학습 결과 기술

목표는 학습의 과정이 아닌 학습의 결과에 대해서 기술해야 한다. 예를 들어 "관절 운동 방법에 대한 지식을 얻는다."가 아니라 "관절 운동을 할 수 있다."처럼 학습의 결과로 나타난 학습자의 수행 능력을 강조하여 목표를 기술해야 한다.

❸ 하나의 결과 기술

일반적 목표 하나에 하나의 학습 결과를 포함시킨다. 즉, 하나의 학습 목표에는 한 가지의 행동을 포함하는 것으로, 예를 들어 "식이 요법의 중요성을 이해하고 실천할 수 있다."라고 표현하면 두 가지의 행동이 포함된다. 식이 요법의 중요성을 이해하더라도 실제 운동을 할 수 없을지도 모르기 때문에 이런 경우 목표를 2개로 분리하는 것이 바람직하다.

❹ 행위 동사 사용

학습 목표는 구체적인 학습 결과를 관찰할 수 있는 학습자의 반응을 나타내는 행위 동사로 나타내야 한다. 학습 목표를 기술할 때에 사용하는 행위 용어는 명시적 용어와 암시적 용어로 구분할 수 있는데, 명시적 용어는 측정이 가능하고 행동으로 나타낸 것이며, 암시적 용어는 측정이 불가능하고 행동이 아닌 것이다. 따라서 학습 목표를 기술할 때는 〈표 3-4〉에서 제시한 것처럼 명시적 용어를 사용하여 기술해야 한다.

표 3-4_ 행위 동사가 갖추어야 할 조건

RUMBA	내 용
Real	현실적으로 표현되어야 한다.
Understandable	이해 가능해야 한다.
Measurable	측정 가능해야 한다.
Behavioral	행동적으로 표현되어야 한다.
Achievable	성취 가능한 것이어야 한다.

(3) 학습 목표의 분류

블룸(Bloom)은 학습 목표를 인지적(cognitive), 정의적(affective), 심동적(psychomotor) 영역으로 구분하고 각 영역을 복합성과 깊이의 수준에 따라 행위 동사를 제시했다. 보건교수자는 대상자의 요구에 근거하여 학습이 우선적으로 이루어지도록 강조해야 할 부분이 어떤 영역인지 결정하고, 대상자들에게 기대하는 복합성과 깊이를 설정해야 한다. 그 후에 각 영역과 수준에 적절한 동사를 사용하여 목표를 구체적으로 진술해야 한다.

❶ 인지적 영역

인지적 영역의 학습 목표는 지식의 증가와 이를 활용하는 능력을 나타내는 지적 영역이다. 가장 낮은 수준의 지식 습득부터 가장 높은 수준의 평가까지 지식, 이해, 적용, 분석, 종합, 평가의 수준으로 분류된다. 〈표 3-5〉에서 보는 바와 같이 낮은 수준은 그 다음 수준의 기초가 되며, 인지적 영역의 수준이 증가할수록 그 지식의 사용 능력이 증가한다.

표 3-5_ 인지적 영역의 학습 목표와 행위 동사

목표	내용	행위 동사
지식 (knowledge)	• 정보를 회상해내거나 기억하는 것	• 정의하다, 반복하다, 기록하다, 나열하다, 기억하다, 지명하다, 연관하다, 밑줄치다
이해 (comprehension)	• 전달되는 내용을 알고, 제시되는 자료의 의미를 파악하는 능력	• 번역하다, 다시 쓰다, 묘사하다, 인식하다, 설명하다, 표현하다, 판명하다, 찾다, 보고하다, 검토하다, 말하다
적용 (application)	• 구체적이고 특수한 상황에 일반적인 규칙이나 이론을 사용하는 능력	• 해석하다, 응용하다, 채택하다, 이용하다, 시범하다, 각색하다, 연습하다, 운영하다, 개략하다
분석 (analysis)	• 자료를 여러 개의 구성 요소로 나누고 각 부분 간의 관계와 조직된 방법을 발견하는 것	• 분류하다, 구별하다, 분석하다, 감별하다, 사정하다, 계산하다, 검증하다, 비교하다, 대조하다, 도표로 만들다, 목록을 조사하다, 비판하다, 검사하다, 해결하다
종합 (synthesis)	• 부분이나 요소들을 합하여 전체로 만드는 것	• 구성하다, 계획하다, 제외하다, 설계하다, 형성하다, 정리하다, 조립하다, 수집하다, 건립하다, 창조하다, 관리하다, 조직하다, 준비하다
평가 (evaluation)	• 주어진 목표에 대하여 자료나 방법이 지닌 가치를 판단하는 것	• 판단하다, 사정하다, 평가하다, 값을 정하다, 등급을 매기다, 선정하다, 측정하다, 개정하다, 선택하다, 채점하다, 감정하다

❷ 정의적 영역

정의적 영역은 교육을 통해 대상자의 느낌이나 정서가 변화하여 대상자의 성격과 가치 체계로 통합되는 과정이다. 수용에서 인격화로 정의적 영역의 수준이 올라갈수록 성격과 가치 체계의 통합이 증가한다. 정의적 영역은 내적인 변화 과정으로 관찰할 수 없기 때문에 〈표 3-6〉과 같이 학습 목표를 정확히 기술하기 어렵다.

표 3-6_ 정의적 영역의 학습 목표와 행위 동사

목표	내용	행위 동사
수용 (receiving)	• 어떤 현상이나 자극에 대하여 주의 집중, 관심을 나타내는 것	• 수용하다, 유의하다, 집중하다, 경청하다, 허용하다, 가입하다, 참석하다, 관찰하다, 주의를 기울이다
반응 (responding)	• 어떤 현상이나 자극에 대하여 적극적으로 반응하는 것	• 조력하다, 동의하다, 보고하다, 대답하다, 설명하다, 표현하다, 선택하다, 시도하다, 참여하다, 수행하다, 솔선하다, 실천하다, 노력하다, 반응하다, 기술하다
가치화 (valuing)	• 학습자가 가치를 가지고 있음을 타인이 확인할 수 있는 수준	• 요청하다, 가입하다, 조력하다, 설명하다, 진술하다, 자원하다, 시도하다, 완성하다, 시작하다, 정당화하다
조직화 (organization)	• 여러 종류의 가치를 통합하여 일관성 있는 가치 체계 확립	• 완성하다, 변형하다, 배열하다, 고르다, 변경하다 일반화하다, 대비하다, 해결하다, 합성하다, 몰두하다, 비교하다, 통합하다,
인격화 (characteriation)	• 그 개인의 독특한 생활 방식이 형성되는 단계	• 고수하다, 과시하다, 지속하다, 주장하다, 방어하다, 참아내다, 조력하다, 설명하다

❸ 심동적 영역

심동적 영역의 학습은 관찰이 가능하기 때문에 확인하고 측정하기가 수월하다. 행동을 다루는 영역으로 근신경의 협조, 신체 기능, 건강 생활 실천에 관계되는 영역으로 수준에 따라 〈표 3-7〉에서 처럼 지각, 태세, 안내에 따른 반응, 기계화, 복합 외적 반응, 적응, 창조로 구분했으며, 수준이 올라갈수록 신체적 기술 수행 능력이 증가한다.

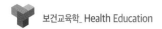

표 3-7_ 심동적 영역의 학습 목표와 행위 동사

목표	내용	행위 동사
지각 (perception)	• 시각, 청각, 촉각 등의 감각적 자극이나 단서를 통하여 대상을 알게 되는 과정	• 차이를 구분하다, 분리해 놓다, • 기술하다, 발견하다, 선택하다, 고르다, 관련시키다
태세 (set)	• 어떤 활동이나 경험을 위한 준비를 갖추는 것	• 시작하다, 전시하다, 설명하다, 반응하다, 출발하다, 자원하다, 착수하다, 보이다, 옮기다
안내에 대한 반응 (guided response)	• 교수자의 안내에 따라 행동하는 것	• 조립하다, 측정하다, 해보이다, 고정시키다, 만들다, 조정하다, 치수를 재다, 일하다, 분해하다, 해부하다, 분석하다, 조직하다, 스케치하다, 섞다
기계화 (mechanism)	• 학습된 반응이 습관화되어 행동 수행에 자신감이 있는 것	
복합 외적 반응 (complex overt response)	• 고도의 기술이 습득되어 최소한의 시간과 에너지를 사용하여 활동을 수행할 수 있는 것	
적응 (adaptation)	• 신체적 반응이 필요한 새로운 문제 상황에 대처하기 위해 기술이나 활동을 변경하여 수행할 수 있는 것	• 적응하다, 변경하다, 개정하다, 재배열하다, 변화시키다
창조 (origination)	• 새로운 활동이나 자료를 다루는 방법을 창안해내는 것	

② 수행 계획

학습 목표가 설정되면 학습 내용을 선정하고 조직하는 일이 필요하다. 학습 내용의 선정과 조직은 교육 과정 계획에서 핵심적인 부분으로, 어떠한 원칙과 원리를 통해 선정하고 조직해 나갈 것인가는 교육을 계획하고 실천해 나가는 데 매우 중요한 과정이다.

(1) 학습 내용 선정

학습 내용의 선정은 경제적인 방법으로 학습자가 최대한 자기 충족을 얻도록 돕는 것이며, 세 가지 경제성, 즉 가르치는 노력 차원, 학생 노력의 차원, 주제의 일반화 가능성의 범위라는 측면에서 고려되어야 한다. 내용 선정에 있어 고려할 것은 다음과 같다.

- 경제성 한 가지 교육 내용으로 여러 가지 목표를 달성하거나 다양한 학습성과를 가져올 수 있는 것을 의미한다.

- 중요성 필수적으로 배워야 하는 것인지, 특별한 학습 능력, 기술, 과정 그리고 태도 형성의 발전에 기여하는지, 오랜 기간 동안 유지될 수 있는 것인지에 대한 고려이다.

- 타당성 선정된 내용의 신빙성으로, 가장 타당하고 사실적인 내용인지 고려해야 한다.

- 흥미 학생들의 흥미를 유발하고 확대시킬 수 있는지에 대한 고려이다. 그러나 학생들의 흥미는 일시적이고 편중될 수 있기 때문에 오래 지속되며 학생과 사회에 모두 교육적 가치를 가진 흥미를 찾아야 한다.

- 유용성 다른 학습에 대한 기여 정도, 배운 것이 실제(현실)에서 효과를 가지고 있는지에 대한 고려이다.

- 학습 가능성 학습자의 학습 능력, 즉 교육 내용이 학생의 현재 학업 성취 능력, 발달 정도, 선행 학습 정도 등에 적절한지에 대한 고려이다. 내용이 너무 많거나 잘하는 학생 위주로 선정하는 것은 바람직하지 않다.

- 실현 가능성 주어진 시간 안에 가르칠 수 있고 배울 수 있는가 하는 문제이다. 가용 자원, 교수자의 우수성, 사회 환경, 프로그램에 배당된 재원 등이 이에 영향을 미친다.

❶ 학습 내용 선정 원리

★ 학습 목표와의 부합성

학습 내용은 학습 목표를 달성하기 위한 것이므로 학습 목표에서 제시하고 있는 범위 내에서 설정되어야 관련된 경험과 기회를 제공함으로써 목표를 달성할 수 있다. 예를 들어 교육 목표는 건강 행위의 실천인데, 단편적인 지식만을 교육 내용으로 선정하여 암기하게 한다면 이는 교육 목표와 부합하지 않는다.

★ 학습 목표로서의 타당성과 유의미성

학습 내용이 그 학문 분야에서 얼마나 본질적이고 기본적이며, 그러한 본질적인 내용을 얼마나 포함하고 있느냐를 따지는 문제로, 보건교육의 내용은 대상자의 건강 향상에 꼭 필요하고 중요한 내용이어야 한다.

또한 학습 내용으로서 지식은 단편적인 사실보다는 다양한 상황에 전이되고 융통성 있게 적용될 수 있는 기본 개념이나 원리를 가르치는 것이 보다 효과적이다.

★ 학습 내용의 유용성

학습 내용은 현실의 삶 속에서 쓸모 있고 가치 있게 활용될 수 있어야 하며 보건교육은 학습자의 건강 관리를 위해 현재와 미래에 기여하는 내용이어야 한다.

★ 학습 내용의 참신성과 신뢰성

누구나 알고 있는 진부한 내용을 되풀이하는 학습 내용을 선정하지 않도록 해야 하며, 학습 내용을 위한 자료는 출처가 분명하고 과학적 근거가 뒷받침되어야 한다. 과학 기술 발전으로 새로운 지식 및 기술이 폭발적으로 증가하고, 지식의 수명 주기가 점점 단축되는 상황에서 학습 내용의 참신성과 신뢰성을 유지하는 것은 학습 내용의 선정에서 매우 중요한 과제가 된다.

★ 학습자와의 적합성

학습 내용은 학습자의 능력과 흥미, 필요에 맞는 것이어야 한다. 학습 내용이 아무리 잘 조직되었다고 하더라도 그 내용이 학습자의 학습 능력을 고려하지 않았거나 학습 흥미나 필요를 느끼지 않는 것이라고 한다면 효과적인 학습은 이루어지기 어렵다. 따라서 학습자의 지적, 정서적, 신체적 발달 단계와 선행 학습의 정도, 학습 준비도 등을 검토하여 그에 적합한 학습 내용이 선정되어야 한다.

★ 다목적의 동시적 학습 경험

일반적으로 학습 경험을 하는 과정에서 처음에 의도했든 하지 않았든 간에 모든 학습 경험에서 주 목적 이외의 다른 학습도 하기 마련이다. 따라서 한 가지 학습 경험을 통해 여러 형태의 학습 성과를 통합적으로 달성할 수 있도록 하는 데 관심을 둘 필요가 있는 동시에, 학습 목표에 부정적으로 작용하는 것이 있는지도 살펴볼 필요가 있다.

❷ 학습 내용 조직 원리

학습 목표가 설정되고 그 목표에 부합되는 학습 내용이 선정되면 학습 내용을 정도나 순서에 따라 알맞게 조직하고 체계를 세우는 절차가 남게 되는데, 이처럼 선정된 학습 내용을 횡적, 종적으로 체계화하는 것을 학습 내용의 조직이라 한다. 교육 내용을 조직하는 데 있어 특히 고려되어야 할 원리는 다음과 같다.

★ 계속성의 원리

선정된 내용 및 학습 경험의 조직에 있어서의 종적 관계를 표시하는 원칙으로 어떤 내용이든 그것이 학습자의 경험 속에 정착되기 위해서는 일정 기간 동안 계속적인 반복 학습이 이루어져야 한다는 원리이다. 학습자의 사고 방식이나 의식, 태도, 행동 등은 일회적인 학습을 통해 순식간에 변하는 것이 아니라 반복적인 학습 경험을 통해 서서히 시간을 두고 변화하기 때문이다.

동일한 내용을 어느 정도 반복적으로 학습해야 하는가는 내용에 따라 다르지만 지적인 영역의 경우보다는 기능적 영역이 더 많은 시간을 요하며, 또 기능적 영역보다는 정의적 영역이 더 많은 시간을 요구한다. 예를 들어, 협동심, 관용성 등의 정의적 학습 영역은 한 번에 또는 어느 한 학년에서만 학습될 수 없고, 여러 상황에서 몇 번이고 반복함으로써 얻어지게 된다.

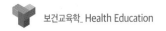

★ 계열성의 원리

반복 학습이 가능하도록 교육 내용이 선정되고 조직되어야 하지만, 단순히 똑같은 내용을 반복하기보다는 좀 더 발전적으로 심화되고 확대된 내용으로 교육 내용이 조직되어야 한다는 원칙이다. 계열화를 구성하기 위해서는 선행 학습에 기초해서 그 다음 단계의 교육 내용은 단순한 것에서 좀 더 복잡한 것으로, 구체적인 사실에서 추상적인 이론으로, 부분에서 전체적인 것으로 또는 전체에서 부분적인 것으로 구성하며 논리적인 진행 방향에 따라, 학생들의 심리적 발달에 맞추어 단계적으로 내용이 선정되고 조직되어야 한다.

★ 통합성의 원리

학습 내용의 선정과 조직은 단편적인 지식들이 아니라 서로 관련되는 지식들이 보완적이면서 통합적으로 작용할 수 있도록 이루어져야 한다는 원칙이다. 따라서 여러 가지 학습 내용들은 수평적 관계에서 서로가 서로를 보강하고 강화할 수 있도록 조직되어야 하며, 학습자는 여러 곳에서의 경험을 통하여 모순이나 단절됨이 없이 통합된 의미를 발견하고 행동에도 통일성을 이룰 수 있게 된다.

(2) 학습 증진을 위한 학습 내용의 조직

❶ 구체성

구체적이며 간단한 문장으로 제시한다. 예를 들어, "운동을 규칙적으로 하세요."보다는 "일주일에 3일, 하루에 2km씩 걸으세요."로 구체적으로 제시한다.

❷ 반복

반복은 학습을 강화한다. 동일한 방법으로 반복적으로 제시하거나 여러 가지 다른 방법을 사용하여 동일한 내용을 다르게 반복하는 방법도 있다. 신체의 감각 기관을 한 가지 이상 사용하는 것이 학습을 증진하므로, 인쇄물 및 시청각 자료의 활용, 1 : 1 상호 작용 등의 다양한 방법을 이용하여 학습을 증진한다.

❸ 간결함

사람은 5분 이내에 들은 내용의 1/2은 잊어버린다고 하며, 70% 이상의 학습에서 이러한 사실이 증명되었다. 그러므로 의사소통과 효과적인 학습 방법을 이용하여 간결하게 전달해야 한다. 중요한 정보는 제시하고 요약하는 과정을 통하여 학습을 증진하며, 너무 많은 내용을 한꺼번에 전달하려고 하지 않는다.

❹ 조직

학습 내용의 조직에 따라 정보의 습득, 이해, 기억에 영향을 미친다. 그러므로 위에 제시된 학습 내용 조직의 일반적 원리를 이용하여 단순한 것에서 복잡한 것으로, 구체적인 것에서 추상적인 내용으로 학습 내용을 조직할 수 있다. 또한 학습을 시작하기에 앞서 오늘 교육할 학습 내용의 구성을 학습자에게 미리 알려주어 학습을 증진할 수도 있다. 예를 들어, "오늘은 감염의 네 가지 증상과 증후에 대하여 알려드리겠습니다. 네 가지 증상과 증후를 기억하시기 바랍니다." 등과 같이 중요한 학습 내용의 단서를 제공하는 것도 학습을 증진하는 데 도움이 된다.

❺ 정보의 제공 시간

정보 제공 방법과 상관없이 학습자들은 교육 시간 중 처음 1/3에 제시된 정보와 마지막 1/4에 제시된 정보를 더 잘 기억하는 특성이 있다고 한다. 그러므로 중요한 정보는 처음 1/3시간에 제시하고, 마지막 1/4시간을 활용하여 이를 요약해주어 정보 제공 시간을 조절해 학습을 증진할 수 있다.

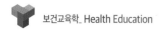

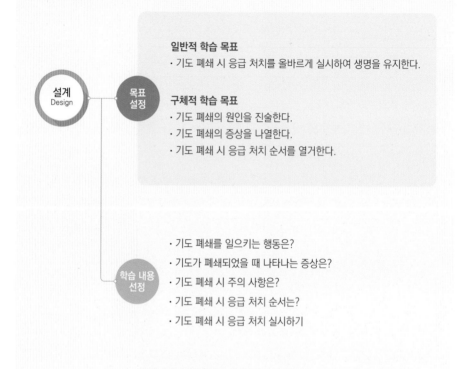

③ 교육 방법 선정

교육 방법은 설정된 학습 목표를 성공적으로 달성하기 위해 선정된 교육 내용을 학습자에게 효과적으로 전달하기 위한 수단이다. 넓은 의미에서 교육 방법은 교육의 목적을 실현하는 데 요구되는 모든 수단·방법적 조건을 말한다. 좁은 의미에서 교육 방법이란 '가르치는 방식'이나 '수업 목표를 달성하기 위해 사용하는 효과적·효율적인 수업 방식'이라고 할 수 있다.

(1) 교육 방법 선정 시 고려 사항

보건교육을 실시함에 앞서 교육 방법을 선정하기 위해서는 학습자, 교수자, 교육 환경, 조직의 기대를 고려해야 한다. 먼저 학습자의 능력과 수준에 맞는 방법을 선정해야 한다. 교수자는 교육 내용을 가르칠 만한 지식과 기술, 능력을 갖추고 있어야 하고, 교육할 수 있는 공간, 시설, 장비에 맞는 교육 환경을 고려해야 하며, 조직의 기대에 부응해야 한다.

❶ 학습자

★ 학습자의 능력 및 성숙 정도

학습자의 인지적·사회적·기능적 수준에 맞게 교육 방법을 적용해야 한다. 학습자의 수준보다 너무 낮거나 너무 어려운 경우에는 학습 효과가 떨어진다.

★ 학습 목적

학습자가 최종적으로 성취하고자 하는 학습 목적을 달성하기 위해 적절한 교육 방법으로 선정해야 한다. 학습 목적의 영역이 지식·태도·행위 중 어느 영역에 해당하는지, 또는 학습이 학습자의 지식·이해를 목적으로 하는지, 분석력·평가 능력 등 고차원적인 인지 작용을 목적으로 하는지를 고려해서 선정해야 한다.

★ 학습자의 요구도

교육 방법은 학습자의 흥미 및 관심, 학습 요구도에 적합한 교육 방법으로 선정해야 한다. 학습자의 요구에 맞고, 동기를 유발하고, 만족감을 불러일으킬 교육 방법을 고려해야 최대의 효과를 얻을 수 있다.

★ 학습자 수

학습자의 수가 대규모인지 소규모인지 개인인지에 따라서 적절한 교육 방법이 고려되어야 한다. 예를 들어, 소규모 집단에는 개별 상담, 면담이 적절하고, 대규모 집단에는 강의법, 시범, 토의법 등이 적절할 수 있다.

★ 학습 효과에 대한 기대

교육 방법을 선정할 때는 학습자의 건강 관리 역량을 향상시킬 기회를 제공할 수 있으므로 학습자가 자율적으로 문제를 해결할 수 있는 방법인지 확인해야 한다. 또한, 선정된 교육 방법이 학습자에게 긍정적인 결과를 가져올 학습 방법인지 확인해야 한다.

❷ 교수자

★ 교수자의 학습 지도 능력

교육 방법을 선정할 때는 교수자의 능력을 고려해서 선정하는 것이 필요하다. 교수자가 같은 학문적 깊이나 전문성을 갖추었다고 하더라도 학습 지도 기술과 능력은 그것과 상이할 수 있다. 따라서 교수자는 효과적인 교육을 위해 자신의 장단점을 인식하여 효과적이고 능숙하게 활용할 수 있는 교육 방법 지도 기술을 개발하는 것이 필요하다.

★ 교수자의 지식 및 흥미와의 적합성

교수자의 학습 지도 능력 이외에 교수자의 지식, 흥미 정도는 학습 과정에 영향을 미치므로 교수자의 지식 및 흥미와 적합해야 한다.

❸ 교육 환경

★ 시간과 장소

교육할 시간과 장소에 제약이 있는지 고려할 필요가 있다.

★ 물리적 조건

교육 환경과 관련한 온도, 습도, 소음, 조명 등 물리적 조건이 학습에 영향을 미칠 수 있다. 따라서 이와 같은 물리적 조건이 학습 효과를 증진하거나 방해할 수 있다고 판단된다면 교육 방법을 변경하는 것이 도움될 수 있다.

★ 가용 자원의 다양성

학습에 필요한 자원이 충분히 확보되어 있는지, 또는 이용하는 데 제한점이나 방해 요인은 없는지에 따라 교육 방법 선정에 영향을 미칠 수 있다.

★ 교과목과의 연계성

선정하고자 하는 교육 방법이 해당 교과목의 교수 학습 목표 달성을 위해 적절하고 도움이 되며 연계성이 있을 때 유용한 교육 방법이라고 할 수 있다.

❹ 조직의 기대

조직이 선호하는 교육 방법이어야 하며, 조직의 구체적인 교육 목표, 조직이 요구하는 평가 방법 또는 측정 방법이 어떤 것인지 고려한다.

(2) 교육 방법의 종류

❶ 개별 보건교육

★ 면담

면담(interview)이란 상호 간의 목적을 가지고 언어를 도구로 사용하여 학습자를 개별적으로 만나 자유로운 상태에서 실시하는 교육 방법이다. 면담은 특정 분야의 전문적인 지식과 기술을 가진 면접자가 진행해야 하므로 전문 직업적인 대화라고 할 수 있다. 면담의 장점은 시간과 장소에 제한이 없지만, 반면 많은 인원과 시간이 소요되어 효율성이 낮을 수 있다.

★ 상담

상담(counseling)이란 상담자가 내담자를 도와 감정을 탐색하고 통찰하도록 하여 그 사람의 삶에서 바람직한 변화를 끌어내도록 하는 것이다. 상담자와 내담자는 이러한 결과를 위해 함께 작업하며 상담자는 과정을 이끌고 내담자는 무엇을·언제·어떻게 변화하고 싶은지를 결정한다. 즉, 상담자와 내담자가 직접 대화를 통하여 내담자 스스로 자신의 문제를 인식하고 문제의 해결 방안을 찾을 수 있도록 돕는 방법이다. 이 방법은 산업장 건강관리실, 학교보건실, 보건소 등 보건교육 현장에서 많이 활용되며, 개인적인 건강 문제를 다루는 데 효과적이다.

상담은 3단계로 진행된다. 1단계는 탐색 단계로서 상담자는 내담자의 언어적·비언어적인 말과 행동에 주의를 기울인다. 내담자가 스스로 자신의 사고를 탐색하도록 감정을 개방할 수 있게 격려한다. 2단계는 통찰 단계로 상담자는 내담자에게 개방형 질문을 하고 그것을 해석하면서 내담자 스스로 자신의 문제를 알고 통찰할 수 있도록 돕는다. 3단계는 실행 단계로 내담자가 변화된 사고를 깊이 탐색하도록 돕고, 스스로 바람직한 변화를 위해 실행 계획을 세우고 이를 실행할 수 있도록 돕는다. 상담의 장단점은 다음과 같다.

- 학습자 개인에 맞는 실천 가능한 변화를 유도하여 교육 효과가 크다.
- 보건 현장 어디서나 적용할 수 있다.
- 교수자와 학습자 간 상호 작용이 많다.
- 학습자의 비밀에 속하는 건강 문제 해결에 효과적이다.

- 일대일로 교육하여 비효율적이다.
- 집단을 통한 공감 및 지지가 필요한 교육에는 적합하지 않다.

★ 프로그램 학습

프로그램 학습(programmed learning)은 논리적으로 배열된 문항에 학습자가 직접적인 반응을 하고, 그 반응에 따라 피드백을 주어 학습자 스스로 자기 수준에 맞는 목표에 도달하도록 한다. 학습자는 출발점이 서로 다르며 서로 다른 학습 욕구와 학습 준비도를 가지고 있다. 이러한 다양한 차이를 고려하여 학습자의 출발점 행동과 수업 진행에 있어서 적합한 환경을 제공하는 것이 가능하다. 대상자를 적절한 수준에 배치하기 위한 진단 평가를 하여 개별 학습자에게 적절한 학습 자료를 제공한다. 이후 교사나 동료 학습자들의 도움을 받아 학습을 진행하며, 마지막으로 학습 목표를

완전히 성취했는지를 평가한다. 이를 바탕으로 다음 단계로 나아갈지 다시 학습할
지 결정한다. 프로그램 학습의 장단점은 다음과 같다.

- 특별 지도가 필요한 경우 효과적이다.
- 학습자의 수준에 맞는 학습을 통해 흥미와 동기 유발이 가능하다.
- 학습자 자신의 학습 속도대로 반복적이고 자율적으로 학습할 수 있다.

- 학습자의 능력 평가가 제대로 이루어지지 않는 경우 효과가 작다.
- 프로그램 개발을 위한 시간과 비용, 노력이 많이 든다.
- 사고의 기회가 적어지며 인간적인 상호 작용이 적다.

❷ 집단 보건교육

★ 강의

강의(lecture)는 많은 사람에게 일관된 내용을 알릴 때 효과적이다. 사전 지식이 없
는 학습자에게 사용하기 좋으며 짧은 시간 안에 많은 내용을 전달할 수 있다. 이를
위해서 적절한 매체나 질문을 활용해야 한다. 단체 수업 방식이라서 집중시키는 방
법을 고안하지 않으면 학습자들이 집중하기 어려울 수 있으며 학습자들의 직접적인
참여가 어렵고 창의적인 경험을 할 수 없다.

따라서 교수자는 강의를 준비할 때 충분한 시간을 가지고 정보를 수집하고 전체
내용을 구조화해야 한다. 또한 내용을 이해시키기 위한 다양한 사례 및 매체를 활
용하고, 적절한 질문을 충분히 준비해야 한다. 강의의 장단점은 다음과 같다.

- 교수자 한 명이 여러 명의 학습자에게 정보를 전달하는 형태이므로 경제적이다.
- 적은 시간에 많은 학습자에게 많은 양의 내용을 전달할 수 있다.
- 학습자가 기본적인 지식이 없을 때 적합하다.
- 교수자의 재량이 커서 내용을 재조직할 수 있고, 난해한 내용도 체계적으로 정리하
  여 효과적으로 전달할 수 있다.

> **단점**
> - 일방적으로 내용을 주입하여 학습자의 동기 유발이 힘들고, 학습자가 수동적인 태도를 갖는다.
> - 수업의 질이 교수자의 능력과 준비에 따라 절대적인 영향을 받게 된다.
> - 학습자의 개인적 차이를 고려할 수 없다.
> - 학습자의 자발적인 참여가 없어 문제 해결 능력 및 고등 정신 능력을 개발하기 어렵다.

★ 토의

토의(discussion)는 공동 학습의 한 형태로 집단이 함께 어떤 문제를 해결하기 위해 서로의 의견을 교환함으로써 학습이 이루어지는 방법이다.

토의는 강의와는 달리 집단 사고의 과정에서 자유롭게 의견을 발표하고, 타인의 의견을 받아들여 문제를 해결해 나가는 능력과 비판력을 기르는 자기 주도적인 학습 방법이다. 또한 토의는 학습자가 자유로운 토론을 통해 사고와 분석에 대해 흥미를 유발하고 사실에 대한 판단력을 기르며, 새로운 태도를 개발하거나 기존의 태도를 변화시키고자 하는 데 목적이 있다. 교수자는 학습자들 각자의 의견과 아이디어를 상호 교환하여 집단의 이해와 합의를 증진시킬 수 있도록 지도해야 한다. 토의는 집단의 규모나 방식에 따라 원탁 토의, 분단 토의, 배심 토의, 심포지엄 등으로 나눈다.

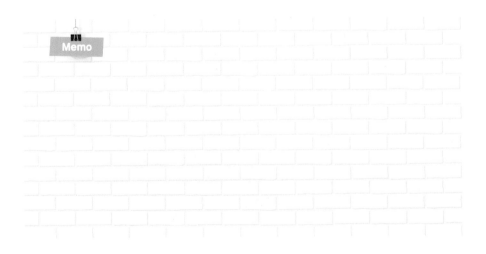

🔍 원탁 토의(round table)

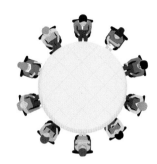

- 형식에 구애되지 않는 자유로운 토론이 가능하다.
- 5~10명 정도의 참가자가 서로 대등한 관계이다.
- 허용적인 분위기로 동등한 발언과 기회가 있다.

 ・ 모든 참가자가 자유로운 발언이 가능하다.
・ 균등한 발언 기회를 얻는다.

 ・ 비형식적이기에 토의의 방향 및 목적이 상실될 우려가 있다.

🔍 배심 토의(pannel discussion)

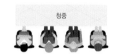

- 특정 주제에 대해 사전에 충분한 지식이 있는 소수의 토론자 4~5명으로 구성하여 정해진 주제에 대해 상이한 측면에서 5분간 발언한다.
- 발언 이후 다수의 청중 앞에서 사회자의 주도하에 토론한다.
- 필요한 경우 청중을 토의에 참여시켜 질문이나 발언 기회를 제공한다.

 ・ 청중과 발표자 사이에 자발적인 의사 교환이 가능하다.
・ 계획적으로 잘 조직된 경우 발표 내용의 수준이 높고 다양하여 흥미로운 진행이 가능하다.
・ 배심원들 사이에 깊이 있는 토론이 가능하다.
・ 토론을 들으며 청중이 자신의 의견을 정리할 수 있다.

단점
- 논쟁이 커져 예기치 않은 문제가 발생할 수 있다.
- 학습자가 토의 주제에 대해 지식이 없으면 토의 내용의 이해가 어렵다.
- 사회자의 역량에 따라 성패가 좌우되고, 배심원의 발표 시간 제한이 필요하다.

🔍 분단 토의(buzz discussion)

- 3~6명으로 구성된 집단에서 주어진 주제에 대해 6분간 토론한다.
- 어느 정도 토론이 진행되면 두 개의 집단을 묶어서 토론한다.(6명+6명)
- 최종적으로 전체 집단이 다 함께 토의하여 결과를 내린다.
- 각 그룹의 사회자와 기록자를 선정하여 토의 내용을 정리하고 발표할 수 있도록 한다.

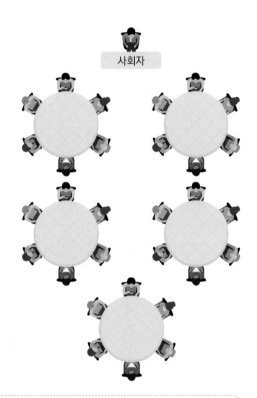

사회자

 장점
- 참가 인원이 많아도 전체의 의견을 모두 교환할 수 있다.
- 대상자가 각자 자유롭게 발언할 수 있어 적극적인 토의 유도를 할 수 있다.
- 다른 집단과 토의 결과를 공유하여 반성적 사고력과 사회성이 함양된다.

👎 단점
- 토의 시간이 짧고 인원이 너무 많으며, 시설 제한 등을 이유로 진행이 어려울 수 있다.
- 주장이 강한 소수 의견이 전체 의견이 될 수 있다.

🔍 공개 토의(forum)

- 고대 로마의 포럼 형식으로, 원래 시장과 같이 많은 군중이 모인 곳에서 행해졌던 토의 형식이다.
- 특별한 주장을 가진 1~3명 정도의 전문가가 자신의 의견을 10~20분 동안 공개 연설한 후 연설한 내용을 중심으로 사회자가 주도하여 청중과 질의응답 및 의견을 교환한다.

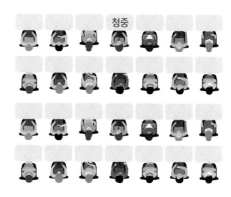

👍 장점 · 청중이 직접 토의에 참여하여 연설자에게 질의응답할 수 있다.

👎 단점
· 사회자가 연설 및 질의 시간, 발언 횟수를 조절해야 한다.
· 청중의 질의가 없으면 무미건조한 토의가 될 수 있다.

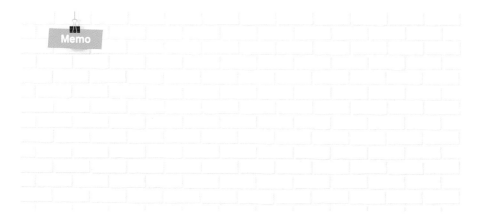

Memo

🔍 심포지엄(symposium)

- 강연식 토의, 단상 토의라고도 한다.
- 동일한 주제에 대해 2명 이상의 강연자들이
  서로 다른 각도에서 강연한다.
- 강연 후 사회자의 진행 아래 청중과 강연자
  가 질의 토론한다.
- 청중, 강연자, 사회자는 해당 주제에 대한
  전문 지식이나 경험이 있어야 한다.

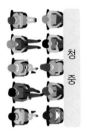
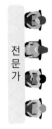

장점
- 밀도 있는 접근으로 다양한 지식과 경험을 획득할 수 있다.
- 강사가 계속 바뀌므로 흥미롭다.
- 특정 주제에 대해 깊이 있게 접근할 수 있다.
- 많은 청중이 참여할 수 있다.

단점
- 강연자가 전문가이므로 발표 내용에 직접 간섭이 어려워 의도된 주제를 철저히 다루기 어렵다.
- 강연자의 사전 준비가 부족할 경우 효과가 낮다.
- 학습자가 배경지식이 없으면 이해하기 어려워 교육 효과가 떨어진다.

🔍 세미나(seminar)

- 참가자 모두 토의 주제에 있어 권위 있는 전문
  가이다.
- 주로 대학원, 학회 등 특정 주제에 대한 전문
  적 연수나 훈련의 기회를 제공하기 위한 목적
  이 있다.
- 주제 발표자의 공식적인 발표에 참가자들이 사
  전에 준비된 의견을 개진하거나 질의하는 방식이다.

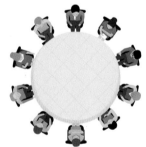

장점
- 토의 주제에 관해 심층적 연구와 전문 연구의 기회가 된다.
- 전문적이고 다양한 토의와 발표를 통해 참가자의 흥미와 관심을 끌 수 있다.

 단점
- 해당 분야에 대한 전문적 식견과 정보, 배경이 없는 구성원에게 활용할 수 없다.

★ 브레인스토밍

브레인스토밍(brainstorming)은 창의력 훈련 방법 중 하나로 사용되어 왔다. 두뇌(brain)가 회오리(storming)를 일으킨다는 의미로 기존의 사고 방식에서 벗어나 갑자기 떠오르는 생각이나 의견을 내는 방법이다. 2~15명씩 그룹을 편성하여 진행자, 기록자를 결정한다. 가능한 한 원형으로 둘러앉아 자유로운 분위기 속에서 한 사람씩 의견을 내도록 한다. 빠른 속도로 아이디어를 이야기하며 개인당 주어진 시간이 지나면 발언이 중지되며 다음 사람에게 기회가 돌아간다. 다른 사람이 낸 아이디어를 조합하거나 첨언해도 된다. 그러나 다른 사람의 의견에 대한 비판은 절대 금지이며 아이디어에 대한 판단은 나중에 하도록 한다. 진행자는 다양한 아이디어가 나올 수 있도록 격려하며 부정적인 말이나 비판적 피드백은 삼간다. 10분 정도 토의하며 기록자는 이 결과를 종이나 컴퓨터에 기록한다. 브레인스토밍 결과 나온 아이디어 중 최선안을 선정한다. 최선안으로 선정된 아이디어와 선정된 이유를 발표한다. 브레인스토밍의 장단점은 다음과 같다.

 장점
- 협력적인 분위기 조성이 가능하다.
- 자신의 의견을 인정받는 경험을 할 수 있다.
- 새로운 방법을 고안할 수 있다.

 단점
- 시간이 많이 소요된다.
- 기대했던 결과가 나오지 않을 수도 있다.
- 효과적인 진행을 위한 사회자의 역량이 요구된다.
- 즉흥적으로 의견을 내는 것에 대한 부담이 있을 수 있다.

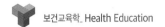

★ 시범

시범(demonstration)은 학습자들이 익혀야 할 기술 또는 절차의 실제적인 예를 교수자가 보여주면 학습자들이 새로운 행동 양식을 획득하거나 학습하게 되는 교육 방법이다. 이 방법은 언어로 설명하는 것보다 실기가 필요한 학습에 적절하다. 예를 들면, 심폐소생술 교육, 모유 수유 교육 등이 있다.

시범의 장단점은 다음과 같다.

- 학습자의 흥미와 동기 유발이 쉽다.
- 학습자가 직접 수행해 봄으로써 학습 목표 도달에 효과적이다.

- 시범과 체험을 위한 교육 시간이 많이 소모된다.
- 시범 교육을 위한 다양한 교육 자료와 학습 환경이 필요하다.
- 대규모 집단을 대상으로 실시하기 어렵다.
- 교수자의 기술과 준비 정도에 따라 학습 효과가 달라진다.

★ 시뮬레이션

시뮬레이션(simulation)은 실제와 유사한 상황 또는 과정을 인위적으로 단순화하여 학습자에게 제시하는 교육 방법을 말한다. 시뮬레이션 상황 속에서 학습자들은 실제 있을 수 있는 상황을 가정하여 위험 부담 없이 안전하게 교육 및 훈련을 받음으로써 필요한 능력과 기술을 습득할 수 있다. 시뮬레이션 교육 방법은 위험 부담이 따르는 임상 실습이나 비행 훈련 등 직접 조작을 중요시하는 교육 내용이나 태도, 기능 훈련에 많이 사용된다. 특히, 의료 및 간호 현장에서 환자에게 직접적인 위해가 되는 의료 행위를 실제 의료 상황으로 가정하고 시뮬레이션해 봄으로써 학습자들의 기술 능력 및 상황 대처 능력이 향상될 수 있다.

시뮬레이션의 장단점은 다음과 같다.

- 중요한 부분을 반복해서 학습할 수 있으며 학습자의 행동에 대해 즉각적인 피드백이 가능하다.
- 학습자는 위험 부담 없이 안전하게 학습할 수 있다.
- 어려운 학습 내용에 활용하면 효과적이다.
- 실제와 유사한 상황에 몰입시켜 실생활에 적용하기 쉽다.

- 학습자가 실제와 같은 상황에서 스스로 발견 학습을 함으로써 많은 시간이 소요된다.
- 현실을 단순하게 표현한 시뮬레이션 상황으로 인해 실제 상황을 제대로 이해하지 못할 수 있다.
- 시뮬레이션 상황을 구현하는 데 비용이 많이 소모된다.

★ 문제기반학습

문제기반학습(Problem-Based Learning; PBL)은 학습자들에게 상황을 제시하고, 그 상황 속에서 문제점을 발견하여 해결하는 과정에서 비판적 사고를 통해 지식·기술·태도를 학습하는 방법이다. 이 방법은 의과 대학에서 의대생들이 열심히 공부했음에도 불구하고 실제 환자를 진단하고 치료하는 데 어려움을 겪는 것을 보고 고안되었다. 학교에서 다루는 지식은 명확한 답을 가지며 비교적 구조화되어 있는 반면에, 현장의 문제들은 관련 자료들이 비구조화되어 있다. 문제기반학습은 이러한 실제적이고 비구조화된 문제들에서 해결해야 할 문제를 이해하고 관리하기 위한 수행 사항을 확인하고 이와 관련된 정보를 수집하는 방법을 결정해야 한다. 이를 통해 문제 해결 과정에서 관련된 개념과 원리를 배우고 필요한 정보를 수집·분석·처리·종합·정리함으로써 문제 해결 능력을 기르게 된다.

문제기반학습의 절차는 문제 제시, 문제 확인, 문제 해결을 위한 자료 수집, 문제 재확인 및 해결안 도출, 도출된 해결안 발표, 학습 결과 정리 및 평가의 단계로 이루어진다.

문제기반학습의 장단점은 다음과 같다.

장점
- 협동 학습을 통해 대인 관계 기술이 배양된다.
- 실제적인 문제 해결 과정을 통해 문제 해결 능력이 함양된다.
- 자기 주도적 학습 능력이 향상된다.

 단점
- 문제 개발 과정이 어렵다.
- 학습 시간이 많이 소모되어 비효율적이다.
- 학습자의 수준과 맞지 않을 경우 학습 동기가 저하된다.

★ 역할극

역할극(role-play)은 실제 상황을 가정하고 상황 중 한 인물이 되어 연기해봄으로써 직접 실제 상황의 인물이 되어 어떤 상황을 분석하고 해결 방안을 모색해 나가는 방법이다. 역할극을 통해 학습자들에게 실제 상황을 객관화시키고 탐구할 기회를 마련해준다. 역할극은 사람들이 타인의 행동에 어떻게 영향을 미치는가를 이해하는 데 도움을 주며, 학습자 자신의 관점과 의견을 더욱 확실히 알게 되는 계기가 된다. 역할극에 직접 참여하는 학습자와 함께 청중 또한 역할극을 보면서 어떠한 행동이 적절한지 생각하게 됨으로써 모든 학습자가 학습 효과를 얻을 수 있다. 역할극의 장단점은 다음과 같다.

 장점
- 학습자의 참여로 흥미와 동기 유발이 가능하다.
- 문제에 대해 보는 관점이 넓어진다.
- 극중 역할을 통해 심리적 정화를 경험한다.
- 상대방의 입장이 되어봄으로써 대인 관계 교육에 효과적이다.
- 알고 있는 사실을 행동으로 표현하며 실제 적용 능력이 계발된다.

 단점
- 학습자의 능력 수준과 참여 정도에 따라 학습 효과가 달라진다.
- 시간과 비용이 많이 든다.
- 역할극의 인물이나 상황, 환경이 사실과 괴리감이 있을 때 학습 목표 도달이 어렵다.
- 극중 인물을 선택하기 쉽지 않다.

★ 프로젝트 학습

프로젝트 학습(project learning)이란 학습자가 스스로 구성한 문제 혹은 주제에 대한 탐구 활동을 통해 프로젝트를 완성하는 학습이며, 프로젝트를 완성하는 과정에서 학습 경험이 이루어진다. 대개 소집단인 팀별로 프로젝트가 진행되며, 학습자 스스로 자료를 수집하고, 계획, 수행, 평가함으로써 창의적으로 새로운 발견을 하고 주제를 직접 탐색할 기회를 얻게 된다. 또한, 학습자 간 상호 작용이 이루어지며 외부 전문가 및 지역 공동체와의 접촉을 통해 협력 학습을 경험하게 된다. 예를 들어 '지역사회의 금연 문화를 조성하기 위한 프로젝트 수업'를 하게 된다면 지역 내 흡연을 많이 하는 장소를 학생들이 조사하고, 흡연 장소 청소 또는 금연 캠페인을 실시하며 흡연을 줄이기 위한 시설물 및 정책 등을 고안해 실제로 시청에 정책 제안을 할 수도 있다. 프로젝트 학습의 장단점은 다음과 같다.

- 프로젝트와 관련한 지식, 기술, 성향, 감정 등이 균형 있게 발달할 수 있다.
- 학습자의 자발적인 참여로 자기 주도력, 성취감이 향상된다.
- 실생활과 관련이 높아 실제 문제 해결력이 향상된다.
- 협동심, 공동체 의식이 형성된다.

- 많은 시간이 소요된다.
- 학습자 간 선호도와 개인차로 우수한 학습자에게 독점되는 경향이 있다.
- 문제 해결을 위한 자료나 정보가 부족한 경우 실패할 가능성이 있다.
- 평가의 신뢰도 및 객관성이 저하될 우려가 있다.

★ 하브루타

하브루타(havruta)는 학습자들 사이의 질문과 토론, 논쟁, 질문에 다양하게 답변을 탐색하는 과정을 통해 학습이 이루어지는 방법이다. 하브루타는 짝을 지어 친구와 함께 공부하는 것을 뜻하며, 친구가 스승이 되고 내가 스승이 되어 서로의 생각과 의견을 토론하고 수용하며 비판을 통해 서로의 생각이 확장될 수 있게 한다. 하브루타는 질문하는 것이 가장 주요한 활동이다. 좋은 질문을 통해 토론이 제대로 이루어지며, 보다 넓고 깊은 생각이 도출된다. 인간의 배움 또한 질문으로 시작되며 질문을 통해서 보다 발전된 생각으로 진행된다. 또한, 현대에는 질문과 토론을 통한 소통과 관계의 중요성이 부각되고 있으므로 하브루타에서의 토론과 대화를 통해 의사소통 능력 향상을 꾀할 수 있다.

하브루타 수업 모형은 여러 가지가 있다. 수업 과정에서 토론하고 질문하는 모든 것이 하브루타에 해당하며, 질문 중심 하브루타 수업 모형, 논쟁 중심 하브루타 수업 모형, 비교 중심 하브루타 수업 모형, 친구 가르치기 하브루타 수업 모형, 문제 만들기 하브루타 수업 모형 등이 있다.

- 대인 관계 능력이 향상된다.
- 학습 내용을 깊이 있게 이해할 수 있다.
- 자기 표현 능력이 향상된다.
- 토론 및 논쟁 능력이 향상된다.
- 창의력 및 비판적 사고 능력이 향상된다.

- 교수자와 학습자의 사전 준비가 많이 필요하다.
- 수업 시간이 많이 소요된다.
- 수업을 철저히 계획하지 않으면 학습 목표 도달이 어렵다.

★ 액션 러닝

액션 러닝(action learning)이란 소규모 집단으로 구성된 팀이 실제 발생한 과제에 대해 해결 방안을 모색하는 과정을 말한다. 과제를 실행하는 도중 동료 학습자 및 러닝 코치와 질문과 성찰, 지식 습득, 피드백 활동을 통해서 학습해 나가며, 개인의 성장뿐만 아니라 조직의 역량을 발전시키는 교육 방법이다.

1954년 영국의 물리학자 레그 에반스(Reg Revans)가 광부들을 대상으로 탄광 산업 생산성 향상을 위한 집단 컨설팅을 실시해 30% 이상 생산성 향상 효과를 가져온 이후로 의료기관, 학교, 정부, 기업 등 다양한 분야에서 액션 러닝이 적용되어 확산되고 있다. 예를 들면, 학급 내에서 안전사고 발생이 증가했다면 염좌 및 찰과상이 많이 늘어나는 문제에 대해서 다룰 수 있다.

장점
- 리더십 및 협동 능력이 향상된다.
- 스스로 문제를 찾고 그에 따른 해결 방안을 학습할 수 있다.

 단점
- 가상의 문제에는 사용할 수 없다.
- 문제 해결에만 초점이 맞춰질 경우 학습 효과가 떨어진다.
- 학습자의 능력에 따라 학습 효과가 달라질 수 있다.
- 러닝 코치의 영향을 많이 받는다.

★ 게임

게임(game)은 도전적인 목적을 달성하기 위해 경쟁적인 요소를 이용하여 규칙에 따르는 놀이적 환경을 제공하는 학습 방법이다. 게임을 통해 재미있게 구성하여 학습자의 흥미와 관심을 끌어내 교육 목적을 달성하고자 하는 고도화된 동기화 방법이다. 게임에 참여하는 자체가 학습 동기를 유발할 수 있으며, 학습자들은 새로운 과제를 해결하는 과정을 통해 깊고 정교한 사고력을 향상시킬 수 있다.

게임은 교수-학습 과정에서 교수자가 게임의 목적, 규칙과 주의 사항을 설명(briefing)하고 학습자들은 준비(setting)하며, 실제로 플레잉(playing)을 한다. 게임이 끝난 후에는 반드시 교수와 학습자가 함께 디브리핑(debriefing)을 통해 반성의 시간을 갖도록 해야 한다. 시간 배분은 설명 5분, 준비 5분, 플레잉 20분, 디브리핑 15분, 기타 5분 정도를 사용하며, 규칙은 단순하고 쉬워야 학습자들에게 보다 의미 있는 경험과 깊은 성찰을 끌어낼 수 있다.

 장점
- 재미있게 학습 내용을 습득할 수 있다.
- 게임을 통해 의사소통 기술, 경쟁심, 호기심, 규칙 준수를 배울 수 있다.
- 게임 전략 수립을 통해 논리적 사고 능력이 배양된다.

 단점
- 경쟁이 과열될 수 있다.
- 게임의 목적을 정확히 인지하지 않고 재미만 추구하면 학습 목표 도달이 어렵다.
- 규칙이 어려우면 규칙을 이해하는 데 시간이 많이 소모될 수 있다.

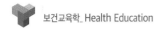

★ 견학

견학(filed trip)이란 실제 현장을 방문하여 직접 관찰을 통해 학습 목표에 도달하는 교육 방법이다. 견학 전에 반드시 학습자들에게 견학의 목적을 알려주어야 하며, 견학 장소를 사전 답사하여 사전 계획을 명확히 세우는 것이 좋다. 견학 후에는 견학 목적이 달성되었는지 간단한 토의나 보고서 발표를 통해 평가하는 시간을 갖고 부족한 부분은 교수자가 보충 설명해주어야 한다.

- 직접 실물이나 실제 상황을 관찰함으로써 이해력이 증진된다.
- 사물을 관찰하는 능력이 배양된다.
- 실제 적용 능력이 함양된다.
- 학습자의 흥미와 동기가 유발된다.

- 시간과 비용이 많이 든다.
- 견학 장소 섭외가 어렵다.
- 체계적인 사전 계획이 필요하다.
- 예상치 못한 상황이나 사고가 발생할 수 있다.

★ 캠페인

캠페인(campaign)이라는 용어는 라틴어인 'campus'를 어원으로 하고 있으며 campus는 '전투 현장에서의 훈련'을 말한다. 즉, 캠페인은 '목적을 달성하기 위해 상황에 맞는 대상자에게 실시하는 모든 활동'을 의미한다. 캠페인을 실행하기에 앞서 구체적인 목표와 그 이유, 구체적인 대상자, 전달하고자 하는 방법과 시기를 미리 설정해야 한다. 보건교육에서의 캠페인은 적절한 대상자에게 건강에 관해 필요한 지식과 기술, 태도를 변화시키고 증진하고자 할 때 집중적이고 반복적으로 교육 내용을 알리도록 하는 데 활용되는 방법이다. 텔레비전·라디오 등 대중 매체, 팸플릿, 소셜 미디어, 포스터 등을 교육 매체로 활용한다.

- 새로운 지식과 정보를 빠르게 다수에게 전달할 수 있다.
- 학교, 의료기관, 보건소, 산업장 등 어디서나 활용할 수 있다.

단점
- 일방적인 전달 방법으로 대중의 이해 정도를 파악하기 힘들다.
- 대중의 관심을 유도하기 어렵다.
- 캠페인이 끝난 후 대중의 관심이 감소할 수 있다.
- 장소, 예산, 인력 등 사전 준비가 많이 필요하다.

★ 건강 전시회

전시의 사전적 의미는 '펴서 보임'이며 전시회의 사전적 의미는 '어떤 특정한 물건 등을 전시하여 일반에게 참고가 되게 하는 모임'이다. 건강 전시회(health exhibition)는 대상자의 건강과 관련된 내용이 포함된 시각적 자료를 일정 기간 특정 장소를 활용하여 비치해서 전시하는 것이다. 건강 전시회의 자료로는 실물, 모형, 포스터 등 다양하며 그들이 건강에 관심을 갖도록 하는 방법이다. 건강 전시회의 장단점은 다음과 같다.

 장점
- 대상자의 흥미 유발을 통해 주의 집중이 용이하다.
- 핵심적인 교육 내용을 함축적으로 보여줄 수 있어 학습자의 이해를 돕는다.
- 많은 시간을 들이지 않아도 수시로 보면서 학습 목표에 도달할 수 있다.

 단점
- 창의적인 전시물과 시선을 끌 수 있는 전시 계획, 진열이 기획되어야 한다.
- 전시 장소를 섭외하기 어렵다.
- 전시물을 자주 교체해주어야 학습자들의 흥미가 유발될 수 있다.

❸ 멀티미디어 활용 보건교육

★ 온라인 학습

온라인 학습(online-learning)은 인터넷 접속이 가능한 사이버 공간에서 교수자와 학습자가 직접 대면하지 않고 교육 활동이 이루어지는 형태를 말한다. 디지털 기기를 활용하여 온라인 콘텐츠나 실시간 화상 강의 기술로 원격으로 학습하는 것이다. 온라인 수업 플랫폼으로는 e-학습터, EBS 온라인 클래스, 위두랑, 클래스팅, MS 팀즈,

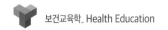

네이버 BAND, 카카오톡, 구루미, Zoom, 네이버 라인웍스 등이 있다. 온라인 학습의 장단점은 다음과 같다.

 장점
- 접촉으로 인한 감염 위험성이 감소하여 건강과 안전을 확보할 수 있다.
- 디지털 기기를 통해 언제 어디서나 수업이 이루어질 수 있다.
- 자기 주도적 학습, 개별 학습, 맞춤 학습이 가능하다.

 단점
- 대인 관계 기술 및 사회성 함양이 어렵다.
- 유치원생, 저학년, 장애 학습자의 경우 스스로 학습하기 어렵다.
- 온라인 수업 체제를 구축하고 유지하기 위한 기술과 비용 투자가 필요하다.

★ 블렌디드 러닝

블렌디드 러닝(blended learning)은 특정한 물리적 장소에서 이루어지는 오프라인 학습과 시공간의 제약을 받지 않는 온라인 학습을 결합하여 운영하는 학습 형태이다. 즉, 온라인 수업의 장점과 오프라인 수업의 장점을 적절히 혼합하여 학습 효과를 높이기 위한 수업 설계 전략이다. 블렌디드 러닝은 오프라인 수업과 온라인 수업의 비중과 그 방법에 따라 4가지 유형(순환 모델, 플렉스 모델, 알라 카르테 모델, 가상학습강화 모델)으로 나눌 수 있다.

- 순환 모델(rotation model)　학교에서 수업하며 다양한 학습 형태를 센터로 나누어 정해진 일과 시간에 따라 순환하거나 교수자의 지시에 따라 순환하는 학습 방법이다. 순환 모델은 스테이션 순환 학습(station rotation), 랩 순환(rap rotation), 플립 러닝(flipped learning), 개별 순환 학습(individual rotation)이 있다. 특히 초등학교에서 많이 사용하는 학습 형태로, 모둠으로 구성된 학습자를 교수자가 지도하는 그룹, 온라인 학습, 토론 학습, 개별 과제 학습, 모둠 학습 그룹 등 다양하다. 하나의 학습 형태를 시작한 후 일정 시간이 지나면 모든 학습자는 다음 활동으로 함께 이동하며 수업이 진행된다.
- 플렉스 모델(flex model)　일정하게 짜여진 오프라인 학습에 참여하기 어려운 학습자들을 위해 고안된 모델로 온라인으로 주로 학습하며 시험이나 행사 때는

오프라인으로 진행한다. 우리나라에서는 대표적으로 방송 통신 대학, 사이버 대학 등이 이에 속한다.

- 알라 카르테 모델(A La Carte model) 학습자가 학교에 다니며 대면 수업에 참여하면서도 그들이 개인적으로 선택한 온라인 코스를 통해 학습을 보충하는 방식으로, 학교 외 교육 과정을 이수하거나 선택 교과를 학습할 수 있는 모델이다. 해당 과목의 학습 평가는 모두 온라인으로 이루어지며, 학습 과정의 성적 관리 교사는 온라인으로만 만난다. 예를 들면, 정규 수업 전후에 각 학교에서 마련한 교실에서 온라인 코스를 통해 학습하고 교사가 취약한 부분들을 운영하거나, 위기 학생을 대상으로 하여 온라인 코스로 기술 학교 또는 대학 진학을 지원하기도 한다.

- 가상학습강화 모델(enriched virtual model) 정규 온라인 학교에서 주된 학습을 실시하며 학습자들에게 학습 경험을 제공하기 위하여 오프라인 수업도 일부 포함시킨 블렌디드 형태의 학습이다. 학습 과정 중 일부는 학교에 와서 오프라인으로 진행하고, 그 외 학습은 언제든지 온라인으로 들을 수 있도록 하는 모델이다. 따라서 학습자들은 학교 수업에 거의 참여하지 않는 만큼 교사와 학습자의 대면 횟수가 적다는 점에서 거꾸로 수업과의 차이가 있다. 예를 들면 월, 화, 수요일은 등교해 수업을 듣고, 목, 금요일은 가정에서 온라인 학습을 할 수 있다. 학습자들은 일부 과목은 온라인 수업과 오프라인 수업을 병행해서 수행하며, 개인의 성향에 따라 오프라인과 온라인의 학습 비중을 조절할 수 있다.

🔍 순환 모델

스테이션 순환 학습(station rotation)

- 순환 모델의 가장 기본적인 유형이다.
- 학생들은 자신이 속한 학급 내에서 또는 그룹 내에서 순환하며 학습하는 형태이다.
- 예를 들면, 교사 주도 수업, 온라인 학습, 모둠 학습을 학급 전체가 바꿔가면서 학습하게 된다.

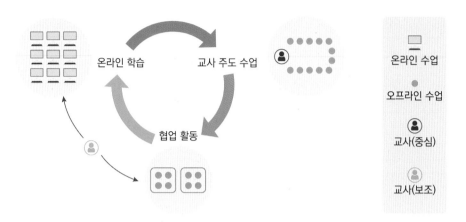

랩 순환(rap rotation)

- 스테이션 순환 방식처럼 정해진 순서에 따라서 순환하면서 학습하는 방식으로, 온라인 수업을 위해 보조 교사가 있는 컴퓨터실을 사용한다는 점에서 차이가 있다.
- 학생들이 온라인 학습을 위해 학습 시간의 1/4은 컴퓨터실을 활용하는 학습 방법이다.

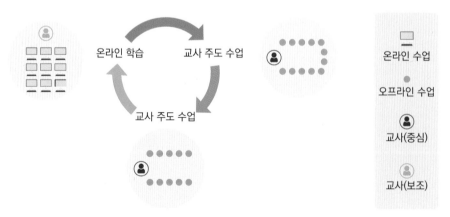

플립 러닝(flipped learning):

- 교사가 수업한 후에 학생들이 집에서 개별적으로 심화 보충 학습을 하는 수업

방식과 순서를 바꿔서 학생들이 수업 전에 미리 온라인 수업으로 강의를 듣고 학교에서는 교사가 이끄는 학습이나 프로젝트를 하는 방식이다.

- 온라인으로 강의를 미리 들음으로써 수업 시간에는 기본적인 내용보다 기본 개념을 활용하여 문제를 풀거나 주제에 대해 토론하면서 능동적이고 학습자 주도적인 수업으로 진행할 수 있다.

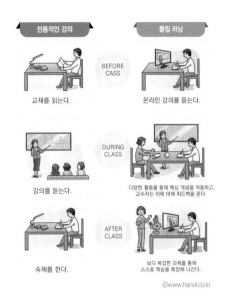

개별 순환 학습(individual rotation)

- 학습 형태를 순환함에 있어서 학급 전체가 아닌 개별적으로 순환하며, 각 개인에 맞게 짜인 활동 목록에 따라 순환한다.

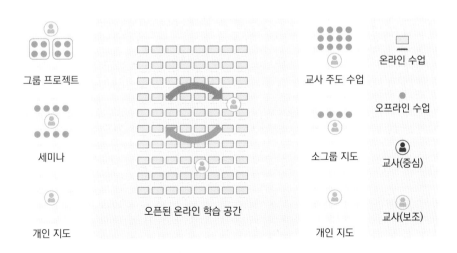

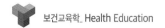

블렌디드 러닝의 장단점은 다음과 같다.

 장점
- 학습자가 주도하는 개인 맞춤형 교육이 가능하다.
- 개인차를 고려한 콘텐츠를 제공하여 학습 격차를 줄일 수 있다.
- 시공간 제약을 받지 않는다.
- 지성과 감성을 함께 자극하여 다양한 경험이 가능하다.
- 온라인 수업의 단점(예 교수-학습자 간 상호 작용 저하)을 오프라인 수업으로 보완 가능하다.

 단점
- 교육용 기술 도구와 온라인 플랫폼에 대한 신뢰와 강력한 기술 지원이 필요하다.
- 교사는 온라인 수업과 오프라인 수업을 혼합한 강의 계획서를 추가로 작성하는 등 준비 시간이 많이 걸릴 수 있다.

★ 메타버스

메타버스(metaverse)는 '더 높은, 초월한'을 의미하는 'meta(메타)'와 '우주, 경험 세계'를 의미하는 'Universe(유니버스)'의 합성어로 '가상과 현실이 융합된 공간에서 사람과 사물이 상호 작용하며 경제·사회·문화적 가치를 창출하는 세계(플랫폼)'를 뜻하는 말이다. 메타버스는 가상 세계로만 한정하는 것이 아니라 현실의 실재와 가상의 요소가 결합해 만들어진 새로운 세계를 말한다. 스마트폰, 인터넷 등 디지털 미디어 속의 세상, 디지털화된 사회도 포함된다. 미래의 학습은 메타버스를 이해하고 메타버스를 활용한 사회·경제·문화 활동을 능동적으로 수행할 수 있는 역량이 요구된다.

메타버스의 4가지 특성으로는 증강 현실(augmented reality), 라이프로깅(lifelogging), 거울 세계(mirror world), 가상 현실(Virtual Reality; VR)이 있다.

🔎 증강 현실(augmented reality)

- 실제 환경에 가상의 사물이나 정보를 합성하여 보이게 하는 기술을 말한다.
- 현실 세계에 가상의 물체를 덧씌워 대상을 입체적이고 실재감 있게 보여주는 교육에서도 사용될 수 있다.

- 포켓몬고 게임이나 자동차 앞 유리에 주행 관련 정보를 표시해주는 GPS 기반 증강 현실 또는 스노우 카메라 앱 등과 같이 현실 세계에 가상의 물체를 덧씌워 대상을 입체적이고 실재감 있게 해준다.
- 동물 및 인체의 구조와 해부 생리 등을 눈앞에서 관찰하며 학습할 수 있다.

🔍 라이프로깅(lifelogging)

- 신체, 감정, 경험, 움직임 등 이용자의 사적인 데이터들을 디지털화하여 디지털 공간에 기록하는 방식을 말한다.
- 앱을 착용하고 달리면 GPS를 통해 달린 거리와 코스를 지도에 그려주는 기능 등이 있다.
- 자신의 삶에 대한 정보를 기록하고 공유하며, 위치 정보 데이터가 자동으로 등록되는 경우가 많다.
- 페이스북, 인스타그램, 트위터, 카카오톡 등과 같은 SNS가 대표적이다.
- 건강 교육 및 운동 활동과 연계하여 웨어러블 밴드(Wearable band)를 착용한 상태에서 자신의 걸음 목표를 공유하여 친구들과 격려하며 경쟁할 수 있고, 다양한 걷기 미션을 통해 목표 달성을 도울 수 있다.

🔍 거울 세계(mirror world)

- 현실 세계를 복사하여 현실보다 더 정보성과 편의성을 높여주는 기술이다.
- 대표적인 예가 3D 지도인 구글 어스(Google earth)이며, 이는 단순한 지도뿐만 아니라 지도 안의 식당 영업 시간, 가격 정보까지도 포함되어 있다.
- 배달 앱, 호텔 앱, 카카오 유니버스 등도 이에 포함된다.
- 이 기술을 활용하여 국내외 병원의 시설을 구현하고 그 안의 의료진 및 환자 체험을 통해 교육 및 이용에 활용할 수 있으며, 지역사회의 보건 의료 및 간호를 위한 관련 시설을 탐방해보는 수업에 접목할 수 있다.

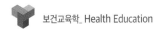

🔍 가상 현실(Virtual Reality; VR)

- 컴퓨터 그래픽으로 가상의 사이버 공간을 구축하여 현실 세계와 연계가 없는 가상의 사회, 세계관, 인물이 등장하고 만나볼 수 있다.
- 실감나는 3D 메타버스를 구현하기 위해서는 VR 기술이 필요하다. VR 기술은 주로 헬멧 형태의 헤드 마운티드 디스플레이(Head Mounted Display; HMD) 형태로 제작된다.
- 멀리 있던 물체가 눈앞으로 움직이기도 하고, 내 동작을 그대로 인식하여 입력되기도 한다.
- 현재는 Zoom, Google Meet, Cisco Webex, MS TEAMS 등과 같은 다양한 화상 플랫폼이 사용되고 있다. 화상 플랫폼을 통해 카메라를 켜서 학생들과 화상 회의도 할 수 있고 채팅을 통해 의견을 주고받을 수 있다.
- 다양한 메타버스 플랫폼이 있고 현재에도 계속해서 생성되고 있다.

메타버스의 장단점은 다음과 같다.

- 시공간의 제약이 없어 개별 학습이 가능하다.
- 학습자 간 소통하여 쉽게 질문하며 피드백할 수 있다.
- 영상을 통해 현실감 있는 정보와 체험을 할 수 있다.

- 교수자-학습자 모두 디지털 기반 기기를 갖춰야 한다.
- 메타버스 기반 교육용 콘텐츠가 개발되어야 한다.

★ 마이크로 러닝

기술의 급속한 발전으로 정보의 종류와 양이 급격하게 증가하면서 학습자에게 교육 내용을 효과적으로 전달하기 위해 지식, 정보, 콘텐츠를 요약하여 작은 단위의 형태, 즉 마이크로 콘텐츠 형태로 전달하기 시작했다. 이러한 마이크로 콘텐츠 형태의 학습이 확산하면서 학습자들이 더욱 융통성 있고 효과적으로 학습하기 위해 마이크로 러닝(micro learning)이 등장했다. 마이크로 러닝은 학습 시간이 짧고, 간단하고 작은 주제 단위의 내용을 담고 있다. 보통은 5~15분 정도 분량의 콘텐츠를 제공하며, 하나의 학습 목표를 달성하는 데 필요한 학습 내용을 담은 작은 콘텐츠를 의미한다. 즉, 마이크로 러닝은 하나의 학습 목표와 그 목표를 달성하기 위한 핵심 내용으로 구성된 학습이다. 마이크로 러닝의 장단점은 다음과 같다.

 장점
- 언제 어디서나 반복적으로 학습할 수 있다.
- 학습자 요구에 맞는 내용으로 집중도를 올릴 수 있다.
- 짧은 시간 안에 빠르게 폭넓은 지식 습득이 가능하다.

 단점
- 학습 내용의 전체적인 맥락을 파악하기 힘들다.
- 편향적이고 지엽적인 학습이 될 수 있다.
- 인터넷이 없거나 학습자의 인터넷 사용 능력이 없으면 불가능하다.
- 활용할 수 있는 학습 콘텐츠가 마련되어 있어야 한다.

Memo

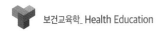 설계 단계: 교육 방법 선정

❊ 초등학교 5학년 학생 집단을 대상으로 하는 교육 중 학습 내용을 효과적으로 전달하기 위한 교육 방법을 활용한다. 학습 내용에 따라 비디오 시청, 강의, 시범, 역할극의 다양한 방법을 활용할 수 있다.

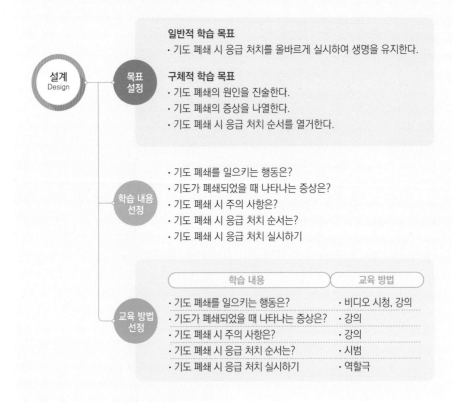

일반적 학습 목표
· 기도 폐쇄 시 응급 처치를 올바르게 실시하여 생명을 유지한다.

구체적 학습 목표
· 기도 폐쇄의 원인을 진술한다.
· 기도 폐쇄의 증상을 나열한다.
· 기도 폐쇄 시 응급 처치 순서를 열거한다.

학습 내용 선정
· 기도 폐쇄를 일으키는 행동은?
· 기도가 폐쇄되었을 때 나타나는 증상은?
· 기도 폐쇄 시 주의 사항은?
· 기도 폐쇄 시 응급 처치 순서는?
· 기도 폐쇄 시 응급 처치 실시하기

교육 방법 선정

학습 내용	교육 방법
· 기도 폐쇄를 일으키는 행동은?	· 비디오 시청, 강의
· 기도가 폐쇄되었을 때 나타나는 증상은?	· 강의
· 기도 폐쇄 시 주의 사항은?	· 강의
· 기도 폐쇄 시 응급 처치 순서는?	· 시범
· 기도 폐쇄 시 응급 처치 실시하기	· 역할극

Memo

4 교육 매체 선정

(1) 교육 매체의 개념

매체(media)는 between(사이, 중간)을 의미하는 라틴어 medium의 복수 형태인 me-dius라는 말에서 유래되어, 정보의 원천과 수신자 사이를 연결하는 매개체 또는 전달체를 의미한다. 매개체 또는 전달체가 교육에 사용될 때 '교육 매체'라고 한다. 교육 매체는 교수자와 학습자, 학습자와 학습자 간에 교육 목표를 효과적이고 효율적으로 달성하기 위해 필요한 정보나 학습 내용을 전달하는 다양한 형태의 매개 수단이다. 교육 매체의 개념은 협의의 개념과 광의의 개념으로 나누어 볼 수 있다.

❶ 협의의 개념　학습자의 이해를 돕기 위해 교육 내용을 구체화하거나 보충하기 위한 보조적 수단으로, 사용되는 기계나 자료 혹은 시청각적, 언어적 정보 전달에 이용되는 시청각 기자재를 의미한다.

　　ᴱˣ 모형, 사진, 슬라이드, 비디오, 컴퓨터, CAI(Computer Assisted Instruction: 컴퓨터 보조 수업)

❷ 광의의 개념　교수자와 학습자 간에 교수 목표 달성을 위해 사용되는 모든 수단을 의미한다.

　　ᴱˣ 인적 자원, 학습 내용, 학습 환경, 시설, 기자재 등을 포함하는 포괄적인 개념

(2) 교육 매체의 중요성

교육 매체는 교수 과정을 적용할 때 학습자의 흥미와 동기를 유발하기 위해, 감각적인 경험을 통해 추상적인 내용을 구체적인 의미로 전달하거나 복잡하고 어려운 내용을 쉽게 전달하기 위해 활용된다. 일반적으로 인간의 기억은 읽은 것은 10%, 들은 것은 20%, 본 것은 30%, 듣고 본 것은 50%, 말한 것은 70%, 말하고 행동한 것은 90%를 기억한다고 한다. 피플스(Peoples)는 프레젠테이션 플러스(Presentation Plus)에서 사람들은 사물을 인식할 때 75%는 보는 것에서, 13%는 듣는 것에서, 12%는 냄새,

맛, 촉감을 통하여 사물을 인식한다고 했다. 또한 그림을 사용하면 말보다 세 배의 효과가 있고, 말과 그림을 같이 소개하면 말로만 하는 것보다 여섯 배의 효과가 있다고 했다. 무치올로와 무치올로(Mucciolo & Mucciolo)는 프레젠테이션이나 강의에서 도표나 그림을 활용하면 학습 시간을 28% 정도 줄일 수 있다고 했다. 따라서, 교육 매체 활용 시 시청각적 자극을 통해 경험할 수 있는 매체를 사용하면, 교육할 때 학습자들의 학습 효과가 증가할 수 있으므로 교육 매체는 매우 중요하다. 다양하고 효과적인 교육 매체를 활용하여 학습 활동과 교육의 효과를 증대시키기 위한 노력이 필요하다.

❶ 매체 선정의 중요성

매체 선정의 중요성은 다음과 같다.

★ 표준화된 교육 활동 제공

사진, 비디오 등의 교수 매체를 활용하면 학습 효과를 증가시킬 뿐 아니라 교수자의 개인적 지식, 성향, 능력에 따른 교육 활동 및 학습 효과의 차이를 줄일 수 있어 결과적으로 교육 활동이 표준화될 수 있다.

★ 교수자와 학습자의 흥미 증진

교육 매체의 활용은 시각적, 청각적 감각을 자극시켜 교육 내용을 습득시키고, 새로운 학습 활동 참여를 통해 교육 활동을 함으로써 교수자와 학습자의 흥미를 증진시키는 효과가 있다.

★ 효과적인 상호 작용

교육 매체를 활용하여 교육할 때 교수자와 학습자 간의 상호 작용이 이루어진다. 교수자는 교육 매체에 대한 학습자의 반응을 확인해서 매체의 활용을 선택하고, 학습자는 활용되는 교육 매체에 대해 적극적으로 반응함으로써 교육 과정에 능동적으로 참여하게 된다.

★ 학습의 질 상승

교육 매체를 활용한 교육은 표준화된 교육 활동 제공, 교수자와 학습자의 흥미 증진, 효과적인 상호 작용 등을 통해 학습의 질을 상승시키는 효과가 있다.

❷ 매체 선정의 원리

매체 선정의 원리는 다음과 같다.

★ 학습 목적과 학습 내용에 적합

교육 매체는 학습 목적과 학습 내용을 전달하기에 적합해야 하므로 교육에서의 학습 목적과 목표를 효과적으로 달성하기 위해서 어떤 교육 매체가 적합한지를 고려하여 선정해야 한다. 예를 들어, 학습 목표가 지적, 정의적, 신체적 영역 중 인지적 영역의 학습 목표일 때는 내용의 사실적 개요를 설명하는 프레젠테이션 매체를 선정하는 것이 좋다. 비디오 등의 영상 매체는 인지적, 정의적, 신체적 영역의 학습에 모두 활용될 수 있고, 모형 및 표본은 실제 상황을 구현하기 어려울 때 교육 현장에서 실제와 비슷한 학습 효과를 얻을 수 있다.

★ 학습 대상자 파악

교육 매체 선정 시 학습 대상자의 나이, 성별, 학년, 지적 수준 등 기본적인 특성을 파악하고, 학습에 대한 요구 정도, 동기 부여 수준, 학습자가 선호하는 매체, 교육 내용이나 매체와 관련된 선수 경험 등을 파악하여 적절한 매체를 선정하여야 한다. 일반적으로 나이가 어린 학습자들에게는 직접 조작이 가능하고 시각적으로 구체성이 높은 매체를 제시하는 것이 좋고, 성숙한 학습자들에게는 추상적인 매체를 통해 자기 주도적으로 정보를 해석하고 고차원적인 사고를 촉진할 수 있도록 하는 것이 바람직하다. 또한 실제로 보건교육을 할 때 학습 대상자 집단의 크기에 따라 매체도 달라져야 한다.

★ 교육 매체의 이용 가능성 확인

교육 매체 이용 가능성은 교수자 측면과 학습자 측면, 환경적 측면에서 다음과 같이 고려할 수 있다.

• 교수자 측면: 매체를 다룰 기술이나 지식의 확보 사항

- 학습자 측면: 활용하려는 교육 매체의 전달 방법 수용 여부, 매체 이용으로 인한 학습자의 교육적 효과
- 환경적 측면: 예산, 시간적 제한, 매체를 적용하기 위한 물리적 환경이나 시설 확보 사항

❸ 교수 매체 선정 및 활용 모형: ASSURE 모형

하이니치(Heinich)가 개발한 ASSURE 모형은 실제 수업을 위한 교수 매체와 자료를 효과적이고 체계적으로 선정 및 활용할 때 사용할 수 있는 가장 보편적인 모형으로 알려져 있다. ASSURE 모형은 학습자 분석(analyze leaners characteristics), 목표 진술 (state objectives), 방법, 매체, 자료의 선정(select methods, media, and materials), 매체와 자료의 활용(utilize media and materials), 학습자 참여 필요(require learner participation), 평가와 수정(evaluate and revise)의 6단계로 구성되어 있다.

★ 학습자 분석

학습자 분석 단계는 학습자의 일반적인 특성, 학습자의 출발점 능력, 즉 인지적 수준(지능, 선수 학습과 선행 학습의 정도 등), 정의적 수준(동기 수준, 태도 등), 신체적 발달이 고려되어야 하며, 학습자의 사회 문화적 특징과 같은 환경적인 요인, 매체와 관련된 학습자들의 선호도를 파악해야 한다.

★ 목표 진술

목표 진술은 학습자가 해당 수업 후에 수업의 결과로 습득해야 할 지식, 기술, 태도를 명확하게 진술하는 것이다. 목표 진술은 매이거(Mager)의 ABCD 진술 기법을 사용하면 효과적이다.

- Audiences(학습 대상자)　목표 진술의 대상자는 학습 대상자로 기술
- Behaviors(목표 행동)　목표의 핵심은 수업 후 성취하게 될 능력을 관찰 가능한 행동적 용어로 진술하는 것
- Condition(학업 성취에 필요한 조건)　목표 도달에 사용되는 자원 및 자원의 조건, 시간을 제시

• Degree(학업 성취의 판단 기준) 목표 도달 여부를 판단할 기준 제시

★ 방법, 매체, 자료의 선정

학습 목표 달성을 위해 수업에 활용할 적절한 교육 방법과 매체를 선정하고, 교육 매체에 맞게 이용 가능한 자료를 활용하거나 기존의 자료를 수정 또는 새 자료를 설계해야 한다.

★ 매체와 자료의 활용

교육 매체의 효과적인 활용을 위해서는 '5P'에 해당하는 다음 내용을 고려해야 한다.

• 자료에 대한 사전 검토(Preview the materials): 교육 자료가 학습자의 특성 및 학습 목표와 적합한지 사전 검토
• 자료 준비(Prepare the materials): 교육 매체를 사용할 교실 환경 점검, 기기 성능 점검, 준비 완료 후 교육 매체와 자료를 이용하여 연습해 본 후 자료 제시
• 학습 환경 조성(Prepare the environment): 매체와 자료 사용에 알맞은 시설 준비
  예 의자, 환기, 온도 및 밝기 등
• 학습자 준비(Prepare the learners): 교육 매체로 학습자에게 미리 전반적인 개요 제시, 매체로 설명하여 동기 유발
• 학습 경험 제공(Provide the learning experience): 교육 형태에 적합한 학습 경험 제공, 교수자의 프레젠테이션 기술 필요

★ 학습자 참여 필요

• 학습 효과를 높이기 위해 학습자의 능동적 수업 참여 기회를 높인다. 교수자는 학습자의 참여 및 연습 활동에 즉각적이고 정확한 피드백을 제공해야 한다. 켐프(Kemp)는 즉각적인 필기나 질문, 시청각 자료를 통해 선택, 판단, 결정을 요구하거나 기술과 관련된 수행을 요구하는 등 학습 과정에서 학습자의 능동적 참여를 독려하는 방법을 제시했다.

★ 평가와 수정

• 마지막 단계에서는 수업이 성공적으로 이루어졌는지 수업의 효과와 영향에 대한 평가 및 수정을 실시해야 한다. 학습자의 수업 성취도 평가, 수업 방법과 교육 매체의 학습 목표 달성 적합성 평가, 자료 적절성 평가를 한다. 평가 결과가 만족스럽지 않은 경우 매체와 자료를 수정한다.

(3) 교육 매체 사용 시 고려 사항

교육 매체를 사용할 때에는 교육 효과를 높일 수 있도록 다음 사항을 고려해야 한다. 학습 내용과의 관련성과 학습 내용이 잘 전달될 수 있는지를 미리 확인하고, 교육 매체 사용이 학습자의 학습 경험과 학습 목표 도달에 얼마나 도움이 되는지를 평가해야 한다. 다음은 교육 매체 사용 시 고려할 사항이다.

❶ 자료에 대한 사전 검토   교육 매체는 교육의 보조 수단이므로 교육 시작 전에 학습 목표 및 학습 유형, 내용, 수준, 비용, 기능의 적합성을 확인한다.

❷ 학습 환경 확인   교육 시간, 장소, 조명, 환기, 음향 상태 등 교육 환경을 확인한다.

❸ 수업 전 지도와 자료의 제시   수업 시작 전 전반적인 내용과 이전 수업과의 관련성을 설명하여 학습자 주의를 환기시키고, 제시된 자료에 대한 학습자의 반응을 관찰한다.

❹ 평가   학습자의 성취도 평가, 교육 매체 평가, 교수-학습 과정에 대한 평가를 실시한다.

❺ 자료의 정리   교육 매체 사용 후 다음 수업에 사용할 수 있도록 잘 보관한다.

❻ 매체의 적절한 사용   수업 동안 너무 많은 매체를 사용하지 말고, 다양한 매체 중에서 교육에 가장 적합한 매체를 적합하게 사용해야 한다.

(4) 교육 매체의 유형 분류

❶ 구체성-추상성에 따른 분류

교육 매체의 구체성-추상성에 따른 분류는 대일(Dale)의 '경험의 원추(Cone of Experience)'가 대표적이다. 그는 원추에서 위로 올라갈수록 추상성이 높아진다고 보았다. '경험의 원추' 모형은 구체적인 것에서 추상적인 것의 순서로 위계적으로 배열하였으며, 많은 구체적인 경험은 보다 추상적인 경험의 학습에 도움이 된다고 설명하고 있다. 원추 모형의 단계는 〈그림 3-2〉와 같이 실제 경험을 통해 의미 있는 정보를 획득하는 행동적 경험 단계, 시청각 매체를 통한 영상적 경험 단계, 언어와 기호 같은 매체를 통한 상징적 경험 단계의 3단계로 분류된다.

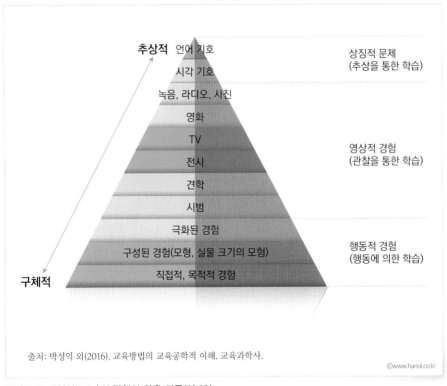

출처: 박성익 외(2016). 교육방법의 교육공학적 이해. 교육과학사.
©www.hanol.co.kr

그림 3-2_ 데일(Dale)의 경험의 원추 이론(1969)

❷ 상징 체계의 유형에 따른 분류

교육 매체는 〈표 3-8〉과 같이 상징 체계에 따라 시각 매체, 청각 매체, 시청각 매체, 상호 작용 매체로 나누어볼 수 있다.

표 3-8_ 교육 매체의 유형 분류

분류		종류	특징
시각 매체	비투사 매체	• 그림, 실물, 모형, 디오라마, 차트, 사진, 그래프, 포스터, 만화, 칠판, 괘도, 융판	• 광학적, 전기적 투사 방법을 사용하지 않음
	투사 매체	• 필름 스트립, 슬라이드, 영화, 투시환 등기, 실물화상기	• 광학적, 전기적 투사 방법을 사용
청각 매체		• 카세트테이프, 라디오, 녹음기, 레코드 음반, 오디오 카드, CD	• 청각적 정보 전달
시청각 매체		• VCR, 영화, TV, 동영상	• 시각과 청각적 정보 동시 활용
상호 작용 매체		• 멀티미디어, 양방향 TV, 상호 작용 비디오, 인터넷	• 컴퓨터를 기반으로 통합적이며 학습자와 상호 작용 가능

출처: 유승우 외(2017)

(5) 교육 매체별 특성

교육 매체 각각의 특성은 다음과 같다.

❶ 인쇄 매체

교육 매체 중 가장 오래되고 기본적인 형태인 인쇄 매체는 주로 문자를 중심으로 구성되어 지식을 쉽게 전달하는 데 효과적이다. 리플릿(leaflet), 팸플릿(pamplet) 등이 포함되는데 리플릿은 한 장으로 된 전단지이고, 팸플릿은 홍보용 소책자로 여러 장으로 만들어져 있다.

❷ 칠판, 화이트보드

칠판은 교육 현장에서 보편적이고 가장 오랫동안 사용해온 기본적인 시각 매체이다. 판서를 통해 교육 내용을 자유롭게 설명할 수 있으며, 강조와 수정이 용이하다.

❸ 전자 칠판

전자 칠판은 컴퓨터와 연결된 보드 위에 특별히 제작된 펜으로 수업 내용을 판서하고 이를 대형 스크린을 통해 학습자들에게 보여주는 시스템이다. 전자 칠판의 유형은 칠판의 형태로 구현되는 프로젝터를 사용한 프론트형과 LCD TV를 사용하는 LCD형이 있고, 교수자가 직접 모니터에 쓰는 내용을 투사하는 교탁형이 있다.

❹ 실물이나 실제 상황

실제 사물이나 사실적인 장면을 직접 사용하여 교육의 효율성을 높이는 방법이다. 보건교육에서는 실제 치약과 칫솔을 사용한 올바른 칫솔질, 실제 주사기를 사용한 인슐린 자가 주사 방법 교육 등을 예로 들 수 있다.

❺ 모형 및 유사물

모형은 실물을 사용하기 어려운 경우 실물을 나타내기 위해 인위적으로 만든 입체 자료를 말하며, 유사물은 실물과 같이 움직이거나 기능할 수 있는 모형을 말하는데, 대학 실습실에서 볼 수 있는 마네킹이나 의료 장비들이 이에 해당된다. 실물의 특정 부분을 확대하거나 축소하기도 하고, 실물에서 보여줄 수 없는 부분을 제시하여 실물의 단점을 보완해 교육의 효과를 높인다.

❻ 투시환등기

투시환등기(OverHead Projector; OHP)는 투명한 필름이나 실물 자료에 강한 빛을 투사함으로써 상을 확대시켜 스크린에 보이게 하는 매체이다. 스위치, 초점 조절 나사, 상의 높낮이를 조절하는 승강 장치를 조절하여 투명한 필름(Transparency; TP) 용지를 순차적으로 투시환등기에 투사시켜 스크린에 자료를 제시한다.

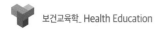
❼ 실물화상기

실물화상기는 책, 그림, 곤충, 물건 등 실물을 직접 투사하여 TV나 컴퓨터를 통해 영상으로 확대하여 보여주는 매체이다. 학습자의 시야에 투사물이 잘 들어올 수 있도록 투사 대상을 실물화상기에 올바르게 위치시키고, 초점을 잘 맞추어 학습자가 투사물을 잘 볼 수 있도록 해야 한다.

❽ 슬라이드

슬라이드는 35mm 필름을 한 프레임(frame)씩 잘라 한 장씩 차례로 보여줄 수 있도록 고안된 투사 매체로, 컴퓨터의 사용이 보편화됨에 따라 활용이 감소되고 있다.

❾ 전자책

전자책(e-Book)이란 책의 내용을 디지털 형태의 정보로 가공 및 저장한 출판물을 의미하며, 오프라인 형태의 CD-ROM(compact disc-read only memory) 등과 온라인 형태의 전자책, 소프트웨어 형태의 전자책으로 구별할 수 있다.

❿ 컴퓨터와 인터넷

컴퓨터의 교육적 활용은 1970년대 후반을 기준으로 소형 컴퓨터 이전 시대, 컴퓨터가 학교에 도입된 1977년부터 1990년대 중반까지의 소형 컴퓨터 시대, 1994년 웹(World Wide Web) 출현 이후의 인터넷 시대로 나누어 볼 수 있다. 컴퓨터를 이용한 수업은 보통 컴퓨터 보조 학습(Computer Assisted Instruction; CAI)이라고 부른다.

교육 매체별 장단점과 형태는 다음과 같다.

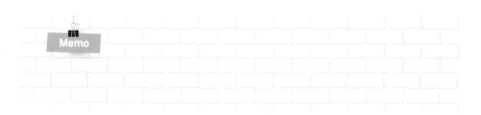

★ 인쇄 매체

 장점
- 다른 매체에 비해 상대적으로 제작, 구입이 저렴하다.
- 사용이 편리하고 이용하기 쉽다.

 단점
- 학습자가 독해 능력이 있어야 사용 가능하다.
- 대부분의 인쇄 매체는 일방적으로 전달되기 때문에 학습자는 수동적 자세를 가질 우려가 있다.
- 학습 동기가 유발되지 않은 상태에서 사용되는 인쇄 자료는 학습자에게 흥미 유발이나 주의 집중이 어렵다.

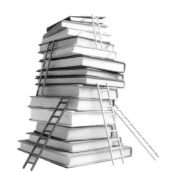

★ 칠판, 화이트보드

장점
- 가격이 저렴하고 관리가 쉽다.
- 대부분의 교육 장소에 칠판이 설치되어 있기 때문에 별도의 시설 준비가 요구되지 않아 누구나 쉽게 이용 가능하다.
- 판서를 통해 교육 내용을 자유롭게 설명할 수 있고, 다양한 색상으로 강조점 표시가 가능하다.

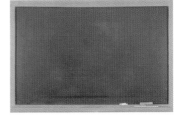

 단점
- 많은 양의 자료를 제시하거나 세부적이고 복잡한 그림을 제시하기에 부적절하다.
- 일반 칠판은 지우개 사용으로 인한 먼지 발생, 화이트보드는 반사광이 발생한다.
- 판서를 하는 교수자의 글자체에 따라 학습에 영향을 받을 수 있다.
- 영구적인 기록이 필요한 경우 부적절하다.

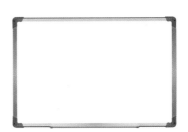

★ 전자 칠판

 장점
- 컴퓨터의 프로그램이나 동영상, 인터넷 등을 조작할 수 있고 그 위에 판서 기능을 통해 글을 써서 강조할 수 있다.
- 카메라, 마이크 등과 연결하여 교수자가 수업하는 내용을 동영상, 판서 내용과 함께 파일로 저장 가능하다.

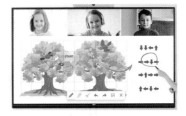

단점
- 프론트형 전자 칠판은 화질이 다소 어둡고 유지 보수 비용이 지속적으로 발생한다.
- LCD형 전자 칠판은 가격이 비싸고 화면에서 열이 많이 발생한다.
- 교탁형은 직접 작은 모니터에 판서해야 하므로 판서 내용이 많아질 때는 활용이 불편하다.
- 매체를 이용하기 위해서 기술과 시설이 필요하다.

★ 실물이나 실제 상황

 장점
- 직접적·구체적 학습 경험을 할 수 있으므로 학습자의 동기와 흥미를 유발한다.
- 다양한 연령과 배경을 가진 학습자에게 광범위하게 사용 가능하다.
- 교육 후 실생활에 즉시 활용이 가능하여 교육 효과가 높다.

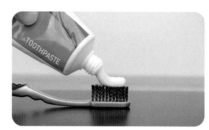

 단점
- 매체 관련 시간과 비용, 이동, 관리, 보관 등의 문제로 구입과 활용에 제한이 있다.
- 소규모 집단 교육에는 적합하나 대규모 집단 교육은 제한된다.

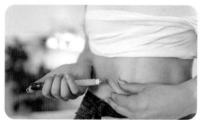

★ 모형 및 유사물

 장점
- 실물을 통해서 할 수 없는 활동이 가능하다.
- 반복 연습이 가능하다.
- 입체적이어서 이해에 도움을 주며, 실물이나 실제 상황의 활용과 거의 비슷한 교육 효과가 있다.

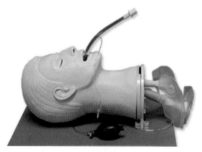

 단점
- 대부분은 가격이 비싸고, 가상 상황 설정에 고비용이다.
- 학습자가 많으면 효과가 적다.
- 파손 가능성, 보관 및 이동이 어렵다.

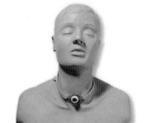

★ 투시환등기

 장점
- 약간 어두운 조명에서도 사용 가능하므로 장소에 크게 구애를 받지 않는다.
- 제작이 간단하고 저렴하며 반영구적으로 사용 가능하다.
- 학생 수가 많은 경우에 적합하며 포인터를 사용하여 쉽게 학생들의 주의를 집중시킬 수 있다.
- 학생들과 시선을 맞출 수 있으며 학생들의 반응을 보면서 속도나 제시 순서를 조절할 수 있어 학습자와 상호 작용에 효과적이다.

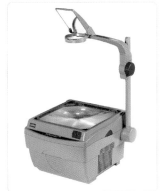

- TP 용지 위에 그림이나 글씨의 첨삭이 쉽고, TP 위에 겹쳐놓는 TP 겹쳐쓰기(Over-lap) 기법을 통해 추상적이고 복잡한 사실을 시각적으로 쉽게 설명 가능하다. 펜이나 마커를 사용하여 중요한 부분의 강조가 가능하다.

 단점
- 프로그램화되어 자동적으로 제시되는 것이 아니라 교수자에 의해 효과 여부가 결정되므로 교수자의 능력 및 철저한 사전 준비가 필요하다.
- 정적인 자료로 주의 집중을 장기간 유지하기 어렵다.
- 교수자가 준비한 자료를 일방적으로 제시하는 경우 학생들을 수동적으로 만들 수 있다.
- 이미지가 똑바로 나타나지 않고 왜곡되는 키스톤 현상(Keystone effect)이 나타날 수 있다.

★ 실물화상기

 장점
- 별도의 자료를 제작 변환할 필요 없어 사용이 간편하다.
- 원본 자료를 직접 기기 위에 올려 제시하므로 원본 자료의 손상 없이 부착된 카메라를 통해 필요시 확대 또는 축소하여 보여줄 수 있다.

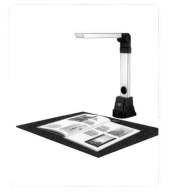

 단점
- TV, 컴퓨터 모니터, 프로젝션과 같은 출력 기기가 필요하다.
- 상이 커질수록 선명도가 떨어진다.

★ 슬라이드

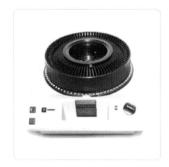

장점
- 일반 카메라로 쉽게 제작할 수 있고 프로젝트의 조작이 쉽다.
- 필름 가격이 저렴하고 다량의 복사가 가능하여 보급이 매우 용이하다.
- 순차적인 내용의 학습에 효과적이고 다양한 순서로 재배열 가능하다.

단점
- 동적인 내용에 활용되기 어렵다.
- 슬라이드 순서가 뒤바뀌거나 분실 우려가 있다.
- 불을 끄거나 어둡게 해야 하므로 여러 형태의 학습을 동시에 수행하기 어렵다.
- TV, 컴퓨터 모니터, 프로젝션과 같은 출력 기기가 필요하고 상이 커질수록 선명도가 떨어진다.

★ 전자책

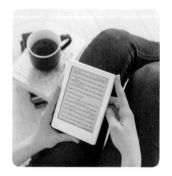

장점
- 방대한 양의 내용을 저장, 편집, 관리하는 데 편리하다.
- 실감 있는 정보 전달이 가능하고, 다양한 화면 구성 기능을 이용할 수 있다.
- 밑줄 긋기, 메모, 책갈피의 북마크 기능을 활용할 수 있다.

단점
- 전자파에 오랜 시간 동안 노출되어 시력이 나빠질 수 있다.
- 인쇄해서 볼 수 없다.

★ 컴퓨터와 인터넷

장점
- 컴퓨터가 제공하는 시청각 매체를 제공함으로써 학습자의 흥미 및 동기를 유발한다.
- 원하는 시간과 장소에서 반복 학습 및 즉각적인 피드백이 가능하다.

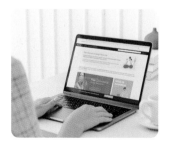

단점
- 정의적, 심동적 영역의 교육 내용에는 부적합하다.
- 컴퓨터 시스템 구축 및 유지에 고비용이다.
- 컴퓨터 해킹, 바이러스, 음란 폭력물 등 윤리적 문제가 발생할 수 있다.

ADDIE모형 설계 단계: 교육 매체 선정

❋ 교육 매체 선정 시에는 교육 내용을 효과적으로 전달하면서 학습자인 초등학교 5
학년 학생들의 흥미와 집중을 높일 수 있도록 고려해야 한다.

설계 (Design)

목표 설정

일반적 학습 목표
• 기도 폐쇄 시 응급 처치를 올바르게 실시하여 생명을 유지한다.

구체적 학습 목표
• 기도 폐쇄의 원인을 진술한다.
• 기도 폐쇄의 증상을 나열한다.
• 기도 폐쇄 시 응급 처치 순서를 열거한다.

학습 내용 선정

• 기도 폐쇄를 일으키는 행동은?
• 기도가 폐쇄되었을 때 나타나는 증상은?
• 기도 폐쇄 시 주의 사항은?
• 기도 폐쇄 시 응급 처치 순서는?
• 기도 폐쇄 시 응급 처치 실시하기

교육 방법 선정

학습 내용	교육 방법
• 기도 폐쇄를 일으키는 행동은?	• 비디오 시청, 강의
• 기도가 폐쇄되었을 때 나타나는 증상은?	• 강의
• 기도 폐쇄 시 주의 사항은?	• 강의
• 기도 폐쇄 시 응급 처치 순서는?	• 시범
• 기도 폐쇄 시 응급 처치 실시하기	• 역할극

교육 매체 선정

학습 내용	교육 방법	교육 매체
• 기도 폐쇄를 일으키는 행동은?	• 비디오 시청, 강의	• 빔프로젝트, 컴퓨터, 스크린, 동영상
• 기도가 폐쇄되었을 때 나타나는 증상은?	• 강의	• 기도 폐쇄 그림, PPT, 보건 교과서
• 기도 폐쇄 시 주의 사항은?	• 강의	• 기도 폐쇄 그림, PPT
• 기도 폐쇄 시 응급 처치 순서는?	• 시범	• PPT
• 기도 폐쇄 시 응급 처치 실시하기	• 역할극	

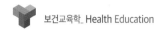

5 평가 계획

보건교육의 성과를 확인하기 위해 평가는 학습자의 학습 목표 달성 여부뿐만 아니라 보건교육의 방법과 매체까지도 모두 포함하여 실시된다. 따라서 보건교육이 실시되기 전 보건교육의 설계 단계에서 평가 계획을 포함하는 것은 필수적이다.

(1) 평가의 정의

보건교육 평가란 보건교육의 효과를 확인하는 것으로 학습 목표 달성 여부를 파악하여 그 결과를 다음 교육에 반영하기 위한 단계이다. 학습자에게 기대한 학습자의 지식, 태도, 행동이 학습 목표에 따라 보건교육 전에 비해 보건교육 종료 후 얼마나 변화했는지 혹은 향상되었는지를 측정하고 결과에 영향을 미친 요인들이 무엇인지 파악하는 체계적 단계이다. 평가에는 학습 내용이 타당한지, 교육 매체와 방법이 적절한지, 학습자가 기대한 학습 목표를 이루었는지를 확인하고 교육 과정의 문제 파악 등이 포함되어야 한다.

(2) 평가의 목적

평가는 학습의 효과를 극대화하기 위해 실시하는 것으로 평가의 구체적 목적은 다음과 같다.

❶ 보건교육의 목표 달성 정도 확인: 학습자에게 기대되는 변화가 얼마나 성취되었는지를 확인하기 위함이다.

❷ 보건교육 내용의 적절성 확인: 보건교육 내용이나 교수법, 사용한 보건교육 매체가 적절했는지를 확인하고 필요하다면 개선하기 위함이다.

❸ 보건교육 수행의 충실성 확인: 평가는 인력이나 예산과 같은 투입된 자원이 적절하였는지를 확인하여 보건교육의 질을 관리하기 위함이다.

❹ 학습자의 교육 요구 파악: 학습자들에게 학습 과정에서 새로운 교육 요구가 생겼는지를 확인하고 반영하기 위함이다.

❺ 다음 보건교육 계획의 기본 자료로 사용: 평가 결과를 다음 보건교육에 반영하여 문제점을 개선하고 새로운 교육 방법을 모색할 수 있다.

(3) 평가의 대상

평가는 보건교육 전반에 걸쳐 이루어지며 보건교육 종료 후 학습자의 변화만을 평가하는 것이 아니다. 따라서 평가의 대상은 학습자, 교수자, 교육 과정, 학습 환경을 포함하여야 한다. 평가의 대상별 평가 내용은 〈표 3-9〉와 같다.

❶ 학습자 평가
- 학습 목표 성취, 만족도, 참여도 평가
- 보건교육 이전과 중간, 이후에 지식, 태도, 행위의 변화가 있었는지 평가

표 3-9_ 평가의 대상별 평가 내용

대상	분류	평가 내용
학습자	학습 목표 성취	• 대상자의 지식, 태도, 행위의 변화
	만족도	• 대상자의 교육 만족 정도
	참여도	• 대상자의 참여도와 집중력
교수자	교육 기술	• 교육 경험, 지식, 교육 시 태도
교육 과정	교육 주제의 적절성	• 대상자의 요구에 적합한 주제
	학습 목표 선정의 적절성	• 대상자의 발달 수준에 적합한 학습 목표
	교육 방법	• 대상자의 발달 수준과 흥미에 적합한 교육 방법
	교육 매체	• 교육 매체 준비에 드는 노력, 교육 매체 활용 방법과 시간
	평가 방법의 적절성	• 학습 목표 도달을 평가하기에 적절한 평가 방법의 여부
학습 환경	교육 시설 및 장비	• 교육에 필요한 시설과 장비의 적절성
	예산	• 교육 예산의 적절성

❷ 교수자 평가

- 교육 경험과 경력, 기술 평가

❸ 교육 과정 평가

- 교육 주제나 학습 목표, 평가 방법 평가
- 적절한 교육 방법과 매체를 활용했는지 평가

❹ 학습 환경 평가

- 교육 시설 및 장비, 예산 평가

(4) 보건교육 평가 단계

보건교육의 평가는 보건교육을 설계할 때부터 계획되어 수행되어야 하며, 〈그림 3-3〉의 단계를 거친다.

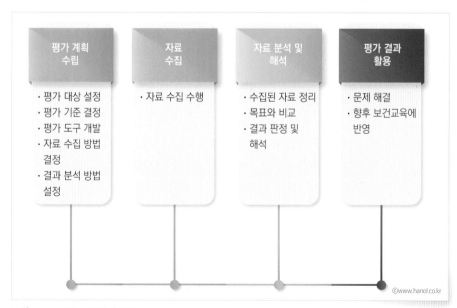

그림 3-3_ 보건교육 평가 단계

❶ 평가 계획 수립

평가 대상을 확인하고 평가의 기준을 결정하는 과정으로 보건교육의 목표 달성 정도를 어떻게 평가할 것인지 정하는 것이 가장 첫 순서이다. 이때에는 평가 도구의 개발, 자료 수집 방법, 결과 분석 방법을 고려하여 계획한다.

❷ 자료 수집

평가 계획을 근거로 하여 평가하고자 하는 대상과 관련된 자료를 수집하는 단계이다. 자료 수집은 평가 목적에 가장 알맞은 방법을 활용하는 것이 중요하며 설문, 면접, 관찰 등의 방법을 통해 수집된 1차 자료나 기존 자료를 활용하는 2차 자료를 활용할 수 있다.

❸ 자료 분석 및 해석

수집된 자료를 정리하고 분석하여 설정한 보건교육 목표와 비교하고 목표 성취 여부를 확인하는 과정이다. 분석된 결과를 통해 목표 성취 여부와 미달 정도를 확인하고 그 영향 요인을 파악한다.

❹ 평가 결과 활용

자료 분석 및 해석을 통해 도출된 문제를 개선하기 위한 방법을 모색하고 다음 보건교육에 반영한다.

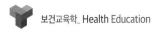

ADDIE모형 설계 단계: 평가 계획 선정

❋ 설계의 마지막 단계는 평가 계획을 선정하는 것으로 학생들이 설정한 학습 목표를 달성했는지를 확인하기 위해 관찰, 질문, 실기 평가 등을 활용하여 평가를 계획한다.

설계
Design

목표 설정

일반적 학습 목표
· 기도 폐쇄 시 응급 처치를 올바르게 실시하여 생명을 유지한다.

구체적 학습 목표
· 기도 폐쇄의 원인을 진술한다.
· 기도 폐쇄의 증상을 나열한다.
· 기도 폐쇄 시 응급 처치 순서를 열거한다.

학습 내용 선정
· 기도 폐쇄를 일으키는 행동은?
· 기도가 폐쇄되었을 때 나타나는 증상은?
· 기도 폐쇄 시 주의 사항은?
· 기도 폐쇄 시 응급 처치 순서는?
· 기도 폐쇄 시 응급 처치 실시하기

교육 방법 선정

학습 내용	교육 방법
· 기도 폐쇄를 일으키는 행동은?	· 비디오 시청, 강의
· 기도가 폐쇄되었을 때 나타나는 증상은?	· 강의
· 기도 폐쇄 시 주의 사항은?	· 강의
· 기도 폐쇄 시 응급 처치 순서는?	· 시범
· 기도 폐쇄 시 응급 처치 실시하기	· 역할극

교육 매체 선정

학습 내용	교육 방법	교육 매체
· 기도 폐쇄를 일으키는 행동은?	· 비디오 시청, 강의	· 빔프로젝트, 컴퓨터, 스크린, 동영상
· 기도가 폐쇄되었을 때 나타나는 증상은?	· 강의	· 기도 폐쇄 그림, PPT, 보건 교과서
· 기도 폐쇄 시 주의 사항은?	· 강의	· 기도 폐쇄 그림, PPT
· 기도 폐쇄 시 응급 처치 순서는?	· 시범	· PPT
· 기도 폐쇄 시 응급 처치 실시하기	· 역할극	

평가 계획

학습 내용	교육 방법	교육 매체	평가
· 기도 폐쇄를 일으키는 행동은?	· 비디오 시청, 강의	· 빔프로젝트, 컴퓨터, 스크린, 동영상	· 관찰, 질문
· 기도가 폐쇄되었을 때 나타나는 증상은?	· 강의	· 기도 폐쇄 그림, PPT, 보건 교과서	· 질문
· 기도 폐쇄 시 주의 사항은?	· 강의	· 기도 폐쇄 그림, PPT	· 질문
· 기도 폐쇄 시 응급 처치 순서는?	· 시범	· PPT	· 관찰, 질문
· 기도 폐쇄 시 응급 처치 실시하기	· 역할극		· 실기 평가

③ 개 발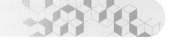

개발(development)단계는 분석과 설계 단계에서 도출된 내용을 기초로 보건교육을 체계적으로 완성하기 위해 보건교육 과정에서 사용될 교수 자료를 실제로 개발하고 제작하는 단계이다. 개발 단계에서 제작하는 교수 자료로는 교수자와 학습자를 위한 보건교육 계획서와 보건교육 매체, 평가지 등이 있을 수 있다.

먼저 보건교육 계획서를 작성한다. 학습 목표의 효과적인 달성을 위해서는 교육 내용을 적절하게 전달하기 위한 구체적인 방법에 대한 가시적인 지침이 필요하다. 따라서 설계 단계에서 선정한 교육 방법과 교육 매체를 보건교육에 활용할 수 있도록 보건교육 계획서를 제작해야 한다. 두 번째로 개발된 보건교육 계획서에 따라 보건교육 활동에 이용할 보건교육 매체를 만든다. 이때에는 기존에 존재하고 있던 교육 자료에 새로운 내용을 추가하거나 기존 자료를 변경할 수도 있고 교육 매체를 새롭게 다시 개발할 수도 있다. 세 번째로 보건교육의 효과를 확인하기 위한 평가지의 개발도 이 단계에서 이루어져야 한다. 설계 단계에서의 평가 계획에 맞춘 평가 문항을 개발하고 평가지를 제작한다. 개발 단계에서 만들어진 교수 자료는 보건교육 전문가나 학습자를 대상으로 예비 조사(pilot test)를 실시하여 평가를 받는 것이 적절하다. 보건교육이 이루어지기 전 진행되는 예비 조사는 교수 자료의 보완점을 찾아 수정할 기회를 제공하기 때문이다.

1 보건교육 계획서 작성

보건교육 계획서는 계획 단계에서 수립한 교육 내용의 절차와 방법을 종합적으로 명시한 것으로 효과적인 보건교육을 실행하기 위해서는 보건교육 계획서의 작성이 필수적이다. 보건교육 계획서에는 보건교육의 주제, 교육 대상, 교육 장소, 교육 시간, 교육 목표, 교육 내용, 교육 방법, 교육 매체, 소요 시간, 평가 계획 등이 포함되어야 한다.

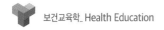

ADDIE 모형 개발 단계: 보건교육 계획서 개발

✤ 개발 단계에서는 학습 내용에 따라 보건교육 계획서를 개발한다. 보건교육 계획서
는 수업의 흐름 및 교수·학습 활동, 시간, 활동 주제에 적합한 교수 학습 방법을 다
양하게 적용하여 제시한다.

수업 일시	20 년 월 일 ( ) 교시	학년반	5-O	장소	5-O교실	차시	O/10
단 원	사고 예방과 응급 처치			수업자	OOO		
학습 주제	젤리가 목에 걸렸어요(하임리히)			학습 모형	문제 해결 학습 모형		
학습 목표	기도 폐쇄 증상을 알고 기도 폐쇄 시 응급 처치를 실시할 수 있다.						
핵심 역량	자기 관리 역량, 지식 정보 처리 역량, 심미적 감성 역량						

단계	수업 흐름	교수·학습 활동		시간 (분)	■ 자료 및 □ 유의점
		교사	학생		

[도입]
문제
확인
하기
	동기 유발	• 2편의 동영상 비교하기
		 - 무슨 일이 생겼을까요?
		 - 두 상황의 차이점은 무엇
		  일까요?
			• 동영상 시청
			 - 기도가 막혔어요.
			 - 하나는 응급 처치를 해서
			  살아났는데 다른 하나는
			  응급 처치를 못해서 죽었
			  어요.
				4′	■ 동영상1
					(1′6″ 하면 된다)
					■ 동영상2
					(1′8″ 미세스
					다웃파이어)
					■ 하임리히로 생명을
					구한 사례(뉴스
					자료)

	학습내용 확인	• 학습 목표 및 학습활동 안내			
[전개] 문제 해결 방법 찾기	문제 해결 방법 탐색하기 (전체 활동)	• 〈활동1〉 기도 폐쇄의 원인과 증상 알아보기		10′	■ PPT (후두개 역할, 기도 폐쇄 관련 그림) ■ 보건 교과서 (146쪽)

		• 기도 폐쇄 관련 용어 익히기
		 - 질식이란 무엇일까요?
		 - 기도란 무엇일까요?
		 - 초킹(질식) 사인은 무엇
		  일까요?
			- 숨이 막힘
			- 숨을 쉴 때 공기가 폐에
			  드나드는 통로
			- 양손으로 목을 움켜잡는
			  행위		

		• 기도의 위치 및 후두개 역할
		알아보기
		 - 그림을 보고 기도와 식도
		  의 위치를 알아봅시다.
		 - 후두개는 기도로 음식물
		  이 넘어가는 것을 막아줍
		  니다.			

		• 기도 폐쇄를 일으키는 행동 에는 어떤 것들이 있을까요? • 기도 폐쇄를 일으키는 음식 에는 어떤 것들이 있을까요?	- 음식을 던져먹는 행위, 급하게 먹는 행위 등 - 젤리, 사탕, 떡 등		

		• 기도 폐쇄의 종류와 증상을
		알아봅시다.
		 - 부분 폐쇄와 완전 폐쇄
		  설명
			- 부분 폐쇄 시 기침이나 말
			  을 할 수 있어요.
			- 완전 폐쇄 시 기침도 말도
			  못하고 숨을 쉬지도 못해요.		

단계	수업흐름	교수·학습 활동		시간 (분)	■ 자료 및 □ 유의점
		교사	학생		
문제 해결 하기	문제 해결 활동하기	• 기도 폐쇄 시 주의 사항 알아보기 - 그림을 보고 어떤 상황인지 발표해 봅시다.	- 등 두드리지 않기 - 물 먹이지 않기	10'	
		• 〈활동2〉기도 폐쇄 시 응급 처치 방법 알아보기			
		• 동영상에서 어떤 방법으로 응급 처치를 했는지 발표해 봅시다 • 기도 폐쇄 시 응급 처치 순서를 알아봅시다 1. 기도 폐쇄 확인하기 2. 도움 요청하기(119) 3. 뒤에 서기 4. 주먹 감싸기 5. 밀쳐 올리기 • 응급 처치 시범 보이기 - 하임리히 실습복 착용 후 시범을 보임 - 이물질이 나올 때까지 실시	- 뒤에서 배를 밀어 올렸어요. 1. 숨을 쉴 수 있는지 알아봅니다. 2. 119에 도움을 요청합니다. 3. 질식 환자 뒤편에 섭니다. 4. 주먹을 환자의 명치와 배꼽 중간에 대고 다른 손으로 감쌉니다. 5. 이물질이 나올 때까지 위로 밀쳐 올립니다.		■ PPT (하임리히 순서) ■ 하임리히 실습복
일반화 하기	적용 (모둠, 개인활동)	• 〈활동3〉응급 처치 실시하기		12'	□ 장난하지 않도록 지도한다. □ 방역 수칙을 준수하여 지도한다.
		• 하임리히 직접 해보기 - 모둠원 2명이 짝을 지어 환자와 구조자 역할을 해 봅시다. • 질식 모형으로 실습해 봅시다.	• 2인 1조로 짝을 지어 역할을 번갈아 가며 실습하거나 코로나19로 사회적 거리두기 단계에 따라 질식 모형으로만 실시		
[종결] 정리 및 평가	정리하기 차시 예고	• 학습 내용 정리 및 ○×문제 풀기 • 마무리 및 차시 예고		4'	

2 보건교육 매체 개발

보건교육의 내용을 분명하고 명확하게 전달하여 목표를 성취하기 위해서는 적절한 보건교육 매체를 개발하고 활용해야 한다. 교수자는 매체의 장단점을 고려하여 학습 목표와 학습 내용에 따라 꼭 필요한 매체인지, 교육 내용 습득에 효과적인 매체는 무엇인지를 생각해야 한다. 또한 학습자의 지적 발달 정도나 성장 발달 배경, 학습자의 수와 같은 학습자의 특성도 고려한다. 교육 매체 선정을 위해 필수적인 요인 중 하나는 교육 환경과 상황이다. 환경의 크기와 형태가 개발된 매체를 사용하기에 적합한지를 확인해야 한다.

ADDIE모형 개발 단계: 보건교육 매체 개발 예시

❋ 〈그림 3-4〉는 초등학교 학생들을 대상으로 기도 폐쇄의 응급 처치에 대한 보건교육 시 사용하는 활동지의 예시이다. 보건교육 매체를 개발하면 교육 매체가 효과적으로 구성되었는지 사전 평가를 실시한다. 보건교육 매체가 목적이나 상황에 맞는지, 주의나 흥미를 끄는지, 기억을 도울 수 있는지를 확인하고, 글자나 그림 크기의 명확성과 중요성, 전체 내용의 논리성을 평가해야 한다.

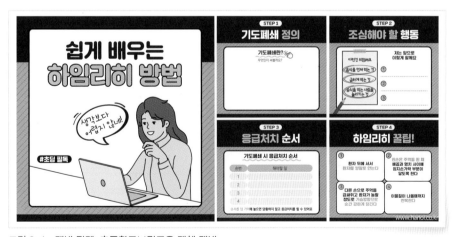

그림 3-4_ 개발 단계: 초등학교보건교육 매체 개발

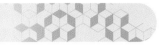

4 수행

보건교육의 수행(Implementation) 단계는 도입 전 단계, 도입 단계, 전개 단계, 종결 단계의 4단계로 구성되며, 각 단계에 따라 수업의 흐름도, 교수·학습 활동, 소요 시간, 활동 시 필요한 자료 등을 구체적으로 기술하도록 한다.

또한 이 단계에서는 보건교육에 대한 학습자의 능동적 참여를 유도하기 위해 보건교육 수행 시 고려할 사항에 대한 전략이 필요하다.

1 보건교육 수행 단계

보건교육 수행 단계는 도입 전 단계, 도입 단계, 전개 단계, 종결 단계로 구성된다. 각 단계의 구성은 〈표 3-10〉과 같다.

표 3-10_ 보건교육 수행 단계

단계	구성
도입 전	· 교육에 필요한 물품, 환경 및 상태 확인 · 보건교육 일정표 및 체크리스트 구성
도입	· 학습 목표 소개 · 동기 부여(긍정적, 부정적) · 주의 집중(주제에 맞는 ⑩ 일화, 시사, 통계의 사용)
전개	· 학습 개요에 따른 전개 · 학습 목표에 맞는 교육 방법 · 학습 목표에 맞는 교육 매체
종결	· 요약(질의응답) · 적용(재동기 부여) · 정리 및 마무리 · 다음 차시 예고

(1) 도입 전 단계

보건교육을 성공적으로 시작하기 위해서는 도입 전 단계에서의 점검과 확인이 중요하다. 보건교육의 활동과 관련하여 교육 전에 필요한 물품이나 환경, 상태를 확인하고 준비하는 것이다. 사전에 보건교육에 대한 일정표와 체크리스트를 만드는 것이 바람직하다. 도입 전 단계에서 확인할 사항은 〈표 3-11〉과 같다.

표 3-11_ 도입 전 단계 확인 사항

환경 측면	학습자 측면	교수자 측면
• 장소 • 시설 • 장비 • 예산	• 교육 준비물 • 교육 내용 • 교육 대상자 명단	• 교수자 역할 분담 • 행정 지원

(2) 도입 단계

도입 단계는 강의의 서론으로 교수자와 학습자가 공동으로 학습 목표를 분명히 확인하여 일체감을 형성하는 단계이다. 교수자는 먼저 학습자에게 행동 목표를 제시하며 그 중요성을 설명하고 학습자의 주의 집중, 관심 및 호기심을 이끌어내기 위한 노력을 기울여야 한다. 이를 위해 주제에 관한 질문을 하거나 예를 들면서 설명하고 주제와 관련 있는 신문 기사나 방송 내용과 같은 화젯거리나 유머를 사용하여 대상자가 흥미를 갖고 학습 과정에 참여하도록 유도한다. 또한 이전 시간에 배운 것 혹은 이미 알고 있는 내용과 앞으로 배울 내용과의 관련성을 제시해 줌으로써 심리적으로 안정감과 자신감을 고취하는 등 학습자의 지적 호기심을 자극한다. 이 도입 단계에서 학습자의 학습 동기를 이끌어내지 못하면 수업의 전개 단계를 진행시키기가 어렵다. 계산이나 기술을 요하는 주제는 반드시 선수 학습을 확인하는 것이 필요하다. 도입 단계의 학습 활동으로는 교육 목적 및 학습 목표의 제시, 사전 테스트, 조사 등이 있고 학습 자료로는 영화, 동영상, 슬라이드, 녹음테이프, 전시물, 실물, 그래프, 도표 등을 활용할 수 있다. 도입 단계는 총 학습 시간의 10~15% 정도를 배정한다.

(3) 전개 단계

이 단계는 강의의 본론으로 도입 단계에서 제시된 학습 목표들을 순차적으로 설명하고 입증(전달)하는 단계이다. 교수자는 계획 단계에서 작성한 지식·기술·태도 등의 학습 내용을 학습자들이 습득할 수 있도록 정확하고 구체적이며, 자세하고 흥미롭게 설명하여 목표한 내용을 전달해 나가야 한다. 이를 위해 학습자가 이미 알고 있는 것에서 모르는 것으로, 이해하기 쉬운 수준에서 어려운 수준으로 전달하도록 하며, 특히 시간의 흐름에 따라 과거에서 현재, 현재에서 미래로, 작업 기능 수준에 따라 간단한 것에서 복잡한 것으로 이행될 수 있도록 전달함으로써 학습자가 학습 목표를 성취할 수 있도록 체계적으로 전개해야 한다.

또한 장시간 강의할 때에는 학습자의 기억력과 집중력이 저하될 수 있으므로 주요 개념은 반복 설명하거나 대상자의 반응에 피드백을 주는 등 다양한 방법으로 각성 상태를 유지하도록 해야 한다. 또한 강의 중 관계없는 내용이나 예를 필요 이상으로 많이 들면 전달하고자 하는 내용의 의미를 희석시킬 수 있다. 교육 주제에 따라 경험이 부족하다고 생각되는 경우에는 강의 시행에 앞서 거울이나 동료 앞에서 미리 연습해보거나 녹음이나 녹화를 통해 검토해보는 것도 좋다. 이러한 전개 활동은 보건교육 전반의 가장 핵심적인 활동으로 다양한 교육 방법과 매체를 활용하게 된다.

전개 단계의 학습 활동으로는 강의, 토론, 역할극, 시범, 실습 등이 있으며 학습 목표에 따라 집단 또는 개별 활동으로 구성될 수 있다. 지식(인지적 영역)을 획득하기 위한 방법으로는 강의, 책 읽기, 문헌 검토, 자료 검색, 회의 참석, 체계적 관찰 등이 있고, 기술(심동적 영역)을 획득하기 위한 방법으로는 체험 학습, 실험·실습, 시범 등이 있다. 또한 태도(정의적 영역)의 변화를 획득하기 위한 방법으로는 토의, 상담, 역할극, 예술품 감상, 영화 또는 동영상 시청 등이 있다. 이때 학습 활동을 인지적 영역, 정의적 영역, 심동적 영역 등으로 구분하여 구성할 필요는 없으며, 다양한 활동을 통해 세 영역이 자연스럽게 통합적으로 학습되도록 구성하여야 한다. 이러한 학습 활동을 위하여 빔프로젝터, 실물, 모형 등의 매체를 사용할 수 있으며, 전개 단계는 총 학습 시간의 70~80% 정도를 배정한다.

(4) 종결 단계

종결 단계는 강의의 마지막 단계인 요약 및 결론으로 전개 단계에서 수행된 학습 활동을 종합하여 학습 목표를 성취해 나아가는 단계이다. 이를 위하여 교수자는 그동안 학습한 내용을 요약하거나 주요 개념은 다시 언급하도록 하며, 중요한 부분은 학습자에게 질문하거나 토의함으로써 핵심 내용을 강조하도록 한다. 또한 학습 목표의 달성을 위하여 전개 활동을 통해 획득된 여러 가지 요소들을 종합함으로써 결론을 짓고 정리하여 마무리한다. 이때 정해진 시간을 초과하지 않도록 하는 것이 중요하며, 질의응답 시간을 가질 수 있도록 충분한 시간을 배분해 두어야 한다. 종결 단계는 총 학습 시간의 10~15% 정도를 배정하도록 하며, 효과적으로 종결을 맺는 방법은 다음과 같다.

- 마지막에 요약한 내용을 보여주면서 설명하면 학습자의 기억에 오래 남는다.
- 전개 단계에서 전혀 언급하지 않은 새로운 사실을 소개하거나 첨가하지 않는다. 반드시 도입, 전개 단계에서 설명하고 언급한 사실들만 정리한다.
- 종결 내용은 교육 시간에 소개된 내용 중에서 가장 중요한 부분만 짧게 강조한다.
- 가장 중요한 것은 학습자 스스로 생각하여 내용을 정리할 기회를 준다. 여기에 가장 효과적인 것은 질문을 사용하여 정리하는 방법이다.
- 질문할 내용은 사전에 준비한다. 따라서 즉흥적 질문은 삼간다.
- 학습자의 질문은 곧바로 학습자에게 되돌려, 스스로 자기 대답의 진위를 알고, 그중 확실히 모르는 내용은 반드시 짚고 넘어가도록 한다.

② 보건교육 수행 시 고려할 사항

교수자는 효과적이고 성공적인 강의의 운영을 위하여 학습자의 내외적 환경을 조성하고, 교육 방법 및 대상자의 성장 발달 단계에 따라 다음과 같은 교육 기법을 고려하여 강의 교수 전략을 마련한다.

(1) 교수 전략

강의할 때는 다음과 같은 부분을 고려하면 교수자와 학생 간에 신뢰감을 형성할 뿐만 아니라 효과적인 수업을 진행할 수 있다.

❶ 교수자 측면

★ 교수자의 용모와 태도

강사의 용모와 태도는 학생과의 신뢰감을 형성할 뿐만 아니라 강의 효과에 큰 영향을 미치는 부분이다. 따라서 교육 전에 〈표 3-12〉를 참고하여 자신의 모습을 확인하고 학습자에게 호감을 줄 수 있는 첫인상과 태도로 강의에 임할 필요가 있다.

표 3-12_ 교수자의 용모와 태도

적절한 용모와 태도	부적절한 용모와 태도
· 복장: 자신이 입어서 편안하고 남이 보아서 튀지 않는 것이 좋으나 너무 유행을 무시해서도 곤란하다. · 자세: 시작할 때는 바른 자세로 중앙에 위치한다. · 시선: 학습자와는 눈과 눈이 서로 마주치도록 바라본다.	· 호주머니에 손을 넣거나 뒷짐을 진 자세 · 칠판에 몸을 의지하여 서 있는 자세 · 몸을 흔들거나 의미 없는 동작을 빈번하게 하는 행위 · 교단에서 안절부절 못하거나 왔다갔다 하는 행위

★ 화술

교수자는 목소리의 울림, 고저, 성량, 말의 속도, 억양과 발음을 주의해야 한다. 어떤 장소든지 강사의 목소리로 실내가 채워질 수 있도록 하며 문장 전체에서 음의 높낮이 변화를 주는 것이 바람직하다. 또한 학습자의 반응과 상태를 주시하고 학습자들이 자신의 생각을 정리할 수 있도록 천천히 말해야 한다. 말을 할 때는 한마디 한마디가 분명하게 발음되어야 한다.

★ 눈 맞춤(eye contact)

강의는 자칫 일방적인 의사소통이 되기 쉽다. 아무리 강의 내용이 좋다 하더라도 강사가 교육생을 정면으로 바라보지 못하고 좌우 또는 위아래를 자주 쳐다보면 심리적으로 불안해 보인다. 학습자의 눈을 봄으로써 강의 내용을 이해하는지, 지루해하는지 등 여러 가지 상황을 읽을 수 있다. 하나의 문장마다 눈을 맞추는 상대를 바꿔가며 대화하듯이 강의하는 것이 효과적이다.

★ 교수자의 움직임

강사는 교단과 학습자 사이를 오가며 사용 가능한 교육 기자재를 모두 활용하여 역동적인 강의를 만들어야 한다. 그러나 너무 이곳저곳을 왔다갔다 하는 것은 매우 산만하게 느껴질 수 있으므로 그 점은 주의한다.

❷ 학습자 측면

★ 동기 유발의 기술
- 학습의 목표를 개인의 학습 동기와 결부시킨다.
- 목표를 뚜렷하게 인식시켜 준다.
- 수업 분위기를 전환할 수 있는 교수 방법을 활용한다.
- 수업 중 학습자에게 질문, 칭찬, 격려 등을 유용하게 활용한다.
- 질문에 답한 학생에게는 격려하는 의미의 외적 보상을 준다.
- 상황이 친숙한 사례나 일화 등 현실과 관련성 있는 내용을 제시한다.
- 학습자들의 자존감을 세워준다.

★ 주의 집중의 기술

학습자들의 주의 집중을 위해 침묵, 수신호, 박수, 노래나 율동, 사례 제시 등의 방법을 사용하거나 현재의 보건교육 주제나 목적을 다시 환기시켜주는 방법을 사용할 수 있다.

★ 격려의 기술
- 학생의 수준에 맞는 적절한 격려와 칭찬을 한다.
- 진실한 칭찬, 구체적인 칭찬을 한다.
- 긍정적인 활동을 유도하는 칭찬을 한다.
- 학생들의 반응을 살펴 칭찬한다.

- 칭찬을 너무 남발하지는 않으며 가식적인 칭찬은 피한다.

❸ 보건교육 운영 측면

★ 시간 운영의 원칙

강의는 보통 50분 수업에 10분 휴식 시간을 갖는다. 학습자의 주의력은 최초 10분이 지나면서 저하되고 약 30분 후에 최저점에 도달했다가 다시 상승하게 된다고 한다. 따라서 강의할 때는 약 30분 동안은 중요한 내용에 대해 설명하고, 다음 10분은 사례나 실무 경험을 말하고, 마지막 10분 동안에는 설명된 개념을 정리하고 요약하는 것이 학습자들의 집중을 유도하며 효과적으로 학습할 수 있는 방법이다.

(2) 대상자의 성장 발달 단계에 따른 교육 기법

대상자의 성장 발달 단계에 따라 유아, 학동기, 청소년, 성인, 노인의 특성을 고려하여 교육을 수행하여야 한다.

❶ 유아 보건교육 기법
- 유아들이 메시지에 집중할 수 있도록 그림책이나 비디오테이프, 인형극 등을 이용한다.
- 장난감을 이용해 역할놀이를 하면서 교육한다.
- 아동을 돌보는 보호자를 교육에 참여시킴으로써 일관성을 유지한다.
- 설명은 간단하게 하는 것이 좋다.
- 칭찬을 자주 한다.
- 피드백을 바로 준다.

❷ 학동기 아동 보건교육 기법
- 기본적이고 사실적인 정보를 설명한다.
- 그림을 그려 설명한다.

- 자존감을 갖게 한다.
- 스스로 무엇을 해야 하는가를 설명한다.

❸ 청소년 보건교육 기법

- 청소년을 존중하고 신뢰하여 자존감을 갖게 한다.
- 청소년들이 즐겨 사용하는 은어의 뜻을 이해하고 적절히 사용한다.
- 청소년의 기분 변화를 예측한다.
- 청소년이 하고자 하는 말과 하기 싫어하는 말을 파악한다.

❹ 성인 보건교육 기법

- 시청각 보조 자료를 활용한다.
- 강의 속도나 음성에 주의한다.
- 예를 들 경우에는 실생활에서 쉽게 볼 수 있는 것을 소재로 한다.
- 학습자의 생각을 이끌어내어 동기를 부여한다.
- 학습자 중심의 교육을 하며 학습자의 경험을 중시한다.
- 교육적인 태도를 버리고 교사도 함께 학습하는 자세를 갖는다.
- 사실을 간단명료하게 전달하여 현실 상황에서 스스로 해결하도록 한다.
- 의견 교환을 위해 질문하고, 학습자도 질문하도록 유도한다.
- 학습자와 논쟁하지 않는다.
- 스스로 학습하는 방법을 가르친다.

❺ 노인 보건교육 기법

- 학습자의 경험을 존중한다.
- 무조건 가르치지 않는다.
- 긍정적인 것부터 교육한다.
- 노인의 신체 변화를 고려한다.
- 청각 장애가 있는 경우 발음과 입 모양을 또박또박 명확하게 한다.
- 목소리는 낮게 하고 약간 크게 말한다.

- 글씨는 아주 크고 또렷하게 쓴다.
- 교육 시간은 짧게 한다.
- 간단하게 만든 시청각 자료를 다양하게 보여준다.
- 따뜻하고 친절하게 대한다.

ADDIE모형   수행 단계: 보건교육 수행

❀ 분석, 설계, 개발 단계를 거쳐 보건교육을 수행하는 단계로 초등학생들의 성장·발달을 고려하여 실시한다.

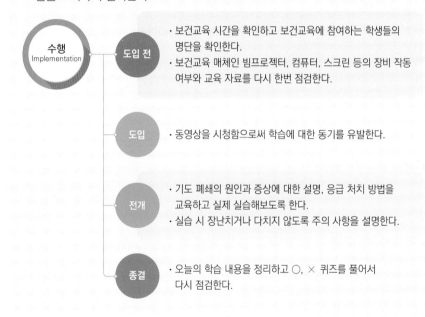

수행
Implementation

도입 전
- 보건교육 시간을 확인하고 보건교육에 참여하는 학생들의 명단을 확인한다.
- 보건교육 매체인 빔프로젝터, 컴퓨터, 스크린 등의 장비 작동 여부와 교육 자료를 다시 한번 점검한다.

도입
- 동영상을 시청함으로써 학습에 대한 동기를 유발한다.

전개
- 기도 폐쇄의 원인과 증상에 대한 설명, 응급 처치 방법을 교육하고 실제 실습해보도록 한다.
- 실습 시 장난치거나 다치지 않도록 주의 사항을 설명한다.

종결
- 오늘의 학습 내용을 정리하고 ○, × 퀴즈를 풀어서 다시 점검한다.

Memo

5 평가

평가(evaluation) 단계는 보건교육을 실행한 후 교육의 성과와 향후 개선 사항에 대한 파악 및 피드백을 하는 단계이다. 즉, 설계 단계에 수립한 평가 계획을 활용하여 자료를 수집하고 수집된 자료에 대한 분석과 해석을 통해 보건교육을 향상시키고 필요한 평가 결과를 활용하는 것이다.

1 보건교육 평가 유형

보건교육 평가 유형의 기준은 평가 시기, 평가 기준, 평가 주체, 평가 설계, 평가 자료, 체계 이론에 따른 분류 등 다양한 유형이 있다. 각각의 평가는 필요와 상황에 따라 보완적으로 사용될 수 있다.〈표 3-13〉

표 3-13_ 보건교육 평가 유형

분 류	평가 유형		
평가 시기	• 진단 평가	• 형성 평가	• 총괄 평가
평가 기준	• 상대 평가	• 절대 평가	
평가 주체	• 내부 평가	• 외부 평가	
평가 설계	• 실험 설계	• 준실험 설계	• 비실험 설계
평가 자료	• 양적 평가(규준 지향 평가)	• 질적 평가(준거 지향 평가)	
경제성 평가	• 비용 효과 분석 등		
체계 이론	• 구조 평가	• 과정 평가	• 결과 평가

(1) 평가 시기에 따른 분류

평가 시기에 따라 진단 평가, 형성 평가, 총괄 평가로 나눌 수 있다.

❶ 진단 평가

진단 평가(diagnostic evaluation, pretest evaluation)는 교육 전 학습자의 지식 수준, 태도, 흥미, 동기, 준비 등을 파악하여 무엇을 교육할 것인가를 결정하기 위해 이루어지는 평가이다. 교육을 효율적으로 실시하기 위해서는 학습자의 개인차를 확인하고 적합한 교육 방법을 모색해야 한다.

진단 평가는 중요성에 비해 진단 평가에 대한 인식 부족, 시간적 제한이나 교육 환경의 문제로 인해 실시에 어려움이 있다. 대표적인 예로는 교육 전 퀴즈나 교육 시작 시 사전 지식에 대해 질문하기 등이 있다.

❷ 형성 평가

형성 평가(formative evaluation)는 학습 활동이 진행되는 동안 계획대로 학습이 이루어지는지 여부를 확인하고 점검하는 평가로 주기적으로 실시할 수 있다. 형성 평가를 통해 학습자의 주의 집중을 강화하고 학습 동기를 유발할 수 있고, 학습에 장애가 되는 요소가 무엇인지 확인하여 학습 진행 과정을 수정하거나 보완하는 데 활용할 수 있다. 예로는 학습 중간에 실시하는 쪽지 시험이나 퀴즈 등을 들 수 있다.

❸ 총괄 평가

총괄 평가(summative evaluation)는 교육이 끝난 후 이루어지는 최종 평가로 학습 목표의 달성 여부를 종합적으로 판정한다. 총괄 평가를 통해 실시한 교육의 장점과 단점을 평가하여 교수 방법을 개선할 수 있고, 다음 보건교육 진단 평가의 자료로 사용할 수 있다. 예로는 기말고사를 들 수 있다.〈표 3-14〉

표 3-14_ 평가 시기에 따른 분류

구분	진단 평가	형성 평가	총괄 평가
평가 시기	보건교육 전	보건교육 중	보건교육 후
평가 목적	• 학습자의 특성 및 사전 준비도 파악 • 교육 방법 모색	• 학습자의 성취 정도 점검 • 학습 장애 요인 확인 • 학습 전략 수정	• 학습 목표 달성 여부 판정 • 다음 보건교육 자료
예시	• 사전 지식 질문 • 체크리스트 • 교육 전 퀴즈	• 교수자가 개발한 평가 도구 • 쪽지 시험	• 총괄 평가가 가능한 평가 도구 • 기말고사

(2) 평가 기준에 따른 분류

평가 기준에 따라 〈표 3-15〉와 같이 상대 평가와 절대 평가로 나눌 수 있다.

❶ 상대 평가

상대 평가(norm referenced evaluation)는 기준 지향 평가로 평가에 참여한 집단에서 학습자의 성취 수준이 어느 정도인지 상대적 위치를 확인하는 평가이다.

❷ 절대 평가

절대 평가(criterion referenced evaluation)는 목표 지향 평가로 학습자가 미리 설정한 학습 목표에 도달하였는지를 확인하는 평가이다. 절대 평가는 학습자가 기대하는 지

표 3-15_ 평가 기준에 따른 분류

구분	상대 평가	절대 평가
평가 기준	• 평가 집단에서의 상대적 위치	• 평가 목표 성취 정도
평가 대상	• 학습자	• 교수-학습 과정 전체
평가자	• 교수자, 외부 평가	• 교수자
장점	• 개인차 변별 용이 • 경쟁을 통한 학습 동기 유발	• 성취감 제공
단점	• 과도한 경쟁 심리 유발	• 개인차 변별의 어려움

식, 태도, 행위의 실천이 가능한지를 평가하기 때문에 보건교육에서 더 많이 활용된다.

(3) 체계 이론에 따른 분류

교육 활동을 하나의 체계로 보고 투입-과정-산출 모형에 따라 〈표 3-16〉과 같이 구조 평가, 과정 평가, 결과 평가를 실시할 수 있다.

❶ 구조 평가

구조 평가(structure evaluation)는 투입 평가로 투입된 자원의 적절성에 대한 평가로, 인력, 물리적 자원, 예산이나 시간 등에 대한 평가이다. 예를 들어, 수행 인력 수, 보건교육에 투입된 기간, 시설 및 장비, 보건교육에 투입된 예산에 대해 평가한다.

❷ 과정 평가

과정 평가(process evaluation)는 보건교육이 실제 계획대로 이루어지고 있는지에 대한 평가이다. 만약 실제 보건교육 운영과 계획에 차이가 있다면 목표 달성의 저해 요인이 무엇인지를 확인할 수 있다. 예를 들어, 목표 대비 교육 진행 정도, 교육의 질, 교육 접근 가능성, 교육 진행상의 문제점를 평가한다.

표 3-16_ 체계 이론에 따른 평가의 예

평가 범주	평가의 예	
구조 평가	• 계획된 예산 대비 실제 예산 확보 정도 • 담당 인력 확보 정도	• 시설 및 장비 확보 여부
과정 평가	• 보건교육 운영 횟수 • 홍보 횟수	• 보건교육 담당자의 적절성 • 계획된 교육 시간 대비 소요된 교육 시간
결과 평가	• 보건교육 이수율 • 보건교육 만족도	• 건강 행태 성공률 • 삶의 질

❸ 결과 평가

결과 평가(outcome evaluation)는 보건교육의 영향과 효과를 평가하는 것으로 목표 달성 정도를 평가와 투입 대비 산출된 결과로 평가하는 것이다. 예를 들어 대상자의 지식, 행위의 변화 정도, 건강 수준, 삶의 질 향상 정도를 평가한다.

② 보건교육 평가 방법

보건교육의 평가 방법은 지식, 태도, 행위 중 평가하는 내용이 무엇이냐에 따라 〈표 3-17〉과 같이 다르게 적용된다.

표 3-17_ 평가 내용에 따른 평가 방법

평가 내용	평가 방법			
지식	• 질문지법	• 구두질문법	• 자기보고법	
태도	• 관찰법	• 질문지법	• 구두질문법	• 자기보고법
행위	• 관찰법	• 자기보고법	• 실기 평가	

(1) 질문지법

질문지법은 교육 내용에 대한 문제를 서면화하여 응답하게 하는 자기보고식 측정 도구이다. 질문지법의 장점은 많은 학습자를 짧은 시간에 평가할 수 있다는 점이다. 반면 읽고 쓸 수 있어야 답변이 가능하고 일부 질문지법은 학습자의 응답 이유를 파악하기 쉽지 않다는 단점이 있다. 질문지는 응답 형식에 따라 선택형과 서답형 평가로 나눌 수 있다.

❶ 선택형 평가

몇 개의 선택지 중에 질문이 요구하는 답을 선택하도록 하는 것으로 진위형(true-false type), 배합형(matching type), 선다형(multiple choice type)이 있다.

❷ 서답형 평가

주어진 질문에 대해 학습자가 스스로 자신의 생각이나 답안을 작성하도록 하는 형태의 평가로 단답형, 완성형, 서술형, 논술형이 있다.

(2) 관찰법

학습자의 학습 활동이나 일상생활을 관찰하여 학습자의 변화를 평가하는 방법이다. 관찰이 객관적이고 정확하게 이루어지기 위해서는 타당하면서도 신뢰할 수 있는 관찰법이 필요하다. 이를 위해 일화기록법, 체크리스트, 평정법을 이용하거나 비디오 녹화 후 분석하는 방법을 사용하기도 한다. 관찰법은 학습자의 연령이나 지적 수준에 관계없이 자료를 수집할 수 있고 무의식적인 행동이나 태도를 평가하기에 적절하다. 반면 관찰되고 있다는 사실을 인식하는 경우 결과가 왜곡될 수 있고, 관찰하고자 하는 내용이나 목적을 구체적으로 정해야 시간과 노력의 낭비를 막을 수 있다. 또한 결과 해석에 시간과 비용이 많이 소요될 수 있다.

❶ 일화 기록법

학습자의 행동을 있는 그대로 상세하게 관찰하고 기록한 자료를 활용하는 평가 방법이다.

❷ 체크리스트

관찰하려는 행동을 미리 예측하여 자세히 분류하고, 학습자를 관찰하여 나타난 행동을 체크리스트에 표시하는 방법이다.〈표 3-18〉

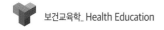

표 3-18_ 손씻기 점검 체크리스트 예시

평가 내용	예	아니오
• 손바닥과 손바닥을 마주대고 문지른다.		
• 손등과 손바닥을 마주대고 문지른다.		
• 손바닥을 마주대고 손깍지를 끼고 문지른다.		
• 손가락을 마주잡고 문지른다.		
• 엄지손가락을 다른 편 손바닥으로 돌려주면서 문지른다.		
• 손가락을 반대편 손바닥에 놓고 문지르며 손톱 밑을 깨끗이 한다.		

참조: 질병관리청(www.kdca.go.kr), 올바른 손씻기 6단계 참조

❸ 평정법

학습자의 특성이나 수준 정도를 유목이나 숫자로 분류하여 측정하는 방법이다. 예를 들어 학습 만족 정도를 상, 중, 하 혹은 만족, 보통, 불만족과 같은 유목으로 분류할 수도 있고 점수로 분류할 수도 있다.〈그림 3-5〉

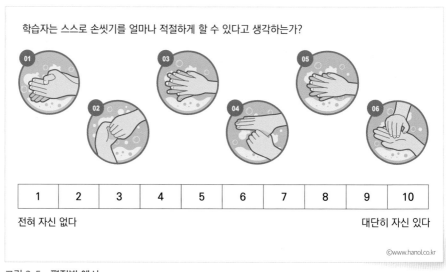

그림 3-5_ 평정법 예시

(3) 구두질문법

학습자의 생각이나 의견을 말로 응답하도록 하여 학습자의 이해 정도를 직접 평가하기 위한 방법이다. 학습자의 이해 정도를 직접 확인할 수 있고, 질문과 대답의 과정에서 심도 깊은 정보를 얻을 수 있어 질문지법이나 관찰법으로는 알 수 없는 사항을 평가할 수 있다. 평가자가 일대일로 질문해야 하므로 많은 학습자를 평가하기에는 적절하지 않다.

(4) 자기보고법

학습자가 스스로 보건교육 후 획득한 지식이나 변화된 태도 또는 행위에 대해 자신을 관찰하고 보고하는 평가 방법이다. 자기보고법은 학습자가 자신 스스로를 객관적으로 돌아보고 인식할 수 있다는 장점이 있다. 그러나 학습자의 연령이나 지적 수준에 따라 적용하기 어려울 수 있다.

(5) 실기 평가

학습자의 기능이나 기술의 숙달 수준을 평가하는 방법이다. 평가 기준을 마련하여 객관적이고 타당한 평가를 진행해야 한다.

③ 보건교육 평가

보건교육의 목표를 달성하기 위해 구체적으로 측정 가능하도록 평가 범주에 대한 평가 지표와 문항, 배점을 개발해야 한다. 보건교육에 대한 수행과 결과를 총체적으로 평가하기 위해서는 평가 영역에 따라 구체적인 문항과 배점을 구성하는 것이 중요하다.

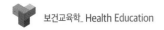

ADDIE 모형 평가 단계: 보건교육 평가

❋ 체계 이론에 따라 보건교육 실시 후 평가를 실시한다. 총 20점 만점으로 구조, 과정,
  결과에 대한 평가를 시행하는 경우 평가 지표를 구성하고 평가 지표에 대한 문항과
  배점을 선정했다.

평가
Evaluation

평가 범주	평가 지표	문 항	배 점	
구조 평가 (6점)	계획된 예산 대비 실제 예산 확보 정도	확보액 대 예산액의 비율	100% 이상	2점
			70~99%	1점
			69% 이하	0점
	담당 인력 확보 정도	교육 전담 인력	예	2점
			아니오	0점
	시설 및 장비 확보 여부	시설	충분	2점
			불충분	0점
		장비	충분	2점
			불충분	0점
과정 평가 (6점)	보건교육 운영 횟수	연간 교육 횟수	3회 이상	2점
			1~2회	1점
			0회	0점
	보건교육 담당자의 적절성	보건교육 수행 기간	1년 이상	2점
			6개월~1년 미만	1점
			6개월 미만	0점
	계획된 교육 시간 대비 소요된 교육 시간	소요 시간 대 계획 시간의 비율	90~100%	2점
			80~89% 또는 101~110%	1점
			79% 이하 또는 111% 이상	0점
결과 평가 (8점)	보건교육 이수율	교육 이수자 대 참여자 수의 비율	100% 이상	2점
			70~99%	1점
			69% 이하	0점
	보건교육 만족도	만족도 (5점 만점)	4점 이상	2점
			3점	1점
			2점 이하	0점
	학습자 지식 정도	지식 (5점 만점)	4점 이상	2점
			3점	1점
			2점 이하	0점
	성공률	실습 평가 (5점 만점)	4점 이상	2점
			3점	1점
			2점 이하	0점

④ 평가 결과 활용

(1) 평가 자료 분석

수집된 평가 자료에 대한 정확하고 객관적인 해석은 보건교육의 결과를 활용하기 위한 필수적인 과정이다. 평가 자료를 분석할 때에는 보건교육의 목표 달성 여부, 성과의 활용 가능 여부, 기대했던 결과와 실제 도출된 결과의 차이와 이유, 기존의 보건교육과의 차별성 등에 대한 내용을 포함해야 한다.

(2) 평가 결과 보고

분석된 평가 자료를 추후에도 활용할 수 있도록 자료를 남겨 앞으로 개발될 보건교육의 참고 자료로 활용하기 위해서는 평가 보고가 중요하다. 평가 보고 시 포함되어야 할 내용은 서론, 평가 방법, 결과, 결론이 포함되어야 하며 그 내용은 〈표 3-19〉와 같다.

표 3-19_ 평가 보고에 포함되어야 할 내용

구 성	서 론	평가 방법	결 과	결 론
주요 내용	• 보건교육의 필요성 • 보건교육의 목표와 목적	• 평가 방법 • 평가 대상 • 평가 도구 • 자료 수집 방법 • 자료 분석 방법	• 결과로 알게 된 사실	• 결과에 대한 논의 • 결과의 시사점 • 제한점 • 제언

(3) 평가 결과 활용

평가 결과의 활용 방법은 다음과 같다.

• 보건교육을 개선하기 위하여 평가는 추후 보건교육의 수정·보완 및 차기 보건

교육 개발을 위하여 활용된다.

- 평가 결과로 도출된 지표들을 보건 정책이나 제도 마련에 활용할 수 있다.
- 평가 결과를 통해 건강 행태에 대한 사회적 인식 변화를 도출할 수 있다.

보건교육 과정은 연속적인 과정이며 순환하는 과정이다. 따라서 평가 결과를 활용하는 것이 보건교육의 새로운 시작이 된다.

① AIDDE 모형에서 요구 분석 과정에서 이루어지는 활동에 대해 기술하시오.

② 브래드쇼(bradshaw)의 네 가지 요구에 대해 설명하시오.

③ 보건교육 요구 사정 단계를 기술하시오.

④ 보건교육 전 학습자의 준비 상태를 알아보기 위해 파악해야 할 내용에 대해 기술하시오.

⑤ 보건교육 요구 사정을 위한 1차 자료 수집 방법을 설명하시오.

⑥ 보건교육 요구 자료 분석 중 주의해야 할 상황을 기술하시오.

⑦ 보건교육 요구 분석을 위해 우선순위 결정 시 유의할 내용을 기술하시오.

⑧ 인지적 영역의 학습 목표의 종류를 설명하고 예를 들어보시오.

⑨ 교육 방법 선정 시 학습자 측면에서 고려할 사항은 무엇이 있는지 설명하시오.

⑩ 개별 보건교육 방법의 특징과 장단점을 설명하고, 개별 보건교육이 필요한 대상자의 예를 들어보시오.

⑪ 위 ⑩번 질문의 대상자에게 적합한 교육 매체를 선정하고, 선정 이유를 설명하시오.

⑫ 보건교육 계획서를 작성하시오.

⑬ 작성한 보건교육 계획서를 토대로 보건교육을 수행하시오.

⑭ 수행한 보건교육을 평가하시오.

보건교육학

보건교육 프로그램 적용

🎯 학습 목표

- 건강증진 사업에서의 보건교육의 기본 방향과 접근 방법을 학습한다.
- 지역사회 보건교육의 필요성과 목적을 파악한다.
- 지역사회 보건교육의 기본 방향과 접근 방법을 학습한다.
- 산업장 보건교육의 기본 방향과 접근 방법을 학습한다.
- 학교보건교육 프로그램의 기본 방향과 접근 방법을 학습한다.
- 보건의료기관 보건교육 프로그램의 기본 방향과 접근 방법을 학습한다.

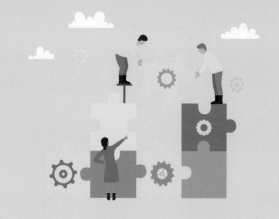
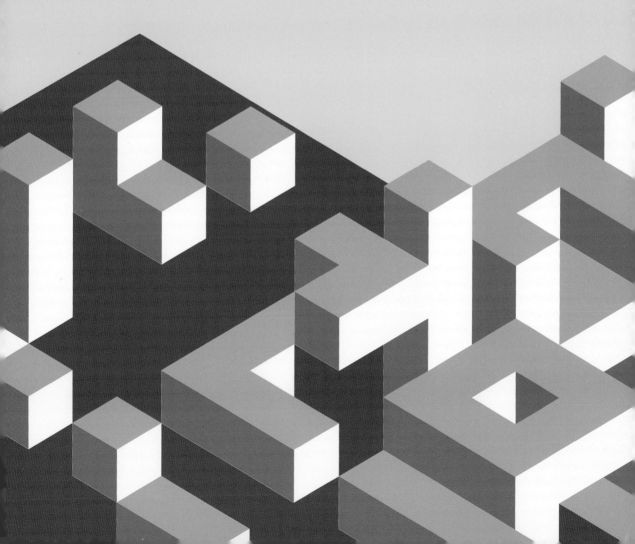

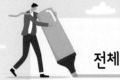

전체 개요

　본 장에서는 개인, 집단, 산업체 및 지역사회가 자발적으로 건강에 바람직한 행위를 할 수 있도록 보건교육을 체계적이고 효과적으로 적용하는 방안을 다룬다. 사전 예방적 보건교육과 건강 관리 사업을 수행함으로써 국민의 질병을 예방하고 건강을 증진시키며 형평성을 제고할 수 있다.

　지역사회 보건교육은 지역사회 주민 스스로 공동의 노력을 통해 자신과 지역사회의 건강 문제를 해결하도록 한다. 이를 위한 긍정적인 지식, 태도, 기술을 형성하고 강화한다.

　산업장 보건교육은 직업 현장의 건강과 안전에 대한 근로자의 지식, 태도, 기술, 행동을 향상시키기 위한 계획된 전략을 통해 직업 현장의 안전 보건을 증진할 수 있는 역량을 강화한다.

　학교보건교육은 학교 건강증진 사업을 통해 질병과 사고를 예방하고, 건강에 대한 올바른 지식을 습득하게 하고 건강한 태도 및 습관을 형성함으로써 성인기의 질병 예방과 평생 건강의 기틀을 형성한다.

　보건의료기관 및 환자 보건교육은 질병 예방, 질병 치료, 질병 악화의 감소, 손상이나 장애를 최소화하기 위한 교육 프로그램을 제공한다.

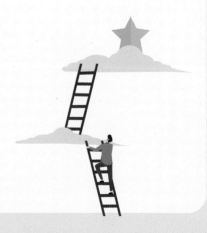

1　지역사회 보건교육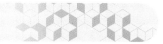

1　지역사회 보건교육의 개요

(1) 지역사회의 특성

지역사회는 일정한 지리적 경계 내에서 사람들의 상호 작용을 통해 만들어진 공통의 사회 문화적 특성을 가진 복합적인 체계이다. 즉, 일정 지역에 사람들이 집합한 집합체이자 공동의 의식, 규범 등을 창출하고 공유하는 공동체이다.

지역사회가 성립하기 위해 다음과 같은 세 가지의 요소가 필요하다.

- 지리적 영역을 공유한다.
- 사회적 상호 작용과 문화를 공유하고 창출한다.
- 유대감을 공유한다.

지역사회는 지리적, 사회 문화적, 관계적 복합체라고 할 수 있다. 따라서 지역사회는 경제적 기능, 사회화 기능, 사회 통제 기능, 사회 참여와 통합 등의 기능을 한다.

(2) 지역사회 보건교육의 정의와 목적

지역사회 보건교육의 정의는 개인이나 집단의 건강 상태를 개선하고 유지하는 것에 초점을 둔 교육 활동이다. 이 교육은 개인과 그들이 사는 지역의 건강 문제에 대한 인식과 이해를 높이고, 건강한 행동과 건강한 삶의 방식을 촉진하는 것을 목표로 한다. 따라서 지역사회 주민들을 대상으로 질병을 예방하고 건강을 유지·증진하기 위해 건강에 유익한 행위를 자발적으로 수행하도록 하는 교육을 의미한다.

건강의 개념이 건강-질병의 연속선상이 아닌 생애 주기, 삶의 질 측면에서 질병과 손상을 치료하고 또는 치료되지 않아도 적정 기능 수준의 향상을 도모하는 것으로 변화하고 있다. 지역사회 보건교육의 목적은 지역사회의 건강증진과 질병 예방이다. 이를 위해 지역사회 주민에게 건강에 대한 가치를 인식시키고, 건강 행위를 선택하여 건강 문제를 스스로 관리하는 자가 건강 관리 능력을 함양하도록 해야 한다. 또한 지역사회 건강증진을 위한 지역사회 조직과 체계를 구축하고 발전시켜야 한다.

(3) 지역사회 보건교육의 중요성

지역사회 보건교육은 다양한 연령, 인종, 성별 및 문화적 배경을 가진 개인들에게 건강 및 질병 예방 관련 정보를 제공하고, 보건 전문가와 지역사회 구성원 간의 의사소통 증진을 위한 기회를 제공한다. 이러한 교육은 일반 대중에게 건강과 관련된 정보를 전달하고 건강한 행동을 유도함으로써 건강한 사회를 형성하는 데 기여한다.

또한 개인 및 집단의 건강 상태와 관련된 다양한 문제에 대한 이해를 증진하고 건강한 행동을 촉진하여 지역사회 구성원들의 건강과 삶의 질을 향상시키는 데 중요한 역할을 한다.

(4) 지역사회 보건교육의 접근 방법

지역사회 보건교육의 접근 방법은 다음과 같다.

- 보건 의료 요구를 확인하고 지역사회 중심의 통합적 접근을 통해 다학제적 협력, 지역사회 주민의 참여, 지역의 조직화 및 역량을 강화하는 방향으로 추진한다.
- 건강 문제와 요구를 도출하고 우선순위를 정하며, 동원해야 하는 지역사회 자원을 규명해야 한다.
- 지역사회에 적합한 보건교육을 시행하고 목표를 달성하기 위해 지역사회 조직화와 파트너십을 파악하고 개발한다.
- 지역사회의 건강에 대한 비전과 가치를 확인해야 한다.

- 지역사회의 강점, 보건 의료 체계, 건강 상태와 행태 및 관련요인에 대한 사정이 이루어져야 한다.
- 지역사회의 건강 수준을 사정하고 규명해야 한다.
- 보건교육을 통해 달성하고자 하는 건강목표를 위한 전략적 측면을 확인해야 한다.
- 교육 프로그램과 대중 매체, 부모 교육 및 조직, 지역사회 조직, 정책의 입안 등 다양한 수단을 복합적으로 사용하여 건강 관련 기술에 영향을 미친다.
- 보건교육을 수행하고 평가를 통해 개선점을 환류한다.
- 보건교육은 건강 관련 기술 습득, 건강 문제의 발생 감소, 건강 규범의 사회적 확산에 초점을 둔다.

2 지역사회 보건교육 프로그램

(1) 지역사회 보건교육의 계획

지역사회 보건교육 계획 수립 시 고려해야 할 사항은 다음과 같다.
- 건강 조사 등의 지역사회 진단을 통한 실증적 자료를 이용해 계획을 수립해야 한다.
- 보건교육 계획을 지역사회 보건 프로그램의 일부로 포함하여 동일한 목표를 달성할 수 있도록 조정과 분담이 필요하다.
- 보건교육 사업을 통합 건강증진 사업 등의 다른 지역사회 기반 보건 사업과 연계시켜 추진해야 한다.
- 지역 주민이나 지역 보건 기관의 다른 전문 인력을 참여시켜 협력과 연계를 도모한다.
- 지역사회 관련 보건 기관 및 단체, 협회, 민간 병의원의 참여를 촉진한다.
- 지역사회 보건 관련 행정(시·군·구 및 지방 의회) 및 예산, 조직의 지원이 필요하다.

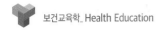

❶ 국민건강증진 종합계획 2030(Health Plan 2030)의 적용

국민의 건강증진 정책의 방향을 제시하는 범정부적 중장기 종합 계획인 국민건강증진 종합계획 2030의 건강증진, 질병 예방 등에 대한 우선순위를 확인하고 목표를 설정한다.

❷ 생애 주기별 지역사회 보건교육 개발

★ 생식 보건과 아동

가족계획, 피임법, 산전 관리, 안전 분만, 산후 관리, 예방 접종, 영유아 발육 발달, 사고예방, 시력 보호 등을 포함한다.

★ 성인

개인 위생, 평생 건강 관리, 건강증진, 안전한 성생활, 임신과 출산, 가족계획, 건강 행동(금연, 절주, 체중 조절, 운동, 예방 접종, 구강 보건, 정신 건강), 건강 위험 요인(스트레스, 약물 남용, 불규칙한 식습관), 비감염성 질환 관리, 정기 건강 검진 등을 포함한다.

★ 노인

노화, 건강 검진, 치매 예방, 노인성 질환 관리, 죽음, 치아 관리, 치주염 예방, 변비 예방, 사고 예방, 우울증, 신체활동, 금연, 금주, 스트레스 해소, 영양 등을 포함한다.

❸ 지역사회 건강 수준과 건강 격차를 고려한 지역사회 보건교육

지역사회의 물리적 환경(기후, 환경 오염 정도, 상하수도와 도로 등 도시 기반 시설, 공원 등)이나 사회 경제적 환경(일자리, 생필품에 대한 접근성, 교육 환경, 지방 행정의 지역 지원 정도, 법과 관습 및 문화적 차이 등)이 삶의 질과 건강에 영향을 미친다.

★ 지역사회 건강 조사

질병관리청은 2008년부터 지역사회 건강 조사(Community Health Survey; CHS)를 통해 전국 각 지역의 건강 관련 행태와 건강 수준에 대한 건강 통계를 생산, 제공하고 있다. 「지역보건법」에 의거하여 매년 생산되는 254개 지역 건강 통계(지역사회 건강 조사)

와 그 이외에 건강 결과, 건강 결정 요인에는 2008년부터 2016년까지 9년간 통계청, 교육부, 국토교통부 등 25개 기관과 지자체에서 생산한 62개의 통계로부터 수집한 435개의 지표, 1,995개의 항목이 포함된다.

표 4-1_ 지역 건강 통계의 62개 자료원별 생산 기관 및 자료 수집 경로

번호	통계(조사)명	생산 부처(생산 기관)	데이터 수집 경로
1	건강 검진 통계	보건복지부(국민건강보험공단)	국가통계포털
2	건강 보험 통계	보건복지부(국민건강보험공단)	국가통계포털
3	결핵 현황	보건복지부(질병관리청)	국가통계포털
4	경제 활동 인구 조사	통계청	국가통계포털
5	경찰 접수 교통사고 현황	경찰청	교통사고분석시스템
6	경찰청 범죄 통계	경찰청	국가통계포털, 경찰 통계 연보
7	교육 기본 통계	교육부(한국교육개발원)	국가통계포털
8	교통 문화 지수 실태 조사	국토교통부(교통안전공단)	국토교통부 통계누리, 교통 문화 지수 실태 조사 보고서
9	교통 안전 지수	국토교통부(도로교통공단)	교통사고 분석 시스템
10	국내 인구 이동 통계	통계청	국가통계포털
11	국민기초생활보장 수급자 현황	보건복지부	국가통계포털
12	국민연금 통계	보건복지부(국민연금공단)	국가통계포털
13	기상 관측 통계	기상청	국가통계포털
14	노인 복지 시설 현황	보건복지부	국가통계포털
15	노인 장기 요양 보험 통계	보건복지부(국민건강보험공단)	국가통계포털, 국민건강보험공단
16	대기 오염도 현황	환경부	환경통계포털, 대기환경 연보
17	대중교통 현황 조사	국토교통부(한국교통안전공단)	국가 대중교통DB
18	도로 현황	국토교통부	국가통계포털, 도로 및 보수현황시스템
19	도시 계획 현황	국토교통부(한국토지주택공사)	국가통계포털
20	법정 감염병 발생 보고	보건복지부(질병관리청)	감염병 웹 통계 시스템
21	보건소 및 보건지소 운영 현황	보건복지부	국가통계포털
22	비점 오염원 화학물질 배출량 조사	환경부	환경통계포털
23	사망 원인 통계	통계청	국가통계포털

번 호	통계(조사)명	생산 부처(생산 기관)	데이터 수집 경로
24	사회 보장 통계	보건복지부	복지로
25	산업폐수발생 및 처리현황	환경부	국가통계포털, 산업 폐수의 발생과 현황
26	상수도 통계	환경부	국가통계포털, 환경통계포털
27	소멸 위험 지수	고용노동부(한국고용정보원)	「한국의 지방소멸에 관한 7가지 분석」 보고서
28	암 등록 통계	보건복지부(국립암센터)	국가통계포털
29	어린이집 및 이용자 통계	보건복지부	국가통계포털
30	온열 질환 감시 체계	보건복지부(질병관리청)	폭염으로 인한 온열 질환 신고 현황 연보
31	응급 의료 현황 통계	보건복지부(국립중앙의료원)	응급의료 통계 연보
32	의료 이용 지표	보건복지부(국민건강보험공단)	국민건강보험공단
33	인구 동향 조사	통계청	국가통계포털
34	인구 총조사	통계청	국가통계포털
35	자동차 등록 현황 보고	국토교통부	국가통계포털
36	자연 재해 현황	행정안전부	국가안전포털(재해연보)
37	장애인 경제 활동 실태 조사	보건복지부 (한국장애인고용공단)	국가통계포털
38	장애인 현황	보건복지부	국가통계포털
39	전국 도시림 현황 통계	산림청	전국도시림현황통계(보고서)
40	전국 문화 기반 시설 총람	문화체육관광부	국가통계포털
41	전국 사업체 조사	통계청	국가통계포털
42	전국 예방 접종률 현황	보건복지부	국가통계포털
43	전국 지가 변동률 조사	국토교통부(한국감정원)	국가통계포털
44	전국 폐기물 발생 및 처리 현황	환경부	국가통계포털
45	주민등록 인구 현황	행정안전부	국가통계포털
46	주택 총조사	통계청	국가통계포털
47	지방자치단체 통합 재정 개요	행정안전부	국가통계포털
48	지방자치단체 기본 통계	지방자치단체	국가통계포털
49	지방 재정 연감	행정안전부	국가통계포털
50	지역별 의료 이용 통계	보건복지부(국민건강보험공단)	국가통계포털
51	지역사회 건강 조사	보건복지부(질병관리청)	질병관리청

번호	통계(조사)명	생산 부처(생산 기관)	데이터 수집 경로
52	지역 안전 등급	국민안전처	국가통계포털, 국민안전처통계연보
53	지적 통계	국토교통부	국가통계포털
54	지정폐기물 발생 및 처리 현황	환경부	환경통계포털
55	청소년 건강 행태 온라인 조사	보건복지부(질병관리청)	국가통계포털, 청소년건강행태온라인조사보고서
56	체류 외국인 통계	법무부	국가통계포털
57	친환경 인증 통계	국립농산물품질관리원	국가통계포털, 친환경인증관리정보시스템
58	하수도 통계	환경부	국가통계포털, 환경통계포털
59	한국 도시 통계	행정안전부	국가통계포털
60	한랭질환 감시 체계	보건복지부(질병관리청)	한파로 인한 한랭 질환 신고 현황 연보
61	화학 물질 배출량 조사	환경부	환경통계포털
62	119 구조구급활동 실적 보고	국민안전처	국가통계포털, 국민안전처통계연보

★ 건강 프로파일

지방자치제 실시 이후 국가나 지방자치단체의 지역 균형 발전을 위한 계획의 수립·집행뿐만 아니라 주민의 자기 지역에 대한 정보 욕구 등으로 지역 통계에 대한 수요가 다양하게 증가되었고, 이러한 사회적 요구에 부응하여 시군구 단위의 통계 정보가 생산, 제공되고 있다.

질병관리청의 건강 프로파일은 지역 단위로 사망률 및 유병률과 같은 건강 결과와 건강 행태, 물리적 환경 등 개인과 집단의 건강을 결정하는 요인 관련 통계 자료를 수집하여 정리한 데이터베이스이다. 이는 지역사회 건강 수준과 건강 격차에 영향을 미치는 물리적, 환경적, 문화적, 사회적, 인구 경제적 특성 등 다양한 영역의 건강 결정 요인을 지역사회 건강 조사 결과와 연계할 수 있도록 수집된 데이터이다.

기초 자치 단체는 이를 활용해서 매년 지역 주민의 건강 상태를 파악하고, 자체적인 지역사회 건강증진 사업을 기획·수행·평가할 수 있는 근거 자료로 활용할 수 있다. 보건교육 기획 시, 사회 경제적 지위(소득, 직업, 교육), 성, 인종 등 지역사회의 건강 수준을 분석하려면 지역사회의 보건과 상병에 관련된 통계뿐만 아니라 인구학적인 지표, 사회 경제적인 요소에 대한 정보, 환경적인 정보 등도 활용이 필요하다.

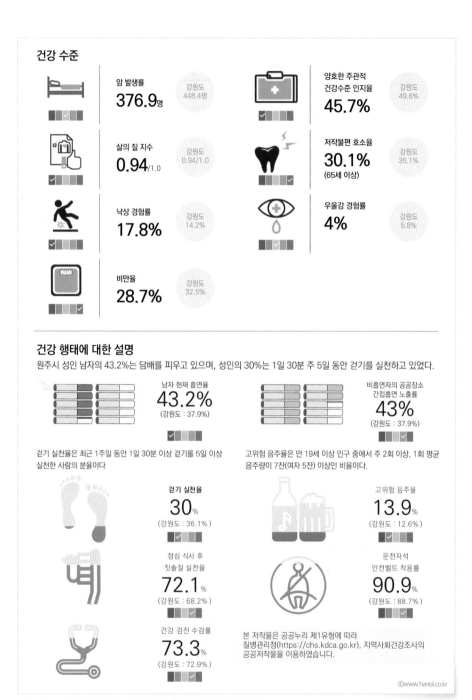

건강 수준

암 발생률 **376.9**명	강원도 448.4명	양호한 주관적 건강수준 인지율 **45.7%**	강원도 49.6%
삶의 질 지수 **0.94**/1.0	강원도 0.94/1.0	저작불편 호소율 **30.1%** (65세 이상)	강원도 35.1%
낙상 경험률 **17.8%**	강원도 14.2%	우울감 경험률 **4%**	강원도 5.8%
비만율 **28.7%**	강원도 32.5%		

건강 행태에 대한 설명

원주시 성인 남자의 43.2%는 담배를 피우고 있으며, 성인의 30%는 1일 30분 주 5일 동안 걷기를 실천하고 있었다.

남자 현재 흡연율
43.2%
(강원도 : 37.9%)

비흡연자의 공공장소 간접흡연 노출률
43%
(강원도 : 37.9%)

걷기 실천율은 최근 1주일 동안 1일 30분 이상 걷기를 5일 이상 실천한 사람의 분율이다

걷기 실천율
30%
(강원도 : 36.1%)

고위험 음주율은 만 19세 이상 인구 중에서 주 2회 이상, 1회 평균 음주량이 7잔(여자 5잔) 이상인 비율이다.

고위험 음주율
13.9%
(강원도 : 12.6%)

점심 식사 후 칫솔질 실천율
72.1%
(강원도 : 68.2%)

운전자석 안전벨트 착용률
90.9%
(강원도 : 88.7%)

건강 검진 수검률
73.3%
(강원도 : 72.9%)

본 저작물은 공공누리 제1유형에 따라 질병관리청(https://chs.kdca.go.kr), 지역사회건강조사의 공공저작물을 이용하였습니다.

그림 4-1_ 건강 프로파일-원주시 건강 수준과 건강 행태 예시

(2) 지역사회 보건교육 프로그램 예시

❶ 행동 변화 수준에 따른 보건교육 개발

- 개인의 행동 변화 수준: 교육용 홍보 책자 배포, 자가 진단 등의 실시
- 개인 간의 상호 작용으로 인한 행동 변화 수준: 반상회, 주민 대책 수립, 보고회 및 집단 토의 등의 실시
- 조직의 행동 변화 수준: 공공 및 민간 기관 내 캠페인, 지역 자치 행사 등의 실시
- 지역사회의 행동 변화 수준: 미디어를 이용한 홍보 등의 실시
- 정책적 수준: 관련 법률 제정 등의 실시

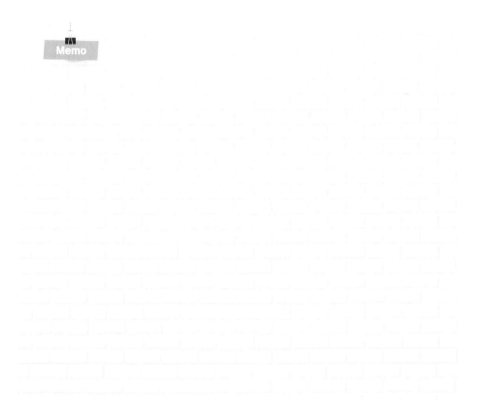

❷ 지역사회 보건교육 프로그램 예시

★ 생애 주기별 건강 생활 실천–성인 절주 교육

표 4-2_ 음주 예방 보건교육 지도안1. 음주와 환경

교육명	음주에 대한 이해		차 시	1/6
			교육 시간	2H
학습 주제	• 술의 개념 및 종류에 대해 파악하고, 우리나라 음주 문화에 대해 이해한다.			
학습 목표	• 술의 특성 및 종류를 확인하고 우리나라 음주 문화의 특징을 인식하여 설명할 수 있다.			
학습 영역 (중영역)	음주와 환경 음주와 건강 음주와 정책 음주에 대한 이해		수업 자료	PPT 및 동영상 자료
학습 전략	술(음주)의 개념을 이해하고, 표준잔과 주요 국가 음주 가이드라인, 우리나라 음주 문화를 분석하는 과정을 통해 술(음주)에 대한 기본 개념을 파악한다.			

단 계	교육 주제	교육 내용
도 입	술	• 술: 알코올(Ethyl alcohol)이 1% 이상 들어가 있는 음료를 의미 • 술의 특성 및 작용에 대해 설명(간략)
전 개	술의 종류	• 술(주류)의 종류 • 주정, 발효주류, 증류주류, 기타 주류로 분류 ※「주세법」기준
	표준잔과 주요 국가 음주 가이드라인	• 표준잔의 개념 소개 • 주요 국가 음주 가이드라인 • 음주의 위험 발생 정도에 따른 알코올 섭취량 안내(각 국가별) - 인종, 성별, 섭취 기간 등에 따라 차이가 있음을 설명
	음주 문화 및 행동	• 우리나라 음주 문화 살펴보기 - 여가 활용, 대작음주(對酌飮酒) 문화 - 집단 음주 문화 - 접대 문화 - 집단 음주에서 개인 음주로의 변화
정 리	학습 내용 정리	• 술, 표준잔의 개념 및 우리나라 음주 문화 - 술은 알코올(Ethyl alcohol)이 1% 이상 들어가 있는 음료를 의미한다. - 표준잔은 술 한 잔에 담긴 알코올의 양을 의미하며, 국가별·기관별 기준이 다르다.(세계보건기구에서는 1표준잔을 순수 알코올량 10g) - 우리나라 음주 문화는 타인과의 교제나 친분을 쌓기 위한 사교 음주, 직장이나 동료 집단 간의 회식과 같은 집단 음주, 기업의 접대 음주, 최근 혼술과 같은 개인 음주로의 변화 등이 있다.

교육 평가	평가 내용	평가 방법
	• 술에 대한 개념과 우리나라 음주 문화 특징을 설명할 수 있는가?	지필 및 관찰 평가

표 4-3_ 음주 예방 보건교육 지도안2. 음주와 정신 건강

교육명	음주와 정신 건강			차 시	4/6
				교육 시간	2H

학습 주제	• 음주와 관련된 각종 정신 건강(질환)에 대해 이해하고, 알코올 사용 장애(알코올 중독)를 이해한다.
학습 목표	• 음주와 관련된 각종 정신 건강(질환)과 알코올 사용 장애 개념·치료 방법을 설명할 수 있다.

학습 영역 (중영역)	음주와 환경	음주와 건강	음주와 정책	수업 자료	PPT 및 동영상 자료
		음주와 정신 건강			

학습 전략	• 음주로 인한 정신 건강에 미치는 영향을 이해하고, 알코올 사용 장애 진행 과정 및 치료 방법에 대해 이해하도록 한다.

단 계	교육 주제	교육 내용
도 입	음주와 정신 건강	• 음주와 관련된 정신 건강 소개(간략) • 교육 목차 설명
전 개	음주와 정신 건강	• 음주와 관련된 정신 건강 　- 급성 알코올 중독, 블랙아웃, 알코올성 치매, 음주와 기분 장애, 음주와 불안 장애, 음주와 수면 장애, 음주와 다른 물질 사용 장애 등
	알코올 사용 장애	• 알코올 중독의 개념, 임상 양상 • 알코올 중독 진행 과정 • 알코올 중독 치료 • 선별과 단기 개입 • 약물 치료: 아캄프로세이트(Acamprosate), 날트렉손(Naltrexone) • 정신 사회적 개입: 동기 증진 면담, 인지 행동 치료, 단주 모임(AA) 참여, 가족 치료 등
정 리	학습 내용 정리	• 음주와 정신 건강 　- 음주와 관련된 정신 건강 질환: 급성 알코올 중독, 블랙아웃, 알코올성 치매

교육 평가	평가 내용	평가 방법
	• 음주와 관련된 정신 건강에 대해 이해하고 알코올 사용 장애 진행 과정 및 치료에 대해 설명할 수 있는가?	지필 및 관찰 평가

표 4-4_ **음주 예방 보건교육 지도안3. 음주와 신체 건강**

교육명	음주와 신체 건강		차 시	3/6
			교육 시간	2H

학습 주제	• 음주의 대사 과정 및 신체 반응을 이해하고 음주가 각종 신체 질환을 유발함을 확인한다.

학습 목표	• 음주로 인한 신체 반응과 각종 신체 질환을 설명할 수 있다.

학습 영역 (중영역)	음주와 환경 음주와 건강 음주와 정책 음주와 신체 건강	수업 자료	PPT 및 동영상 자료

학습 전략	• 알코올이 신체에 흡수, 분해, 대사되는 과정을 이해하고, 과다한 음주가 각종 신체 질환들에 미치는 영향을 파악하며, 신체 건강을 위한 절주의 중요성을 설명할 수 있다.

단 계	교육 주제	교육 내용

도입	음주와 신체 반응	• 알코올의 흡수, 분해, 대사
		  - 1차 분해: 위장과 십이지장에서 주로 흡수
		  - 2차 분해: 간에서 약 80~90% 대사
		  - 기타: 호흡이나 땀, 소변을 통해 일부 배출
		• 알코올과 부산물에 대한 신체 반응
		  - 알코올 → 알코올 탈수소효소(ADH) → 아세트알데하이드 → 아세트알데하이드 분해 효소(ALDH) → 아세트산
		    ※ 맥박 증가, 발한, 오심, 홍조, 구토 등 유발

전 개	음주와 신체 질환	• 음주와 심뇌혈관 질환
		  - 고혈압, 관상동맥 질환, 부정맥, 알코올성 심근증, 뇌졸중
		    ※ J자 모순에 대한 고려 사항 설명
		• 음주와 소화기계 질환
		  - 알코올성 간질환, 위·식도 역류 질환, 만성 위염, 위·십이지장 궤양, 급만성 췌장염, 당뇨병
		• 음주와 기타 질환
		  - 알코올성 다발성 신경병증, 성기능, 암

정 리	학습 내용 정리	• 음주로 인한 신체 반응 및 음주와 신체 질환 - 알코올은 간에서 약 80~90% 대사되며, 아세트알데하이드 및 아세트산으로 분해되면서 각종 신체 반응을 유발

교육 평가	평가 내용	평가 방법
	• 음주로 인한 신체 반응과 각종 신체 질환에 대해 설명할 수 있는가?	지필 및 관찰 평가

표 4-5_ 음주 예방 보건교육 지도안4. 음주 폐해와 예방 정책

교육명	국내외 음주 폐해 예방 정책	차 시	6/6
		교육 시간	2H

학습 주제	· 음주 폐해 예방을 위한 국내외 음주 폐해 예방 정책을 확인한다.
학습 목표	· 음주 폐해 예방을 위한 국내외 음주 폐해 예방 정책을 인식하고 설명할 수 있다.

학습 영역 (중영역)	음주와 환경	음주와 건강	음주와 정책 국내외 음주 폐해 와 예방 정책	수업 자료	PPT 및 동영상 자료

학습 전략	· 세계보건기구 및 각국의 음주 폐해 감소를 위한 정책이 이루어지고 있음을 확인하고, 우리나라에도 음주 폐해 없는 건강하고 안전한 사회를 만들기 위해 각 정책이 필요함을 인식하도록 한다.

단 계	교육 주제	교육 내용
도 입	음주와 정책	· 정책의 역할, 필요성, 중요성 설명(간략) · 교육 목차 설명
전 개	국외 음주 폐해 예방 정책	· 세계보건기구 　- 해로운 음주 감소를 위한 세계 전략(2010) 　- 위험 음주 해소 전략 수립 지침 　- 해로운 음주 감소를 위한 국제 전략 SAFER(2018) · EU 　- 유럽 알코올 전략(2006) · 각국의 음주 폐해 예방 정책 　- 미국, 영국, 프랑스, 일본, 태국 등
	국내 음주 폐해 예방 정책	· 파랑새 플랜(2010) · 국민건강증진 종합계획(HP2020) · 음주 폐해 예방 실행 계획(2018) 　※ 비전: 음주 폐해 없는 건강하고 안전한 사회
정 리	학습 내용 정리	· 국내외 음주 폐해 예방 정책 　- 세계보건기구에서는 해로운 음주 감소를 위한 국제전략(SAFER)을 발표하여 각국의 음주 폐해 예방과 감소를 위한 정책 시행을 권고함. 　- 우리나라는 음주 폐해 없는 건강하고 안전한 사회를 비전으로 4대 분야 및 주요 과제들을 포함하여 음주 폐해 예방 실행 계획(2018)을 수립함.

	평가 내용	평가 방법
교육 평가	· 음주 관련 국내외 음주 폐해 예방 정책을 비교하고, 향후 우리나라 음주 관련 정책 추진 방향에 대해 설명할 수 있는가?	지필 및 관찰 평가

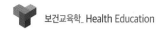

★ 생애 주기별 건강 생활 실천-노인 치매 예방 교육

표 4-6_ 노인 치매 예방 보건교육 지도안

교육명	치매의 정의와 예방 체조	차 시	1/2
		교육 시간	1H

학습 주제	• 60세 이상 노인을 대상으로 치매에 대한 정확한 지식을 갖게 하여 치매 예방의 필요성을 인지함으로써 치매 예방에 필요한 건강한 생활습관을 실천한다.
학습 목표	• 치매의 정의를 이해한다. • 자가 진단을 통해 인지 저하 증상을 스스로 평가한다. • 일상생활에서 치매를 예방하기 위한 활동을 2가지 이상 시범 보인다.

단 계	교육 주제	교육 내용
도 입	치매의 정의와 예방체조	• 치매에 대한 느낌, 최근 현황, 관리의 중요성 설명(간략) • 교육 목차 설명
전 개	■ 활동1 자가 진단	• 치매 자가 진단 리스트-기억력 평가 - 6개 항목 이상에 '예'라고 표시될 경우 가까운 보건소에 가서 치매 조기 검진을 받도록 권고 1. 당신은 기억력에 문제가 있습니까? 2. 당신의 기억력은 10년 전에 비해 저하되었습니까? 3. 당신은 기억력이 동년의 다른 사람들에 비해 나쁘다고 생각합니까? 4. 당신은 기억력 저하로 일상생활에 불편을 느끼십니까? 5. 당신은 최근에 일어난 일을 기억하는 것이 어렵습니까? 6. 당신은 며칠 전에 나눈 대화 내용을 기억하는 것이 어렵습니까? 7. 당신은 며칠 전에 한 약속을 기억하기 어렵습니까? 8. 당신은 친한 사람의 이름을 기억하기 어렵습니까? 9. 당신은 물건 둔 곳을 기억하기 어렵습니까? 10. 당신은 이전에 비해 물건을 자주 잃어버립니까? 11. 당신은 집 근처에서 길을 잃은 적이 있습니까? 12. 당신은 가게에서 사려고 하는 두세 가지 물건의 이름을 기억하기 어렵습니까? 13. 당신은 가스불이나 전깃불 끄는 것을 기억하기 어렵습니까? 14. 당신은 자주 사용하는 전화번호(자신 혹은 자녀의 집)를 기억하기 어렵습니까?
	■ 활동2 정의 및 증상	• 치매의 정의와 증상에 대해 교육한다. - 치매는 정상적으로 성숙한 뇌가 후천적인 외상이나 질병 등 외인에 의하여 손상 또는 파괴되어 전반적으로 지능, 학습, 언어 등의 인지 기능과 고등 정신 기능이 떨어지는 복합적인 증상 - 이전에 비해 기억력을 비롯한 여러 가지 인지 기능이 지속적으로 저하되어 일상생활에 상당한 지장이 초래된 상태 - 인지 증상 및 정신 행동 증상

교육명	치매의 정의와 예방 체조	차 시	1/2
		교육 시간	1H

치매의
인지 기능 증상

치매는 기억력 장애, 지남력(시간, 장소, 사람을 아는 능력) 장애, 언어 능력 장애, 시공간 능력 장애, 실행 능력 장애, 판단력 장애 등이 생긴다.

• 치매의 단계별 증상에 대해 설명한다.

초기 치매

■ 활동3
단계별
증상

가족이나 동료들이 어르신의 문제를 알아차리기 시작하나 아직은 혼자서 지낼 수 있는 수준이다.

중기 치매

치매임을 쉽게 알 수 있는 단계로, 어느 정도의 도움 없이는 혼자 지낼수 없는 수준이다.

• 치매 예방 수칙과 예방 생활 습관을 실천할 수 있도록 격려한다.

치매 예방 수칙 3.3.3

■ 활동4
생활 습관

勸
3 권 운동
즐길 것

일주일에
3번 이상
걸으세요.

禁
3 금 절주
참을 것

술은 한 번에
3잔보다
적게 마시세요.

行
3 행 건강 검진
챙길 것

혈압, 혈당, 콜레스테롤 **3**가지를 정기적으로 체크하세요.

교육명	치매의 정의와 예방 체조		차 시	1/2
			교육 시간	1H

		• 치매에 좋은 운동 방법을 소개하고 실천할 수 있도록 격려한다.
■ 활동5 치매 예방 운동법		✌ 쉽게 따라하기 기억은 불편하지만 잘 걸으실 수 있는 분들을 위하여 뇌신경 체조 → 치매 예방 체조[❽손 운동(박수)2회 → ❼온몸 자극하기 → ❿팔 운동 (두 팔로 하기) 2회 → ❼ 온몸 자극하기 → ⓬기 만들기 2회→ ❼ 온몸 자극하기 → 걸으면서 치매 예방 체조(치매 예방 체조를 걸으면서 순서대로 실시한다)→⓮온몸 가다듬기
정리	치매 예방 사업 소개	• 치매 조기 검진 사업과 보건소 연락처를 안내하고 60세 이상 노인은 누 구나 참여할 수 있음을 알려준다.
	평가	• ○, × 퀴즈를 통하여 치매의 의미와 예방 방법을 잘 알고 있는지 파악한다. 1. 조기에 발견하여 적절히 치료하면 진행을 지연시키거나 증상을 호전시 킬 수 있다. (○) 2. 손뼉치기 운동은 치매 예방에 도움이 되지 않는 운동이다.(×) 3. 보건소에서는 60세 이상 어르신의 치매를 예방하기 위한 사업이 있 다.(○)

③ 국제 보건교육

(1) 국제 보건교육의 중요성

국제 보건(Global Health)은 전 세계 모든 사람들의 건강증진과 건강 형평성 제고를 목적으로 한 이론 연구와 실무로 정의된다. 전 세계적 보건 이슈, 건강의 결정요인과 그에 따른 해결책, 보건 의료 타 학제와의 협력, 개인 수준의 건강 관리뿐 아니라 인구 기반의 예방적 활동 등을 포함한다. 또한 국제 보건은 건강, 건강 형평 및 건강의 결정 요인에 대한 보건 의료 중재를 포괄하며, 국경을 초월하고 학제 간 협력을 촉진한다.

최근 국제 사회에서 우리나라의 위상 제고와 소셜 네트워크로 가속화되고 있는 세계화 및 다문화 등의 사회적 분위기 속에서 대학 교육에서의 국제화 및 국제개발 교육의 필요성에 대한 인식이 제고되고 있다. 지속가능발전목표(Sustainable Development Goals; SDGs)와 같은 글로벌 의제하에서 국제 개발 협력이 강조되고 환경 문제 및 전염병의 발병과 확산이 전 지구적 공동 문제가 되어 보건교육도 관련된 중요한 이슈 중 하나가 되고 있다.

국제 보건교육(Global Health education)은 전 세계적으로 발생하는 건강 문제에 대한 이해와 대처 능력을 개발하기 위한 교육이다. 이 교육은 질병 예방, 건강증진, 보건 시스템 개선 등 국제 보건 문제에 대한 이해를 제공한다.

국제 보건교육의 중요성은 다음과 같다.

❶ 보건 문제의 글로벌 이슈화: 국제 보건교육은 전 세계적으로 발생하는 건강 문제에 대한 이해를 촉진하고, 이를 해결하기 위한 글로벌 캠페인을 지원한다.

❷ 전 세계적인 건강 문제에 대한 대응 능력 향상: 국제 보건교육은 보건 전문가들이 전 세계적으로 발생하는 건강 문제에 대한 대처 능력을 향상시키는 데 도움을 준다.

❸ 인류의 건강과 복지 증진: 국제 보건교육은 질병 예방, 건강증진, 보건 시스템 개선 등을 포함하여 인류의 건강과 복지를 증진시키는 데 중요한 역할을 한다.

❹ 전 세계적 건강 문제에 대한 인식 제고: 국제 보건교육은 전 세계적 건강 문제에 대한 인식을 높이고, 이를 해결하기 위한 적극적인 대응 노력을 촉진한다.

(2) 국제 보건교육의 이해

❶ 지속가능발전목표

지속가능발전목표(SDGs)는 유엔과 우리나라를 포함한 국제 사회가 전 세계의 빈곤 문제를 해결하고 지속 가능 발전을 실현하기 위해 2016년부터 2030년까지 달성하고자 노력하고 있는 국제 사회 공동의 목표이다.

이는 2015년 제70차 국제연합(United Nations; UN) 총회에서 2000년부터 2015년까지 중요한 발전 프레임워크를 제공한 새천년개발목표(Millennium Development Goals; MDGs)의 후속 의제로 채택되었다. 〈그림 4-2〉와 같이 17개 목표와 169개 세부 목표

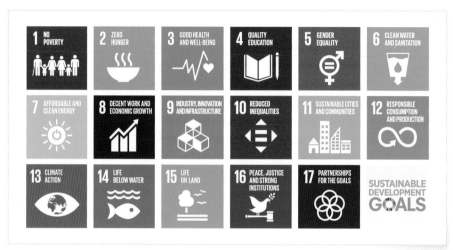

그림 4-2_ UN 지속가능발전목표 169개 세부 목표 및 지표

로 구성된 SDGs는 사회적 포용, 경제 성장, 지속 가능한 환경의 3대 분야를 유기적으로 아우르며 '단 한 사람도 소외되지 않는 것(Leave no one behind)'이라는 슬로건과 함께 인간, 지구, 번영, 평화, 파트너십이라는 5개 영역에서 인류가 나아가야 할 방향성을 제시한다.

❷ 지속가능발전목표와 보건

지속가능발전목표(SDGs) 3. 건강과 웰빙은 '건강한 삶과 모든 세대의 복지 증진'을 목표로 9개의 세부 목표와 4개의 세부 실행 목표로 이루어져 있다. 이는 저소득국에서 문제가 되는 산모와 영유아 사망률, 전염성 질병 등의 보건 문제뿐만 아니라 도로 교통사고 사상자, 보편적인 건강 보장, 환경 오염으로 인한 질병 및 사망 보건 문제 또한 포괄적으로 다루고 있다. 세부 내용은 다음과 같다.

- SDG 3.1　2030년까지 전 세계 산모 사망률을 10만 명당 70명 미만으로 감소 시킨다.
- SDG 3.2　2030년까지 모든 국가에서 출생 인구 1,000명당 신생아 사망자 수 최소 12명, 5세 미만 사망자 수를 25명까지 낮추는 것을 목표로 신생아와 5세

미만 아동의 예방 가능한 사망을 종식한다.

- SDG 3.3 　2030년까지 AIDS, 결핵, 말라리아, 소외열대질환 등의 전염병 대규
  모 확산을 근절하고, 간염, 수인성 질환 및 기타 감염성 질병을 퇴치한다.
- SDG 3.4 　2030년까지 예방과 치료를 통해 비감염성 질환으로 인한 조기 사
  망을 1/3로 줄이고, 정신 건강과 웰빙을 증진한다.
- SDG 3.5 　마약 남용 및 유해한 알코올 사용을 포함한 약물 오남용의 예방과
  치료를 강화한다.
- SDG 3.6 　2020년까지 전 세계 도로 교통사고로 인한 사상자의 수를 절반으
  로 줄인다.
- SDG 3.7 　2030년까지 가족계획, 정보 및 교육 등을 포함한 성·생식 보건 서
  비스에 대한 보편적 접근과 생식 보건을 국가 전략 및 프로그램에 통합하는 것
  을 보장한다.
- SDG 3.8 　재무 위험 관리, 양질의 필수 보건 서비스 및 안전하고 효과적이며
  적정 가격의 필수 의약품 및 백신에 대한 접근을 포함하여 모두를 위한 보편적
  의료 보장을 달성한다.
- SDG 3.9 　2030년까지 유해 화학 물질 및 대기, 수질, 토지 오염으로 인한 질
  병 및 사망자 수를 대폭 줄인다.
- SDG 3.a 　모든 국가에서 세계보건기구 담배규제기본협약의 이행을 강화한다.
- SDG 3.b 　개발도상국에 주로 영향을 미치는 감염성 및 비감염성 질병에 대
  한 백신 및 의약품의 연구 개발을 지원하고, 공중 보건의 보호 및 특히, 모든 사
  람이 의약품에 접근 가능하도록 하기 위해, 무역 관련 지적재산권협정(Trade
  Related Intellectual Property Rights; TRIPS)의 모든 조항을 활용할 수 있는
  개발도상국의 권리를 확인하는 무역 관련 지적재산권협정(TRIPS)과 공중 보건
  에 관한 도하 선언에 따라 적정 가격의 필수 의약품과 백신에 접근 가능하도록
  한다.
- SDG 3.c 　개발도상국, 특히 최빈국과 군소 도서 개발국에서 보건 재원 및 보
  건 인력의 채용, 개발, 훈련과 유지를 대폭 증대한다.

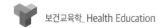

• SDG 3.d 모든 국가, 특히 개발도상국에서 국내 및 국제적 차원의 건강 위험
에 대한 조기 경보, 위험 경감과 관리를 위한 역량을 강화한다.

(3) 국제 보건교육의 기획 및 평가

국제 보건교육 기획 시, 파트너 국가의 사회 경제적, 역학적, 정책적 측면을 종합적
으로 분석하여 전 세계 인류가 공통적으로 나아가야 할 방향을 제시하고 있는 지속
가능발전목표(SDGs) 3의 세부 목표를 달성할 수 있는 방향을 검토한다. 산모 사망률
이나 영유아 사망률, 감염성 질환 및 비감염성 질환, 약물 오남용, 도로 교통사고 감
소, 보편적 건강 보장 등 세부 목표와 해당되는 지표를 검토하여 보건교육 계획 및
평가 계획에 반영한다. 〈표 4-7〉

표 4-7_ 지속가능발전목표(SDGs) 3. 건강과 웰빙

세부 목표	지표
3.1. 2030년까지 전 세계적으로 산모 사망 비율을 10만 생명 출산당 70명 미만으로 감소	3.1.1. 산모 사망률(MMR)
	3.1.2. 숙련된 보건 인력이 진료에 참여한 생명 출산의 비율
3.2. 2030년까지 모든 국가의 신생아 사망률을 정상 출산 1,000명당 최대 12명 이하가 되도록 하고 5세 이하 유아의 사망률을 정상 출산 1,000명당 최대 25명 이하가 되도록 하는 등 예방 가능한 신생아와 5세 이하 유아 사망 종식	3.2.1. 5세 미만 아동 사망률
	3.2.2. 신생아 사망률
3.3. 2030년까지 에이즈, 결핵, 말라리아 및 소외열대질환 등의 전염병을 종식시키고, 간염, 수인성 질병 및 기타 전염성 질병 방지	3.3.1. 비감염 인구 1,000명당 에이즈 감염자의 수 (연령별, 성별 및 주요 인구별)
	3.3.2. 연간 1,000명당 결핵(TB) 발병 건수
	3.3.3. 연간 1,000명당 말라리아 발병 건수
	3.3.4. 해당 연도 내 인구 10만 명당 신규 B형 간염 감염자 수
	3.3.5. 소외열대질환에 대한 치료를 요하는 인구 수

세부 목표	지표
3.4. 2030년까지 예방 및 치료를 통해 비전염 성 질병으로 인항 조기 사망률을 1/3만큼 감소시키고 정신 건강 및 웰빙을 증진	3.4.1. 심혈관계 질환, 암, 당뇨 또는 만성 호흡기 질환으로 인한 사망률
	3.4.2. 자살로 인한 사망률
3.5. 마약 및 알코올의 해로운 사용을 포함한 약물 남용 예방 및 치료 강화	3.5.1 약물 남용 장애 치료(의약, 심리 사회적, 재활 및 사후 관리 서비스) 보장 범위
	3.5.2. 국가별 상황에 따라, 주어진 회계 연도 안에 (15세 이상의 인구가) 소비하는 1인당 순알코올 리터 소비량으로 정의되는 알코올의 해로운 이용
3.6. 2030년까지 도로 교통사고로 인한 전 세계 사망 및 상해 건수를 절반으로 감소	3.6.1. 도로 교통사고 부상으로 인한 사망률
3.7. 2030년까지 가족계획, 정보 및 교육 목적을 포함한 성 그리고 임신 보건 서비스에 대한 보편적 접근과 국가 전략 프로그램에 임신 보건 통합을 보장	3.7.1. 현대화된 방식의 가족계획을 필요로 하고 있는 임신 가능한 연령대(15-49세) 여성의 비율
	3.7.2. 동일 연령대 여성 1,000명당 청소년(10~14세, 15~19세) 출산율
3.8. 재정적 위험으로부터의 보호, 양질의 필수 보건 서비스에 대한 접근, 그리고 안전하고 효과가 있으며 적당한 가격의 양질의 필수 의약품과 백신에 대한 접근을 모두에게 보장하는 보편적인 보건 서비스 달성	3.8.1. 일반 대중과 가장 혜택에서 소외된 사람들을 위해, 임신, 모성, 신생아 및 아동 건강, 전염병, 전염되지 않는 질병 그리고 서비스 능력 및 접근성 등을 포함하는 추적 개입을 기초로 제공되는 필수 보건 서비스 범위
	3.8.2. 인구 1,000명당 건강 보험이나 공중 보건 시스템으로 보호를 받는 인구 수

(4) 성생식 보건 분야 보건교육 기획 및 평가

성생식 보건 사업의 경우 생애 주기적인 접근을 통해 다음과 같이 체계적으로 보건교육과 상담을 제공할 수 있다.

- 영유아기 가족을 대상으로 육아 상담 및 관련 정보 제공, 영양 서비스, 예방 접종, 성장 발달 평가 등에 대한 교육과 상담을 시행한다.
- 청소년 및 초기 성인을 대상으로 영양 서비스, 성교육, 성 상담, 성 매개 질환 관리 등을 포함한다.

- 임신 및 출산기 가족을 대상으로 가족계획, 영양 서비스, 분만 및 산전후 관리, 모자 보건 수첩 활용, 건강 검사 등을 시행한다.
- 장년기 및 갱년기 인구 집단을 대상으로 영양 서비스, 건강 검진, 건강 상담 등에 대한 보건교육과 상담을 실시한다.

성생식 모자 청소년 보건 사업의 국제 보건교육 프로그램 기획 및 평가 시 각 성과 지표별 산출 지표는 〈표 4-8〉과 같다.

표 4-8_ 한국국제협력단(KOICA)의 지속가능발전목표(SDGs) 기반 성생식 모자 청소년 보건 분야 성과 지표

전략 목표 1. 생애 주기 접근을 통한 건강증진 [프로그램: 성생식 모자 청소년 보건]	
성과(Outcome) 지표	산출물(Output) 지표
· 모성 사망비 · 현대적 피임 실천 여성 수(명)/비율 · 청소년 출산율(10~14세, 15~19세, 1,000명당) · 전문 인력에 의해 분만한 임산부 수(명)/비율 · 4회 또는 8회 이상 산전 관리를 받은 임산부 수(명)/비율(세계보건기구) · 출산 후 48시간 이내 산후 관리를 받은 임산부 수(명)/비율(세계보건기구) · 국가 필수 예방 접종 아동 수(비율) · 5세 미만 아동 사망률 · 신생아 사망률 · 5세 미만 아동의 발육 부진 비율 · 5세 미만 아동의 영양 불량 비율 · 6~23개월 아동 중 최소 적정 식사를 한 아동 수(비율)	· 성생식 모자 청소년 보건 서비스를 지원하기 위하여 기능이 강화된(BEmONC, CEmONC) 보건 의료 시설 수 · 청소년 성인지 캠페인/교육 참여자 수 · 성생식 보건/모자 보건 캠페인/교육 참여자 수 · 성생식 보건/모자 보건교육을 이수한 마을 보건 요원 수 · 성생식 보건/모자 보건 역량 강화 교육을 이수한 보건 의료인 수 · 백신/예방 접종을 위한 기능이 강화된 보건 의료 시설 수 · 백신/예방 접종/Cold Chain 관리 교육을 이수한 보건 의료인 수 · 예방 접종 인지 교육을 받은 주민 수 · 영양 서비스(영양 보충식/미량 영양소 보충제/학교 급식 등)를 받은 임산부/수유부/가임기 여성/영유아/아동/청소년 수 · 급성 영양 결핍 보충식 프로그램에 등록된 6~59개월 아동 수 · 대상별(임산부/수유부/가임기 여성/영유아/아동/청소년/성인) 영양 관련 교육을 이수한 보건 의료인 수 · 대상별(임산부/수유부/가임기 여성/영유아/아동/청소년/성인) 영양 관련 교육을 받은 주민 수

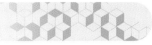

② 산업장 보건교육

① 산업장 보건교육의 이해

국제적으로 디지털 기술, 인구 구조의 변화, 지속 가능한 개발과 산업 안전 보건 관계 그리고 고용 형태를 포함한 작업 조직 변경이 노동계를 변화시키는 주요 요인으로 제시되고 있다. 이를 토대로 플랫폼 종사자, 사회적 취약 계층으로서 청년, 여성, 고령 노동자 그리고 외국인 노동자 등에 대한 맞춤형 보호 방안, 사회 심리적 요인에 따른 정신 건강 보호 문제 그리고 양질의 산업 안전 보건 서비스 제공을 위한 교육 제도나 조직 제도 정비 등이 활발히 논의되고 다양한 해결 방안이 제시되고 있어, 앞으로도 산업장 보건교육에 대한 중요성도 더욱 높아질 것으로 예상된다.

(1) 산업장 보건교육의 필요성

❶ 산업장 보건교육의 정의 및 대상

산업장 보건교육은 근로자의 안전과 건강 수준 향상을 위해 근로자 스스로 건강과 안전에 이로운 행동을 할 수 있도록 돕는 계획된 모든 학습 경험의 조합을 의미한다. 따라서 산업장 보건교육은 직원들이 안전하게 작업할 수 있도록 산업 장소에서 건강과 안전을 유지하기 위한 교육을 제공하는 것을 말한다. 이 교육은 직원의 안전과 건강을 유지하기 위해 필요한 기술, 지식 및 행동에 대한 정보를 전달한다.

산업장 보건교육의 대상자는 「근로기준법」상의 근로자로, 직업의 종류와 관계없이 임금을 목적으로 사업이나 사업장에 근로를 제공하는 사람을 말한다. 산업장 보건교육은 근로자에게 작업 수행 과정에서 발생할 수 있는 안전사고, 직업병에 대한 정보, 안전한 작업 환경을 조성하도록 하는 것이 사전 예방적 차원에서 중요하다. 이를 통해 직원들은 작업 환경에서 발생할 수 있는 위험에 대한 인식과 대처 능력을 향상시킬 수 있다.

❷ 산업장 보건교육의 중요성

산업장 보건교육의 중요성은 다음과 같다.

- 직원의 안전 보장   직원들이 안전하게 작업할 수 있도록 지식과 기술을 제공하여 안전한 작업 환경을 유지하는 것이 중요하다. 이를 통해 직원들은 안전 문제에 대한 인식을 높이고 위험을 방지할 수 있다.
- 생산성 향상   안전하고 건강한 작업 환경에서 일하는 직원들은 생산성이 향상된다. 이는 재해와 상처의 감소, 직원의 건강 상태 개선 및 휴가 시간 감소와 같은 이점을 제공한다
- 법적 요구 사항 충족   많은 국가에서는 직원들에게 산업장 보건교육을 제공하는 것을 법적으로 요구한다. 이러한 요구 사항을 충족하기 위해 산업장 보건교육을 제공하는 것이 중요하다.
- 직원들의 건강증진   직원들이 건강하게 일할 수 있는 환경을 제공하는 것은 직원들의 건강을 증진시키는 데 도움이 된다. 건강한 직원들은 작업의 품질과 생산성을 향상시키며, 회사의 평판과 이미지를 향상시킨다.

❸ 산업장 안전 보건교육의 목적

산업장 안전 보건교육은 「산업안전보건법」 제29조에 근거하여 실시하도록 되어 있다. 산업장 보건교육의 목적은 건강증진과 직업병 및 재해 예방이다. 따라서 보건교육은 다음의 구체적 목표를 갖는다.

- 산업장에서의 신체, 심리, 사회적 건강증진을 통합적으로 도모해야 한다.
- 근로자와 함께 사업주가 건강의 가치를 인식하고 건강에 대한 태도와 신념을 긍정적인 방향으로 갖도록 해야 한다.
- 건강증진과 더불어 산업장 재해 및 직업병 예방을 위한 사전 예방적 관점이 포함되어야 한다.

- 산업장 보건교육과 관련된 전문가(보건 관리자와 안전 관리자 등)가 협력하여 근로자 건강증진을 도모해야 한다.

(2) 감염병과 관련된 산업장의 위험 요인

감염병으로 인한 팬데믹이 산업계에 미친 영향은 다음과 같다.

- 대부분의 경우 일자리 상실은 고용이 불안정한 상태에 있는 직종의 근로자로, 예를 들면 판매원, 웨이터, 주방 직원, 수화물 취급자, 청소 근로자 등이다
- 실업 급여를 받지 못한 근로자는 해고 시 가정의 붕괴로 이어질 가능성이 있다.
- 비정규직 근로자들의 경우 팬데믹으로 산업 안전 보건으로부터 보호를 받을 수 없어 더 높은 위험에 직면한다.

특히, 감염병 팬데믹은 다음과 같이 특정한 사람들에게 부정적인 영향을 미친다.

- 기저 질환을 가진 근로자
- 불완전한 고용에 직면한 청년 세대들
- 심각한 질환 발병 위험이 높고 경제적 곤란에 처할 가능성이 있는 고령 근로자
- 학교나 어린이집 폐쇄에 큰 부담을 갖는 워킹맘
- 유급 휴가나 병가 등의 혜택을 받을 수 없는 자영업자, 비정규직 근로자
- 이주국의 사업장으로 접근이 제한되거나 자국으로의 귀환이 어려워질 가능성이 높은 외국인 노동자

2 산업장 안전보건교육 프로그램

(1) 산업장 안전 보건 계획

산업장은 목적이 있는 생산을 위해 인적, 물적 및 시설을 갖춘 장소이며 근로자가 일을 하는 곳이다. 근로자를 유해한 작업 환경으로부터 보호하고 스스로를 관리하

며 작업 조건으로 인한 질병을 예방하도록 하는 것은 중요하다.

산업장에서의 보건교육은 근로자를 위한 건강증진의 범위와 직업병 및 산업 재해 예방을 포함해야 한다.

❶ 기본 방향

- 안전 보건 활동의 구분: 근로자 안전 보건 관리, 작업장 안전 보건 관리에 관한 부분을 의미하며 관리자와 근로자의 자발적이고 적극적인 관심과 참여가 필요하다.
- 산업장 안전 보건 관리자의 역할: 사내 안전 보건 활동에 대한 교육의 시행과 근로자가 자발적으로 안전한 행동을 하게 유도하는 것이 목표이다.

❷ 산업장 보건교육의 종류

「산업안전보건법」과 「안전보건교육규정」에 근거하여 실시된다. 대상자는 근로자, 관리 책임자(안전 보건 관리 책임자, 안전 관리자, 보건 관리자 및 재해 예방 전문 지도 기관 종사자)를 의미한다. 유형별로 정기 교육, 채용 시 교육, 작업 내용 변경 시 교육, 특별 교육(근로자), 신규 교육, 보수 교육(관리 책임자) 등을 의미한다. 〈그림 4-3〉

❸ 산업장 보건교육의 내용

산업장 보건교육의 내용은 근로자 건강증진과 작업 환경 관리로 구분할 수 있다. 작업장 환경 관리와 이에 관련된 보건교육은 산업 재해 및 안전사고 예방에 필수적이다.

❹ 산업장 보건교육의 기본 방향

산업장 보건교육은 다음의 기본 방향과 원칙을 갖는다.

- 사업장과 근로자의 건강 상태와 요구 사정을 통해 보건교육 주제를 선정한다.
- 「산업안전보건법」 등 관련 법규, 산업체 규정, 정책과 업무를 점검하고 보건교육의 범위를 정한다.

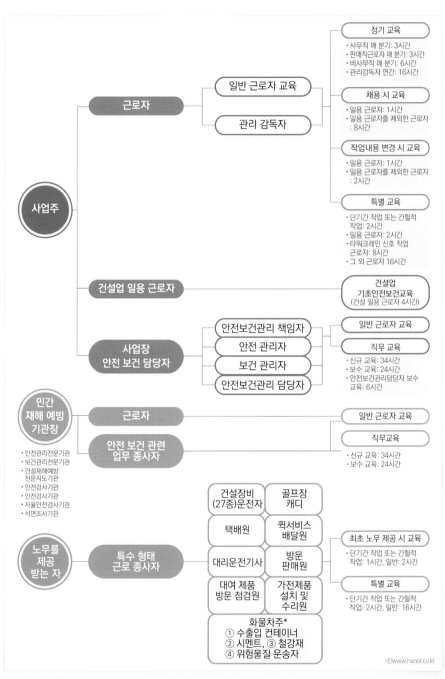

그림 4-3 _ 안전 보건교육 체계도

- 사업장과 근로자의 관심과 요구, 잠재적 위해 요인과 자원을 고려하여 보건교육의 우선순위를 선정한다.
- 산업장 환경을 고려하여 실행 가능하고 측정 가능하며 산업장의 목적과 관련성이 있도록 목표를 설정한다.
- 보건교육의 목표를 달성할 수 있도록 업무 분담, 시간 계획, 예산 및 자원의 활용을 계획한다.
- 보건교육 평가 계획 수립 시 평가 시기, 평가자, 평가 방법과 평가 범위를 정해야 한다.
- 보건교육의 성과를 근로자와 함께 공유하고 차기 계획에 반영시킨다.

(2) 근로자 안전 보건교육 종류

「산업안전보건법」 제29조에 따라 사업주는 근로자에게 「산업안전보건법 시행규칙」 [별표 4, 5]에서 정하는 안전 보건교육(① 정기, ② 채용 시, ③ 작업 내용 변경 시, ④ 특별)을 실시해야 한다. 〈표 4-9〉

(3) 자체 안전 보건교육 실시

「산업안전보건법」 제29조에 따른 사업장 내 안전 보건교육은 사업주가 자체적으로 실시할 수 있으며, 직접 교육이 어려운 경우 고용노동부에 등록된 교육 기관에 위탁하여 실시할 수 있다.

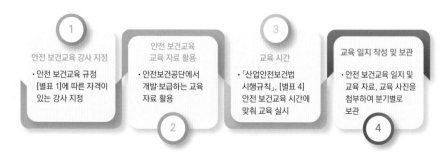

표 4-9_ 근로자 안전 보건교육의 종류

교육 과정	교육 대상	교육 시간
정기 교육	① 사무직 종사 근로자 ② 판매 업무에 직접 종사하는 근로자	매 분기 3시간 이상
	• 그 외 근로자	매 분기 6시간 이상
	• 관리 감독자의 지위에 있는 사람	연간 16시간 이상
채용 시 교육	• 일용 근로자	1시간 이상
	• 일용 근로자를 제외한 근로자	8시간 이상
작업 내용 변경 시 교육	• 일용 근로자	1시간 이상
	• 일용 근로자를 제외한 근로자	2시간 이상
특별 교육	• 일용 근로자(타워크레인 신호 작업에 종사하는 일용 근로자 제외)	2시간 이상
	• 타워크레인 신호 작업에 종사하는 일용 근로자	8시간 이상
	• 일용 근로자를 제외한 근로자	16시간 이상 (단기간 작업 또는 간헐적 작업인 경우 2시간)

❶ 사업장 내 안전 보건교육 강사 지정

안전 보건교육 강사는 안전 보건 관리 책임자, 관리 감독자, 안전 관리자 및 안전 관리 위탁 기관 담당자, 보건 관리자 및 보건 관리 위탁 기관 담당자, 안전 보건 관리 담당자, 산업 보건의, 한국산업 안전 보건공단에서 실시하는 해당 분야 강사 요원 교육 과정 이수자, 산업안전지도사 또는 산업보건지도사, 기타 고용노동부 장관이 인정하는 사람 등이 포함된다.

❷ 교육 일지 작성 및 보관

사업주가 해당 근로자를 대상으로 집체 교육, 현장 교육, 인터넷 원격 교육을 통하여 교육을 실시했다면 교육 일지나 교육 실시를 입증할 수 있는 서류를 갖추어 둔 경우 다음과 같이 안전 보건교육으로 인정한다.

- 위험 예지 훈련 등 작업 전후에 실시하는 단시간 안전 보건교육
- 안전 관리자 및 보건 관리자를 선임할 의무가 없는 사업장의 경우 근로자 건강 센터에서 실시하는 안전 보건교육, 건강 상담, 건강 관리 프로그램 등을 참여한 시간

(4) 안전 보건교육 교육 자료

「산업안전보건법」 제29조에 따라 사업장 내 안전 보건교육을 실시하는 경우 동법 시행 규칙 [별표 5]에 따른 교육 대상별 교육 내용이 포함된 교육 자료(교재 및 교안)를 작성하여 교육, 실시한다.

사업장에서 손쉽게 활용할 수 있도록 안전보건공단에서 개발·보급하는 책자 및 홈페이지 안전보건 자료실에 게시된 다양한 자료를 교육 자료로 활용할 수 있다. 〈그림 4-4〉

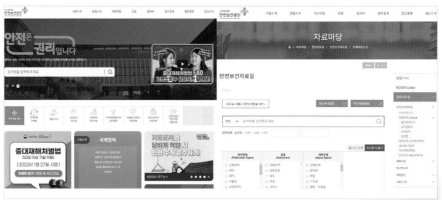

그림 4-4_ 안전보건공단 홈페이지_안전보건자료실(http://www.kosha.or.kr)_정보마당_안전보건자료실)

❶ 안전 보건교육 교육 자료 예시

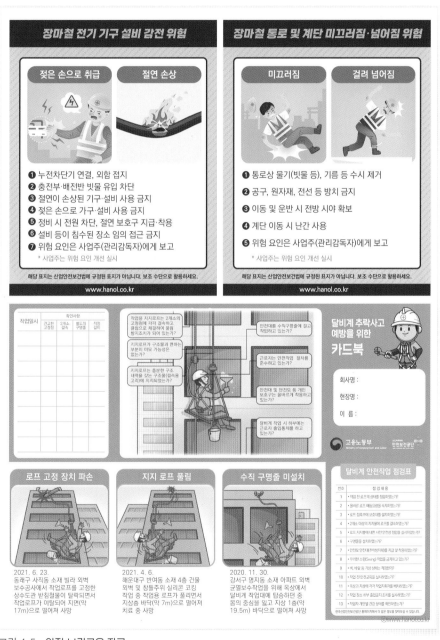

그림 4-5_ 안전 보건교육 자료

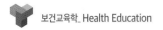

(5) 근로자 보건교육 프로그램 예시

❶ 연간 교육 계획

표 4-10_ 연간 근로자 보건교육 계획 예시

No	교육 구분			교육 과정	일 정													대상인원(명)	교육 방법(내외부)	비 고
	안전보건	공정안전	수급업체		1월	2월	3월	4월	5월	6월	7월	8월	9월	10월	11월	12월			
1	○			근로자 정기 안전 보건교육		○		○		○		○		○		○	30명	집체(내부)	
2	○			신규 채용 시 안전 보건교육					○								발생 시	집체(내부)	
3	○			관리 감독자 안전보건교육				○									9명	집체(외부)	
4	○			특별 안전 보건 교육						○							5명	집체(내부)	
5	○			비상 사태 대비 교육 및 훈련					○					○			전 사원	집체(내부)	
6	○			물질 안전 보건교육						○							2명	집체(내부)	
7		○		공정 위험성 평가 교육								○					10명	집체(외부)	
8			○	작업 내용 변경자 교육						○							발생 시	집체(내부)	

❷ 근로자 보건교육 계획안 예시

표 4-11_ 근로자 불면증 예방 보건교육 지도안

교육명	교대 근무자의 수면 교육		차시	1
			교육 시간	50분
학습 주제	• 수면에 영향을 미치는 요인과 건강에 미치는 영향을 이해하고 해결 방안을 확인한다.			
학습 목표	• 불면증으로 인한 신체 반응과 각종 신체 질환을 설명할 수 있다.			
구체적 목표	1. 학습자는 불면증 정의를 설명할 수 있다. 2. 학습자는 불면증 증상을 설명할 수 있다. 3. 학습자는 불면증을 예방하는 방법을 설명할 수 있다.	수업 자료	PPT 및 동영상 자료	
학습 전략	• 이번 차시는 수면에 영향을 미치는 다양한 요인을 이해하고, 불면증이 건강에 미치는 영향과 이를 개선하는 치료 방법과 생활 습관 개선 방법을 전개하고자 한다.			

단 계	교육 주제	교육 내용	시간	학습 방법 및 자료
도 입	• 자신의 수면 양상 평가 하기	• 현재 수면 시간, 형태 등에 대해 질문하고 관심을 유도 • 불면증 자가 진단을 시행하여 자신의 수면 양상을 평가	5분	• 강의 주제에 대한 질의 응답 • PPT 교안과 영상 자료
전 개	• 불면증의 정의, 증상, 치료 방법	1. 불면증의 정의 • 불면증은 쉽게 말해 밤에 잠이 잘 오지 않는 병증 2. 불면증의 증상 • 잠들기 어려움, 잠이 든 다음에도 자주 깸, 깊은 잠을 잘 수 없음 3. 불면증의 종류와 기간 • 잠들기 어려운 유형, 수면 중 자주 깨서 잠을 지속적으로 자기 어려운 유형, 아침에 너무 일찍 깨는 유형 • 지속 기간에 따라: 단기(1~6개월), 만성(6개월 이상) 4. 불면증 발생 요인 5. 불면증의 치료법 • 행동 치료, 인지 치료, 수면 위생 교육, 약물 치료 6. 생활 습관 및 식습관 변화 • 잠자리 습관 개선, 운동, 따뜻한 물로 샤워나 목욕 등 • 불면증 완화 식품: 바나나, 치즈, 호두, 아몬드 등	30분	강의 PPT 교안 영상 자료
정 리	• 학습 내용 정리	• 불면증의 정의, 발생 요인, 치료법 • 불면증을 예방하기 위한 생활 습관	10분	질의 응답 PPT 교안

교육 평가	평가 내용	평가 방법
	• 불면증이 건강에 미치는 영향에 대해 설명할 수 있는가?	지필 및 관찰 평가
	(1) 구조 평가 • 교육자의 설명이 이해하기 쉬웠다. • 교육자의 교육 자료는 강의 주제를 이해하는 데 적절했다. (2) 과정 평가 • 교육 시간을 준수했다. (3) 결과 평가 • 학습자는 불면증의 증상을 3개 이상 설명할 수 있다. • 학습자는 불면증의 발병 요인을 3개 이상 예를 들어 설명할 수 있다. • 학습자는 불면증을 예방하는 생활 습관을 3개 이상 예를 들어 설명할 수 있다.	

3 학교보건교육

1 학교보건교육의 이해

(1) 학교보건교육의 개념

❶ 학교보건의 정의

학교보건은 학생과 교직원이 건강하고 안전하게 생활할 수 있도록 질병을 예방하고 건강을 보호·증진함으로써 이들의 안녕을 도모하는 모든 활동을 의미한다. 「학교보건법」 제1조에서 학교보건의 목적을 "학교의 보건 관리에 필요한 사항을 규정하여 학생과 교직원의 건강을 보호·증진함"이라고 했다. 이를 위해서는 학생, 가족, 교직원 및 보건 의료 전문가가 참여하여 이들의 보건관리를 위해 체계적인 보건교육을 제공함으로써 이들의 건강 문제를 스스로 해결하여 안녕 상태에 이르도록 하는 것이다.

❷ 학교보건교육의 역사

우리나라는 2008년 보건교사의 보건 교과안을 고시했다. 초등학교에서는 2009년 3월부터 5, 6학년의 경우 학년별로 재량 활동 시간을 통해 연간 17시간 이상 보건교육을 실시했고, 2010학년도부터는 교과 재량 활동 시간에 선택과목으로 '보건'을 신설했다. 고등학교는 2009학년도 1학년에서 재량활동 시간에 17시간 이상 보건교육을 실시하고, 2010학년도부터 교양 선택 과목으로 '보건'을 신설하도록 했다.

2016년에는 '2015 개정 교육 과정(교육부 고시 제2015-74호)'을 고시했으며 중학교는 선택 과목, 고등학교는 교양 과목으로 운영되도록 했고, 2019년에는 초등학교 5-6학년, 중학교 2학년, 고등학교 2학년에 적용하고 있다.

• 초등학교　교과 및 창의적 체험 활동 시간

- 중학교　교과(군) 선택 과목, 창의적 체험 활동 시간
- 고등학교　교과(군) 선택 과목(교양 교과군), 창의적 체험 활동 시간

❸ 학교보건교육의 중요성

학령기 아동 및 청소년 시기의 건강 습관은 성인기의 건강에 큰 영향을 미치므로 건강한 사회 구축을 위해서는 건강한 습관을 기르는 것이 매우 중요하다. 특히 학교보건교육이 중요한 이유는 다음과 같다.

첫째, 학교보건의 대상자가 되는 학생 및 교직원은 전체 인구의 1/4 정도에 달한다. 그러므로 이들의 건강을 향상시킴으로써 전 국민 건강 수준 향상에 기여할 수 있다.

둘째, 학령기 및 청소년기는 행동 변화가 용이한 시기이다. 그러므로 이 시기에 건강한 신념, 태도, 행위를 형성시킴으로써 나아가 전 생애에 걸쳐서 건강한 생활 습관을 마련할 수 있다.

셋째, 학교보건의 대상자는 학교에 모여 있고 조직화되어 있어서 여러 가지 사업을 추진하는 데 유리한 여건을 가지고 있다. 그러므로 이들을 대상으로 건강한 보건 사업을 수행한다면 사업 추진과 결과 향상에 도움을 줄 수 있다.

넷째, 학생은 배움을 기반으로 하고 있기 때문에 보건교육 시 지식 전달이 용이하다. 그러므로 이들에게 건강한 지식 전달 및 행동 변화를 가르침으로써 이를 생활화할 수 있다.

다섯째, 학교에서 많은 시간을 집단 생활하고 있는 학생들은 질병에 대한 감수성이 높은 취약 집단에 속한다. 그러므로 감염병이나 질병에 이환되지 않도록 하는 노력이 필요하다.

마지막으로, 학교는 지역사회 내의 중점적인 조직의 하나이므로 학교에서 실시한 보건교육은 학생이나 교직원을 통해 가족과 지역사회로 파급되는 효과가 뛰어나다.

❹ 학교보건교육의 목적

학교보건교육의 궁극적인 목표는 건강을 권리와 책임으로 이해하여 건강한 성장과 발달을 지향하고, 참여와 옹호, 소통과 배려를 바탕으로 건강에 유익한 선택을 하며, 건강증진을 위한 사회·문화적 환경을 조성하는 등의 건강 핵심 역량을 함양하는 데 있다. 이를 위한 구체적인 목적은 다음과 같다.

첫째, 건강에 대한 관점이나 영향 요인을 알고 건강 행위를 실천한다.

둘째, 생활 속에서 건강한 선택과 관련된 요인을 이해하여 대처하고 활용할 수 있다.

셋째, 생활 속에서 위험 요인을 평가하여 안전한 환경을 조성하고, 적절한 응급 처치 기술을 익혀 안전을 생활화할 수 있다.

넷째, 건강의 권리 및 책임과 관련된 정책이나 제도를 알고, 건강한 사회 문화로 변화시킬 수 있는 능력을 기른다.

(2) 학교보건교육의 실제

❶ 학교보건교육의 핵심 역량

「2015 개정 교육 과정」에서 보건교육 학습을 통해 길러야 할 핵심 역량은 다음과 같다.

- 건강 관리 능력 건강을 유지·증진하기 위하여 일상생활에서 지속적으로 건강 행동을 계획하고 실행하여 자신의 잠재 능력을 최대한 발휘할 수 있도록 하며, 사회적, 물리적 환경 변화에 유연하게 대처할 수 있는 능력이다.
- 건강·안전 위험 인식 능력 일상 속에서 개인 및 공동체의 건강과 안전을 위협하는 여러 가지 위험 요인을 인지하고 분석하며, 이에 대응할 수 있는 능력이다.
- 건강 정보·자원 활용 능력 비판적, 융합적인 사고를 통해 다양한 건강 정보와 자원을 탐색하고, 올바른 건강 정보와 자원을 선택적으로 수용하여 활용할 수 있는 능력이다.

- 건강 의사소통 능력　다양한 건강 관련 의사소통에서 문서적, 언어적, 비언어적 소통 방법을 활용하여 자신의 건강 상태나 요구 등을 효과적으로 표현하고 타인에 대해서도 바르게 이해할 수 있는 능력이다.
- 건강 의사결정 능력　다양한 건강 자원의 선택 및 건강 관리의 실천 상황에서 건강에 유익하고 합리적인 의사결정을 할 수 있는 능력이다.
- 건강 사회·문화 공동체 의식　사회·문화적 특성이 개인 및 집단의 건강 신념 및 건강 행위뿐만 아니라 국가의 건강증진 정책, 제도 등에도 영향을 미침을 이해하고, 건강한 사회·문화의 가치, 태도를 수용하고 실천하며 공유하는 능력이다.

❷ 학교보건교육 인력

학교보건교육의 인력은 간호학을 전공하고 교사 자격증을 취득한 보건교육 전문인력이 전담하고 있다. 「학교보건법」 제15조 제2항에 따르면 "학교에 제9조의2에 따른 보건교육과 학생들의 건강 관리를 담당하는 보건교사를 두어야 한다"고 명시하고 있다. 그러나 전국 11,613개 학교 가운데 77.85%인 9천여 개의 학교에만 보건교사가 배치되어 있어 이에 대한 대책 마련이 시급하다.

「학교보건법 시행령」 제23조(개정 2021. 12. 9.)에 규정되어 있는 보건 교사의 책무는 다음과 같다.(부록 참조)

1. 학교보건 계획의 수립
2. 학교 환경 위생의 유지·관리 및 개선에 관한 사항
3. 학생과 교직원에 대한 건강 진단의 준비와 실시에 관한 협조
4. 각종 질병의 예방 처치 및 보건 지도
5. 학생과 교직원의 건강 관찰과 학교 의사의 건강 상담, 건강 평가 등의 실시에 관한 협조
6. 신체가 허약한 학생에 대한 보건 지도
7. 보건 지도를 위한 학생 가정 방문
8. 교사의 보건교육 협조와 필요시의 보건교육

9. 보건실의 시설, 설비 및 약품 등의 관리

10. 보건교육 자료의 수집·관리

11. 학생건강기록부의 관리

12. 다음의 의료 행위(간호사 면허를 가진 사람만 해당)

- 외상 등 흔히 볼 수 있는 환자의 치료
- 응급을 요하는 자에 대한 응급 처치
- 부상과 질병의 악화를 방지하기 위한 처치
- 건강 진단 결과 발견된 질병자의 요양 지도 및 관리
- 위 4가지 의료 행위에 따르는 의약품 투여

13. 기타 학교의 보건 관리

② 학교보건교육 프로그램

(1) 학교보건교육 계획

학교보건교육을 실시하기 위해서는 교육 과정에 따라 보건교육 교수-학습 계획을 수립해야 한다. 학교보건교육을 실시하기 위한 계획 단계에서 고려해야 할 사항은 다음과 같다.

- 대상자의 요구도 파악 및 대상자들의 건강 지식이나 생활 습관 등에 관한 건강 문제를 파악하여 적절한 보건교육의 주제를 선정한다.
- 학습 목표를 설정한다. 학습 목표를 선정할 때는 해당 보건 교과목의 학습 목표를 반영해야 하고, 교육 과정에서 제시한 내용 체계와 학습자의 성취 수준을 고려해 설정한다.
- 교육 내용 및 평가 기준을 선정한다. 교육 내용과 평가 기준을 선정할 때에는 보건 교과목의 해당 학습 목표 및 내용 체계를 고려하여 선정한다.
- 교육 방법을 선정한다. 학습 목표를 달성하기에 효과적인 교수-학습 방법을 구

상하여 대상자들이 적극적으로 참여하여 학습할 수 있도록 다양한 교수-학습 방법 및 매체를 활용한다.

- 교육 시간, 장소를 선정한다. 학교나 지역사회의 특수성, 행사, 감염병 발생 상황 등을 고려하여 탄력적으로 선정한다.
- 학교에서 실시하는 보건교육 계획은 관련 법률을 바탕으로 학교 실정에 따라 수립하여 실시한다.

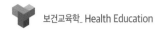

(2) 학교보건교육 예시

표 4-12_ 초등학교 고학년을 대상으로 한 안전 보건교육

수업 일시	2023. 3. 17.(금) 4교시	학년반	6-7	장소	6-7 교실	차시	2/12
단 원	안전 보건			수업자		○○○	
학습 주제	학교 폭력 멈춰!			학습 모형		문제 해결 학습 모형	
학습 목표	1. 학교 폭력을 당하거나 목격한 경우 도움받을 수 있는 방법을 1가지 이상 이야기할 수 있다. 2. 학교 폭력 예방법을 2가지 이상 말할 수 있다.						
핵심 역량	• 자기 관리 역량, 의사소통 역량, 공동체 역량						
활용 자료		교수 자료	PPT, ○×판				
		학생 자료	모둠별: 스케치북, 색연필 또는 크레파스				

단 계	수업 흐름	교수-학습 활동		시간 (분)	자료 및 유의점
		교 사	학 생		
도입	• 반응 형성 하기	◎ 학교 폭력 사례 동영상 보기 • 힘이 없고 약한 친구가 학교에서 짱으로 불리는 친구들에게 괴롭힘을 당하는 장면을 시청합니다.	◎ 동영상 시청	5분	PPT
	• 학습 문제 파악하기	- 허약한 친구는 지금 기분이 어떨까요? - 만약 내가 이런 장면을 보게 된다면 어떻게 할까요? ◎ 학습 문제 안내 폭력 예방법 찾아 말하기	- 슬플 것 같아요 마음이 아플 것 같아요 - 선생님께 말씀드려야 해요 - 친구를 도와줄 것 같아요.		학교 폭력에 관한 기사 및 피해 사진

전 개	· 반응 명료화 하기	**활동1. 폭력과 비폭력 구분하기** ◎ **학교 폭력에 대해 알아보기** · 학교 폭력에 해당되는 경우에 ○/× 표시하기 · 구분한 이유에 대해 이야기해보기 **활동2. 역할극하기** · 모둠별 시나리오를 짜고 역할 분담을 한다. · 학교 폭력 가해자, 피해자, 목격자로 역할을 분담하여 역할극을 수행해본다. · 모둠별 학교 폭력 멈춰 그림 카드를 만들어본다.	· 폭력과 비폭력으로 구분해서 ○/× 표시하기 · 폭력과 비폭력으로 선택한 이유에 대해 이야기하기 · 역할극을 해보고 느낀 점 말하기	30분	PPT, ○×판 역할극 놀이 그림 카드 (모둠별)
정 리	· 반응 일반화 하기	◎ **느낀 점 말하기** · 오늘 수행한 활동에 대하여 느낌을 발표한다.	· 소감 발표	5분	

Memo

표 4-13_ 중학생을 대상으로 한 보건교육-금연 교육

수업 일시	2023. 5. 16.(금) 7교시		학년반	1-3	장소	1-3 교실	차시	3/12
단 원	생활 속의 건강한 선택				수업자	○○○		
학습 주제	흡연 예방과 대처				학습 모형	문제 해결 학습 모형		
학습 목표	1. 담배의 유해 성분을 3가지 이상 말할 수 있다. 2. 흡연이 인체에 미치는 영향을 설명할 수 있다. 3. 흡연 권유 시 적절하게 거절하는 방법을 설명할 수 있다.							
핵심 역량	• 자기 관리 역량, 의사소통 역량, 심미적 감성 역량, 공동체 역량							
활용 자료		교수 자료		PPT, 동영상				
		학생 자료		교과서				

단 계	수업 흐름	교수-학습 활동		시간 (분)	자료 및 유 의점
		교 사	학 생		
도 입	• 반응 형성 하기 • 학습 문제 파악하기	◎ **흡연에 관한 동영상 시청하기** • 흡연하는 사람을 보면 어떤 느낌이 드나요? • 만약 내 친한 친구가 담배를 권유한다면 어떻게 하실 건가요? ◎ **학습 문제 안내**	◎ **동영상 시청** • 본인의 느낌 이야기하기 • 본인의 경험 이야기하기	5분	• 동영상: 친구에게 흡연을 권유하는 동영상
전 개	• 반응 명료화 하기	**활동1. 담배의 성분과 흡연의 영향** ◎ **담배의 성분** • 담배에 포함되어 있는 유해 성분 알아보기 ◎ **흡연의 영향** • 흡연이 신체 기관에 미치는 영향에 대해 알아보기 • 청소년기의 흡연의 유해성 **활동2. 흡연 권유 시 거절하기** • 모둠별 시나리오를 짜고 역할을 정한다. • 간단한 역할극을 시행하고 느낀 점을 발표하여 서로 공유한다.	• 유해 성분에 대해 ○×로 답하기 • 흡연이 신체 기관에 미치는 영향에 대해 교과서에 작성하기 • 역할극을 해보고 느낀 점 말하기	30분	PPT, ○×판 역할극 놀이
정 리	• 반응 일반화 하기	◎ **감평 및 소감** • 오늘 한 활동에 대하여 느낌을 발표한다.	• 소감 발표	5분	

표 4-14_ 고등학생을 대상으로 한 보건교육-심폐 소생술

수업 일시	2023. 4. 5.(수) 4교시	학년반	1-2	장소	1-2 교실	차시	11/12
단 원	안전과 응급처치				수업자	○○○	
학습 주제	심폐 소생술				학습 모형	문제 해결 학습 모형	
학습 목표	1. 심정지 환자의 증상 3가지를 답할 수 있다. 2. 심폐 소생술의 단계를 정확하게 말할 수 있다. 3. 심폐 소생술을 정확하고 신속하게 수행할 수 있다.						
핵심 역량	• 지식정보처리 역량, 공동체 역량						
활용 자료	교수 자료			PPT, 동영상, 애니 인형(5개), 페이스 쉴드(30개)			
	학생 자료			학습 활동지, 교과서			

단 계	수업 흐름	교수-학습 활동 교사	교수-학습 활동 학생	시간 (분)	자료 및 유의점
도 입	• 반응 형성 하기 • 학습 문제 파악하기	◎ **심정지 상태에 있는 대상자 관련 동영상** • 대상자는 어떤 상태일까요? • 만약 내가 이런 상황에 맞닥뜨린다면 어떻게 할까요? ◎ **심폐 소생술 실시 가능 여부 알기** • 심폐 소생술에 대한 자신의 경험이나 지식 이야기하기	◎ 동영상 시청 • 발표하기 • 본인의 경험담 이야기하기	5분	PPT 동영상
전 개	• 반응 명료화 하기	**활동1. 심폐 소생술에 대한 정확한 방법 알아보기** ◎ **동영상 시청** • 심폐 소생술의 정의에 대해 알아보기 • 심정지에 대해 알아보기 • 심폐 소생술의 단계에 대해 알아보고 정확한 방법 설명하기 **활동2. 심폐 소생술 실습하기** ◎ **모둠별 심폐 소생술 실습** • 4인 1조로 모둠을 나누고, 그중 2명은 애니 인형을 이용하여 심폐 소생술을 실습하고, 나머지 2명은 학습 활동지를 보며 숙지한다. • 2인 1조로 흉부 압박과 인공 호흡을 3cycle 실시하고 교대로 흉부 압박과 인공호흡을 3cycle 더 실시한다.	• 심폐 소생술의 정의와 심정지에 대해 이해한다. • 심폐 소생술의 정확한 단계를 학습 활동지에 작성한다. • 심폐 소생술을 실시한다. • 같은 모둠 내 다른 친구가 심폐 소생술을 실시하는 것을 관찰한 후 부족한 부분을 이야기한다.	30분	PPT 동영상 학습 활동지 애니 인형
정 리	• 반응 일반화 하기	◎ **정리** • 심폐 소생술 관련한 동영상을 보고 잘못된 부분 찾기 • 소감 발표하기	• 동영상을 시청하고 틀린 부분 찾기 • 소감 발표	5분	동영상

4 보건의료기관의 보건교육

1 보건의료기관 보건교육의 이해

(1) 보건의료기관의 개념

❶ 보건의료기관의 정의

　　보건의료기관은 「의료법」에 명시되어 있는 의료기관과 「지역보건법」에 명시되어 있는 보건소, 보건지소, 「농어촌 등 보건 의료를 위한 특별조치법」에 의한 보건 진료소 그리고 「약사법」에 의한 약국 등을 모두 포함한다. 이 중 「의료법」 제3조에 의한 의료기관은 "의료인이 공중 또는 특정 다수인을 위하여 의료·조산의 업을 행하는 곳"으로 정의되는데, 종합 병원, 병원, 치과 병원, 한방 병원, 요양 병원, 의원, 치과 의원, 한의원, 조산원으로 구분한다. 또한 제공되는 서비스 수준과 병상 수 및 진료 과목에 따라 1차, 2차, 3차 의료기관으로 분류한다. 1차 의료기관은 외래 환자 방문 시에 이루어지는 기본적인 치료 및 상급 병원으로의 안내 등 일반적인 치료가 이루어지는 곳으로, 상시적인 투약 교육, 건강 관리, 건강 행위 변화 등에 관한 교육을 실시할 수 있다. 2차 의료기관은 종합 병원, 전문 병원 등이며 환자에 대한 전문적인 치료가 이루어진다. 급성기를 포함한 환자들이 주를 이루는 곳으로, 입원 및 퇴원 간호, 수술 전후 간호, 해당 질환에 대한 관리법 간호, 장기 입원 환자의 기본 간호 교육 등 임상에서 이루어지는 간호에 해당하는 보건교육 등을 실시할 수 있다. 3차 의료기관은 2차 의료기관에서 의뢰한 환자들로 이루어져 있으며, 중증 질환 환자 치료와 같은 난이도가 높은 의료 행위가 이루어진다. 특수 검사 및 치료 방법에 대한 교육, 합병증 예방, 재활에 관한 보건교육 등을 실시할 수 있다.

❷ 보건의료기관 보건교육의 중요성

보건의료기관 보건교육의 중요성은 다음과 같다.

첫째, 환자나 보호자에게 질환에 대한 치료나 관리에 관한 교육을 수행함으로써 해당 질환의 치료 방향을 원활히 수행할 수 있으며, 치료를 돕는 행위 등을 환자나 보호자가 수행함으로써 치료 효과 증가 및 재원 기간 감소로 병원 기관이나 지역사회의 의료 비용 감소에 기여할 수 있다.

둘째, 최근 환자들의 알 권리가 강조되면서 대상자들에게 질환에 대한 보건교육은 필수적인 항목으로 인식되고 있다. 환자나 보호자들은 자신에게 행해질 치료 방법을 알 권리가 있다. 이에 관한 설명은 의사뿐만 아니라 간호사에게 큰 부분을 차지한다. 특히 장기적인 건강 관리가 수반되어야 하는 만성 질환자의 증가로 이들에게 자가 건강 관리를 원활히 수행할 수 있도록 보건교육을 포함할 필요가 있다.

셋째, 최신의 치료 방법을 사용하거나 환자가 생소하게 느낄 수 있는 치료 및 관리를 하게 될 경우 보건교육을 선행하여 실시함으로써 대상자들의 순응도를 높일 수 있고, 이에 따른 치료 효과가 증가할 수 있다.

보건의료기관에서 수행되는 보건교육과 지역사회에서 수행되는 보건교육의 차이점은 다음과 같다.

표 4-15_ 의료기관의 보건교육과 지역사회 보건교육의 차이점

구 분	의료기관 보건교육	지역사회 보건교육
목 표	질병 중심에 따른 교육	건강증진 및 질병 예방을 위한 교육
대 상	환자, 보호자, 질병 위험군(고위험 집단)	지역사회 일반 주민
내 용	2, 3차 예방 활동 및 질병 관리 활동 중심	1, 2차 예방 활동을 중심으로 함
방 법	환자 상담, 질병 관리를 위한 개발 및 집단 교육	건강증진 프로그램(절주 교실, 금연 교실, 운동 및 비만 예방 교실 등)

출처: 전국대학보건관리학교육협의회(2012)

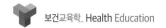

(2) 보건의료기관 보건교육의 실제

❶ 보건의료기관 보건교육의 목적

보건의료기관의 보건교육은 환자를 대상으로 하는 보건교육, 의료기관 종사자 및 지역사회 주민을 대상으로 하는 보건교육으로 구분하며 그 목적은 다음과 같다.

첫째, 환자를 대상으로 하는 보건교육을 실시함으로써 치료에 대한 순응도를 높일 수 있고, 대상자의 알 권리를 충족시키며, 자기 건강 관리를 원활히 수행함으로써 이들의 건강 행위를 증진시키고, 나아가 건강을 향상시킨다.

둘째, 보건의료기관 종사자 및 지역사회 주민을 위한 보건교육은 지역사회 전체의 건강증진과 질병 예방을 목적으로 한다.

❷ 보건의료기관 보건교육의 내용

보건의료기관에서 시행되는 보건교육은 환자 및 보호자를 대상으로 하는 경우가 주가 된다. 그 외에도 의료 종사자를 위한 안전한 의료 환경에 관한 교육이나 지역사회 주민을 대상으로 한 건강 교실 등 다양한 주제로 시행할 수 있다. 보건의료기관 보건교육 대상에 따른 내용과 방법은 다음과 같다.

표 4-16_ 보건의료기관 보건교육 대상에 따른 내용 및 방법

대 상	교육 내용		방 법
환자/ 보호자	• 복약, 검사 절차 등 각종 질환에 대한 관리 방안 • 식사 요법, 운동 요법, 체중 관리, 스트레스 관리, 숙면, 금연, 절주 등 건강 관련 행동 • 합병증 예방 및 재발 예방, 정기적 진료, 퇴원 후 추후 관리 등		• 개별 보건교육, 상담, 시범 등
의료기관 종사자	• 질병의 예방과 치료 • 건강 행동(영양, 운동, 금연, 스트레스 대처, 체중 조절, 알코올 남용 예방, 안전 생활) • 병원 감염 등		• 강의, 심포지엄, 집단 토론, 패널 토의, 분단 토의 등
지역사회 주민	• 질병 예방 • 정기 건강 검진	• 스트레스 관리 • 만성 질환 관리 등	• 집단 보건교육, 건강 캠페인, 강연회, 건강 교실, 상담, 매체활용 교육, 시범, 역할극 등

출처: 최연희 외(2015). 보건교육학, 정담미디어.

2 보건의료기관 보건교육 프로그램

(1) 보건의료기관 보건교육 프로그램 예시

표 4-17_ 고관절 치환술 수술 환자의 교육 프로그램

시 기	교육 내용	
수술 전	• 고관절 인공치환술이란? • 고관절 치환술 수술 방법 및 종류	• 수술 전 주의 사항 • 통증 관리 방법(무통 주사 사용 방법)
수술 후 1일	• 심호흡 및 기침 방법 • 통증 관리 방법 • 배액관 주의 사항	• 자세 관리 • 수술 부위 소독 관리
수술 후 2일	• 심호흡 및 기침 방법 • 통증 관리 방법 • 배액관 주의 사항	• 자세 관리 • 수술 부위 소독 관리 • 초기 근력 강화 운동
수술 후 3일	• 심호흡 및 기침 방법 • 통증 관리 방법 • 배액관 주의 사항 • 자세 관리	• 수술 부위 소독 관리 • 초기 근력 강화 운동 • 보호자 도움이 필요한 환자가 의자, 침대에서 앉고 일어나기
수술 후 4일	• 통증 관리 방법 • 자세 관리 • 수술 부위 소독 관리	• 후기 근력 강화 운동 • 환자 스스로 의자, 침대 앉고 일어나기 • 목발, 지팡이 사용 방법, 기간 안내
퇴원 후 간호	• 화장실 변기 이용 방법 • 샤워 방법 • 계단 오르내리기 방법 • 자동차 타고 내리는 방법	• 낙상 예방법 • 바지 입기, 신발 신기 • 퇴원 전 가정 환경 준비 • 퇴원 후 진료 안내 및 응급 진료 안내

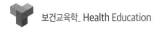

표 4-18_ 노인을 위한 당뇨병 자기 관리 방법

★ 1차

진행자	○○○		일 시	
대 상	당뇨를 가진 분		장 소	
주 제	당뇨병이란?			
목 표	1. 당뇨병에 대해 이야기할 수 있다. 2. 노인 당뇨병의 특징에 대해 이야기할 수 있다. 3. 당뇨 관리를 위해 필요한 것을 2가지 이상 이야기할 수 있다.			

단 계	수업 흐름	교수자	학습 활동	시 간 (분)	자료 및 유의점
도 입	• 반응 형성 하기 • 학습 문제 파악하기	**[연구자와 프로그램 소개]** • 대상자와 인사 후 자신에 대한 소개, 프로그램 목적과 내용 소개	• 안녕하세요 • 당뇨병에 관해 교육하고자 합니다.	5분	PPT
전 개	• 반응 명료화하기	◎ **당뇨병의 이해** • 당뇨병이란? ◎ **혈당 측정하기** • 혈당 기기를 가지고 짝을 지어 직접 혈당을 측정한다. • 이후 현재 혈당의 정도에 대한 이야기를 나누어 본다. ◎ **당뇨 자기 관리 방법** • 자기 관리 방법에 대해 이야기한다.	• 당뇨병에 대한 의학적인 지식 제공 • 올바른 혈당 측정 방법 • 당뇨 자기 관리 방법에 대한 구체적인 방안 교육을 앞으로 4주간 시행할 것임을 설명한다.	30분	PPT 동영상 학습 활동지 혈당 측정기
정 리	• 반응 일반 화하기	• 당뇨의 올바른 측정법에 대한 정리	• 수업 소감 나누기	5분	PPT

★ 2차

진행자	○○○		일 시	
대 상	당뇨를 가진 분		장 소	
주 제	식이 요법			
목 표	1. 당뇨병에서 식이 요법의 중요성을 말할 수 있다. 2. 당뇨병에서 체중 조절의 중요성을 말할 수 있다. 3. 올바른 식이 계획을 세울 수 있다.			

단 계	수업 흐름	교수자	학습 활동	시 간 (분)	자료 및 유의점
도 입	• 반응 형성 하기 • 학습 문제 파악하기	◎ 오늘 아침의 식단 이야기 하기 ◎ 오늘의 학습 내용 설명하기	• 수업 참석자들의 오늘 식사 내용을 자유롭게 이야기하도록 한다.	5분	PPT
전 개	• 반응 명료 화하기	◎ 당뇨병에서의 올바른 식이 요법 • 식이 요법 상태를 인식한다. • 식이 요법의 이득과 손실에 대해 설명한다. • 식품별 영양소와 칼로리에 대해 설명한다. • 혈관 건강증진에 좋은 음식 을 설명한다. • 체중 건강증진에 좋은 음식 을 설명한다. ◎ 일주일 식단 짜기	• 앞으로 일주일간의 식 단을 직접 짜보고 교수 자가 피드백해준다.	30분	PPT 동영상 스케치북 색연필
정 리	• 반응 일반 화하기	• 식단표 발표하기		5분	PPT

★ 3차

진행자	○○○		일시	
대상	당뇨를 가진 분		장소	
주제	운동 요법			
목표	1. 당뇨병에서 운동 요법의 중요성을 말할 수 있다. 2. 당뇨병에서 체중 조절의 중요성을 말할 수 있다. 3. 올바른 운동 계획을 세울 수 있다.			

단계	수업 흐름	교수자	학습 활동	시간(분)	자료 및 유의점
도입	• 반응 형성하기 • 학습 문제 파악하기	◎ 지난 한 주간 운동량 이야기하기 ◎ 오늘의 학습 내용 설명하기	• 수업 참석자들의 지난 한 주간 운동량을 자유롭게 이야기하도록 한다.	5분	PPT
전개	• 반응 명료화하기	◎ 당뇨병에서의 올바른 운동 요법 • 운동 실천 정도를 인식한다. • 운동 요법의 이득과 손실에 대해 설명한다. • 유산소 운동에 대해 설명한다. • 근력 운동에 대해 설명한다. • 운동의 장애 요인과 그에 따른 대처 방안에 대해 이야기한다. ◎ 운동 계획 짜기 • 유산소 운동 계획 작성하기 • 근력 운동 계획 작성하기	• 앞으로 일주일간의 운동 계획을 직접 짜보고 교수자가 피드백해준다.	30분	PPT 동영상 활동지
정리	• 반응 일반화하기	• 운동 계획표 발표하기		5분	PPT

★ 4차

진행자	○○○	일시	
대 상	당뇨를 가진 분	장소	
주 제	약물 요법과 저혈당 관리		
목 표	1. 당뇨병에서 약물 요법의 중요성을 말할 수 있다. 2. 당뇨병에서 저혈당 관리의 중요성을 말할 수 있다. 3. 올바른 약물 요법 계획을 세울 수 있다.		

단 계	수업 흐름	교수자	학습 활동	시 간 (분)	자료 및 유의점
도 입	• 반응 형성 하기 • 학습 문제 파악하기	◎ **저혈당 경험 나누기** ◎ **오늘의 학습 내용 설명하기**	• 저혈당 경험이 있는 참 석자가 있다면 자유롭 게 이야기하도록 한다.	5분	PPT
전 개	• 반응 명료 화하기	◎ **당뇨병에서의 올바른 약물 요법** • 약물 요법의 중요성을 인식 한다. • 약물 요법의 이득과 손실에 대해 설명한다. • 저혈당 관리 방법에 대해 설 명한다. • 약물 요법의 장애 요인과 그 에 따른 대처 방안에 대해 이야기한다. ◎ **약물 요법 계획 짜기**	• 약물 요법을 포함한 건 강한 당뇨 관리 계획을 직접 짜보고 교수자가 피드백해준다.	30분	PPT 동영상 활동지
정 리	• 반응 일반 화하기	• 약물 요법 계획표 발표하기		5분	PPT

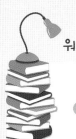

워크시트

① 자신이 주로 생활하는 지역사회의 건강 문제를 해결하기 위한 보건교육을 실시하려고
한다. 이를 위해 활용할 수 있는 자료와 자료원을 제시하고 그 이유를 설명하시오.

② 직업 현장의 안전 보건을 증진하기 위해 가장 효과적인 보건교육 주제를 선정하고, 교육
방법과 평가 방법의 예시를 설명하시오.

③ 학교보건교육의 중요성을 설명하시오.

④ 의료기관 보건교육과 지역사회 보건교육의 차이점을 설명하시오.

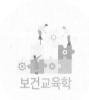

부록

1. ADDIE 모형
2. 학교보건법 시행령 기준

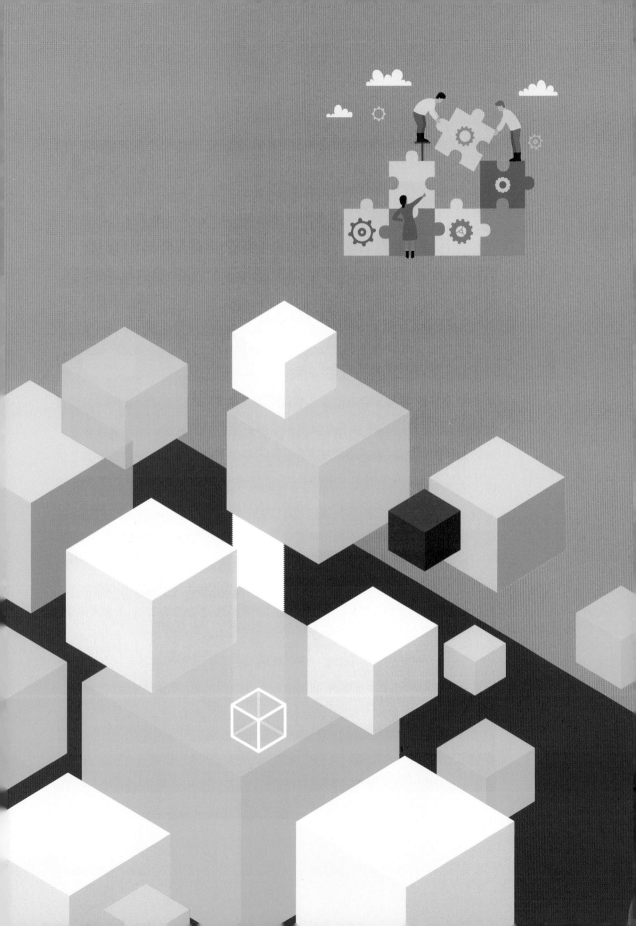

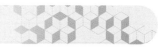

1 ADDIE 모형

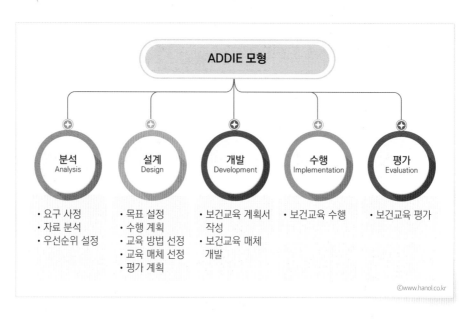

ADDIE 모형

분석 Analysis	설계 Design	개발 Development	수행 Implementation	평가 Evaluation
• 요구 사정 • 자료 분석 • 우선순위 설정	• 목표 설정 • 수행 계획 • 교육 방법 선정 • 교육 매체 선정 • 평가 계획	• 보건교육 계획서 작성 • 보건교육 매체 개발	• 보건교육 수행	• 보건교육 평가

©www.hanol.co.kr

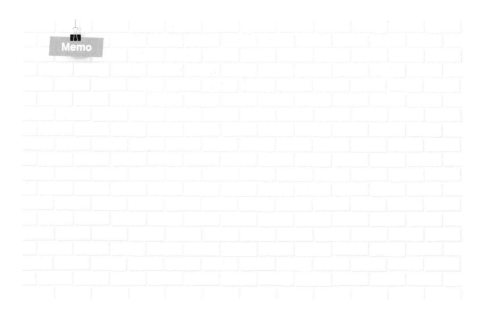

Memo

ADDIE 모형   분석 단계

❋ A 초등학교 5학년 학생 210명을 대상으로 보건교육에 관한 요구 조사를 실시하고 수집된 자료를 분석한 결과 네 가지의 요구가 나타났다.

❋ 요구 사정과 자료 분석을 통해 도출된 요구의 우선순위 점수를 산출하여 가장 점수가 높은 요구부터 우선적으로 보건교육을 실시한다.

❋ 보건교육의 제목 또는 주제의 예시를 명사형과 질문형, 유도형으로 나타낼 수 있으며, 한 가지를 선택하여 제시한다.

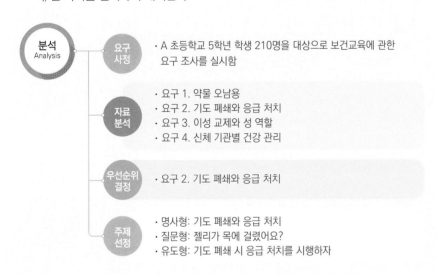

- 분석 Analysis
  - 요구 사정
    - · A 초등학교 5학년 학생 210명을 대상으로 보건교육에 관한 요구 조사를 실시함
  - 자료 분석
    - · 요구 1. 약물 오남용
    - · 요구 2. 기도 폐쇄와 응급 처치
    - · 요구 3. 이성 교제와 성 역할
    - · 요구 4. 신체 기관별 건강 관리
  - 우선순위 결정
    - · 요구 2. 기도 폐쇄와 응급 처치
  - 주제 선정
    - · 명사형: 기도 폐쇄와 응급 처치
    - · 질문형: 젤리가 목에 걸렸어요?
    - · 유도형: 기도 폐쇄 시 응급 처치를 시행하자

Memo

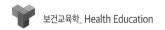

ADDIE모형 설계 단계

❋ 설계 단계에서는 가장 먼저 기도 폐쇄와 응급 처치에 관해 초등학교 5학년 학생들이 보건교육을 통해 획득해야 할 일반적 학습 목표와 구체적 학습 목표를 설정한다.

❋ 선정된 학습 목표를 달성하기 위해 필요한 학습 내용을 선정한다.

❋ 초등학교 5학년 학생 집단을 대상으로 하는 교육 중 학습 내용을 효과적으로 전달하기 위한 교육 방법을 활용한다. 학습 내용에 따라 비디오 시청, 강의, 시범, 역할극의 다양한 방법을 활용할 수 있다.

❋ 교육 매체 선정 시에는 교육 내용을 효과적으로 전달하면서 학습자인 초등학교 5학년 학생들의 흥미와 집중을 높일 수 있도록 고려해야 한다.

❋ 설계의 마지막 단계는 평가 계획을 선정하는 것으로 학생들이 설정한 학습 목표를 달성했는지를 확인하기 위해 관찰, 질문, 실기 평가 등을 활용하여 평가를 계획한다.

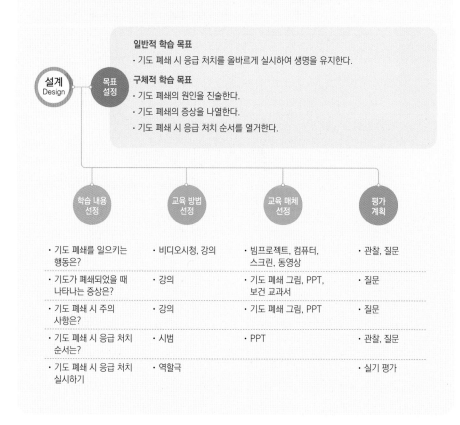

ADDIE 모형 개발 단계: 보건교육 계획서 개발

❈ 개발 단계에서는 학습 내용에 따라 보건교육 계획서를 개발한다. 보건교육 계획서는 수업의 흐름 및 교수·학습 활동, 시간, 활동 주제에 적합한 교수 학습 방법을 다양하게 적용하여 제시한다.

수업 일시	20 년 월 일 ( ) 교시		학년반	5-O	장소	5-O교실	차시	O/10
단 원	사고 예방과 응급 처치				수업자	OOO		
학습 주제	젤리가 목에 걸렸어요(하임리히)				학습 모형	문제 해결 학습 모형		
학습 목표	기도 폐쇄 증상을 알고 기도 폐쇄 시 응급 처치를 실시할 수 있다.							
핵심 역량	자기 관리 역량, 지식 정보 처리 역량, 심미적 감성 역량							

단계	수업 흐름	교수·학습 활동		시간 (분)	■ 자료 및 □ 유의점
		교사	학생		
[도입] 문제 확인 하기	동기 유발	• 2편의 동영상 비교하기 - 무슨 일이 생겼을까요? - 두 상황의 차이점은 무엇일까요?	• 동영상 시청 - 기도가 막혔어요. - 하나는 응급 처치를 해서 살아났는데 다른 하나는 응급 처치를 못해서 죽었어요.	4′	■ 동영상1 (1′6″ 하면 된다) ■ 동영상2 (1′8″ 미세스 다웃파이어) ■ 하임리히로 생명을 구한 사례(뉴스 자료)
	학습내용 확인	• 학습 목표 및 학습활동 안내			
[전개] 문제 해결 방법 찾기	문제 해결 방법 탐색하기 (전체 활동)	• 〈활동1〉 기도 폐쇄의 원인과 증상 알아보기		10′	■ PPT (후두개 역할, 기도 폐쇄 관련 그림) ■ 보건 교과서 (146쪽)
		• 기도 폐쇄 관련 용어 익히기 - 질식이란 무엇일까요? - 기도란 무엇일까요? - 초킹(질식) 사인은 무엇일까요?	- 숨이 막힘 - 숨을 쉴 때 공기가 폐에 드나드는 통로 - 양손으로 목을 움켜잡는 행위		
		• 기도의 위치 및 후두개 역할 알아보기 - 그림을 보고 기도와 식도의 위치를 알아봅시다. - 후두개는 기도로 음식물이 넘어가는 것을 막아줍니다.			
		• 기도 폐쇄를 일으키는 행동에는 어떤 것들이 있을까요? • 기도 폐쇄를 일으키는 음식에는 어떤 것들이 있을까요?	- 음식을 던져먹는 행위, 급하게 먹는 행위 등 - 젤리, 사탕, 떡 등		
		• 기도 폐쇄의 종류와 증상을 알아봅시다. - 부분 폐쇄와 완전 폐쇄 설명	- 부분 폐쇄 시 기침이나 말을 할 수 있어요. - 완전 폐쇄 시 기침도 말도 못하고 숨을 쉬지도 못해요.		

단계	수업흐름	교수·학습 활동		시간 (분)	■ 자료 및 □ 유의점
		교사	학생		
문제 해결 하기	문제 해결 활동하기	• 기도 폐쇄 시 주의 사항 알아보기 - 그림을 보고 어떤 상황인지 발표해 봅시다.	- 등 두드리지 않기 - 물 먹이지 않기	10'	
		• 〈 활동2 〉 기도 폐쇄 시 응급 처치 방법 알아보기			
		• 동영상에서 어떤 방법으로 응급 처치를 했는지 발표해 봅시다 • 기도 폐쇄 시 응급 처치 순서를 알아봅시다 1. 기도 폐쇄 확인하기 2. 도움 요청하기(119) 3. 뒤에 서기 4. 주먹 감싸기 5. 밀쳐 올리기 • 응급 처치 시범 보이기 - 하임리히 실습복 착용 후 시범을 보임 - 이물질이 나올 때까지 실시	- 뒤에서 배를 밀어 올렸어요. 1. 숨을 쉴 수 있는지 알아봅니다. 2. 119에 도움을 요청합니다. 3. 질식 환자 뒤편에 섭니다. 4. 주먹을 환자의 명치와 배꼽 중간에 대고 다른 손으로 감쌉니다. 5. 이물질이 나올 때까지 위로 밀쳐 올립니다.		■ PPT (하임리히 순서) ■ 하임리히 실습복
일반화 하기	적용 (모둠, 개인활동)	• 〈 활동3 〉 응급 처치 실시하기		12'	□ 장난하지 않도록 지도한다. □ 방역 수칙을 준수하여 지도한다.
		• 하임리히 직접 해보기 - 모둠원 2명이 짝을 지어 환자와 구조자 역할을 해 봅시다. • 질식 모형으로 실습해 봅시다.	• 2인 1조로 짝을 지어 역할을 번갈아 가며 실습하거나 코로나19로 사회적 거리두기 단계에 따라 질식 모형으로만 실시		
[종결] 정리 및 평가	정리하기 차시 예고	• 학습 내용 정리 및 ○×문제 풀기 • 마무리 및 차시 예고		4'	

ADDIE모형 개발 단계: 보건교육 매체 개발 예시

❋ 〈그림 3-4〉는 초등학교 학생들을 대상으로 기도 폐쇄의 응급 처치에 대한 보건교육
시 사용하는 활동지의 예시이다. 보건교육 매체를 개발하면 교육 매체가 효과적으
로 구성되었는지 사전 평가를 실시한다. 보건교육 매체가 목적이나 상황에 맞는지,
주의나 흥미를 끄는지, 기억을 도울 수 있는지를 확인하고, 글자나 그림 크기의 명확
성과 중요성, 전체 내용의 논리성을 평가해야 한다.

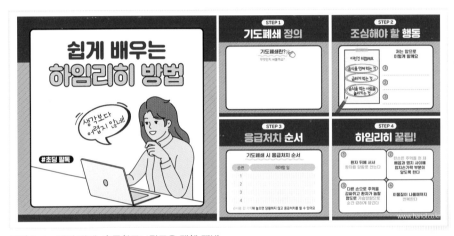

그림 3-4_ 개발 단계: 초등학교보건교육 매체 개발

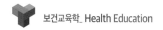

ADDIE모형 수행 단계: 보건교육 수행

※ 분석, 설계, 개발 단계를 거쳐 보건교육을 수행하는 단계로 초등학생들의 성장·발달을 고려하여 실시한다.

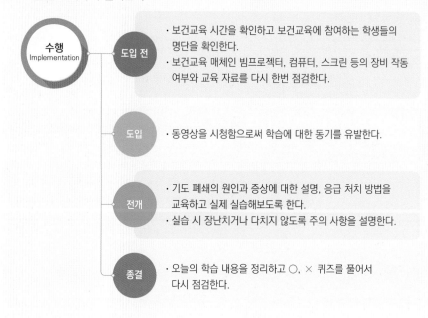

수행 Implementation

도입 전

- 보건교육 시간을 확인하고 보건교육에 참여하는 학생들의 명단을 확인한다.
- 보건교육 매체인 빔프로젝터, 컴퓨터, 스크린 등의 장비 작동 여부와 교육 자료를 다시 한번 점검한다.

도입

- 동영상을 시청함으로써 학습에 대한 동기를 유발한다.

전개

- 기도 폐쇄의 원인과 증상에 대한 설명, 응급 처치 방법을 교육하고 실제 실습해보도록 한다.
- 실습 시 장난치거나 다치지 않도록 주의 사항을 설명한다.

종결

- 오늘의 학습 내용을 정리하고 ○, × 퀴즈를 풀어서 다시 점검한다.

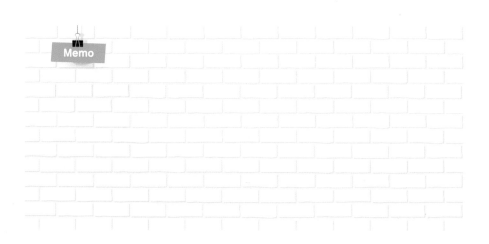

Memo

ADDIE 모형 평가 단계: 보건교육 평가

❋ 체계 이론에 따라 보건교육 실시 후 평가를 실시한다. 총 20점 만점으로 구조, 과정, 결과에 대한 평가를 시행하는 경우 평가 지표를 구성하고 평가 지표에 대한 문항과 배점을 선정했다.

평가
Evaluation

평가 범주	평가 지표	문 항	배 점	
구조 평가 (6점)	계획된 예산 대비 실제 예산 확보 정도	확보액 대 예산액의 비율	100% 이상	2점
			70~99%	1점
			69% 이하	0점
	담당 인력 확보 정도	교육 전담 인력	예	2점
			아니오	0점
	시설 및 장비 확보 여부	시설	충분	2점
			불충분	0점
		장비	충분	2점
			불충분	0점
과정 평가 (6점)	보건교육 운영 횟수	연간 교육 횟수	3회 이상	2점
			1~2회	1점
			0회	0점
	보건교육 담당자의 적절성	보건교육 수행 기간	1년 이상	2점
			6개월~1년 미만	1점
			6개월 미만	0점
	계획된 교육 시간 대비 소요된 교육 시간	소요 시간 대 계획 시간의 비율	90~100%	2점
			80~89% 또는 101~110%	1점
			79% 이하 또는 111% 이상	0점
결과 평가 (8점)	보건교육 이수율	교육 이수자 대 참여자 수의 비율	100% 이상	2점
			70~99%	1점
			69% 이하	0점
	보건교육 만족도	만족도 (5점 만점)	4점 이상	2점
			3점	1점
			2점 이하	0점
	학습자 지식 정도	지식 (5점 만점)	4점 이상	2점
			3점	1점
			2점 이하	0점
	성공률	실습 평가 (5점 만점)	4점 이상	2점
			3점	1점
			2점 이하	0점

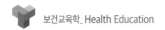

 2 **학교보건법 시행령 기준**

[대통령령 제33246호, 2023. 2. 14., 일부개정]

제1장 총칙

제1조(목적) 이 영은 「학교보건법」에서 위임된 사항과 그 시행에 필요한 사항을 규정함을 목적으로 한다.

제1조의2(학생건강증진 기본계획의 수립 등)

① 교육부장관은 「학교보건법」(이하 "법"이라 한다) 제2조의3제1항에 따라 학생의 신체 및 정신건강증진을 위한 기본계획(이하 "학생건강증진기본계획"이라 한다)을 그 계획을 시행하는 해의 전년도 10월 31일까지 수립해야 한다.

② 교육부장관은 학생건강증진 정책의 변화나 관련 법령의 개정 등 학생건강증진기본계획을 변경할 필요가 있는 경우에는 학생건강증진기본계획을 변경할 수 있다.

③ 교육부장관은 학생건강증진기본계획을 수립 또는 변경하려는 경우에는 미리 관계 행정기관의 장 및 특별시·광역시·특별자치시·도·특별자치도(이하 "시·도"라 한다) 교육감(이하 "교육감"이라 한다)의 의견을 들어야 한다.

④ 교육부장관은 학생건강증진기본계획을 수립 또는 변경한 경우에는 지체 없이 관계 행정기관의 장 및 교육감에게 통보해야 한다.[본조신설 2023. 2. 14.]

제2조(보건실의 설치기준 등) ① 법 제3조에 따른 보건실의 설치기준은 다음 각 호와 같다. 〈개정 2012. 8. 13., 2013. 3. 23., 2023. 2. 14.〉

1. 위치: 학생과 교직원의 응급처치 등이 신속히 이루어질 수 있도록 이용하기 쉽고 통풍과 채광이 잘 되는 장소일 것

2. 면적: 66제곱미터 이상. 다만, 교육부장관(「대학설립·운영 규정」제1조에 따른 대학만 해당된다) 또는 교육감(「고등학교 이하 각급 학교 설립·운영 규정」제2조에 따른 각급 학교만 해당된다)은 학생수 등을 고려하여 학생과 교직원의 건강관리에 지장이 없는 범위에서 그 면적을 완화할 수 있다.

② 제1항에 따른 보건실에는 학교보건에 필요한 다음 각 호의 시설과 기구(器具) 및 용품을 갖추어야 한다. 〈개정 2019. 6. 18.〉

　　1. 학생과 교직원의 건강관리와 응급처치 등에 필요한 시설과 기구 및 용품

　　2. 학교환경위생 및 식품위생검사에 필요한 기구

③ 제2항에 따라 보건실에 갖추어야 하는 시설과 기구 및 용품의 구체적인 기준은 「초·중등교육법」 제3조에 따른 국립학교와 「고등교육법」 제2조 각 호에 따른 학교의 경우에는 교육부령으로 정하고, 「초·중등교육법」 제3조에 따른 공립학교 및 사립학교의 경우에는 시·도 교육규칙으로 정한다. 〈개정 2012. 8. 13., 2013. 3. 23., 2019. 6. 18.〉

[제목개정 2019. 6. 18.]

제2장 대기오염 대응 〈신설 2019. 6. 18.〉

제3조(대기오염대응매뉴얼의 작성 등)

① 법 제5조제2항에서 "대통령령으로 정하는 내용"이란 다음 각 호의 내용을 말한다.

　　1. 대기오염 대응 업무 수행체계 및 관련 기관별 역할에 관한 사항

　　2. 대응 단계별 전파요령에 관한 사항

　　3. 대응 단계별 실외수업에 대한 점검 및 조치에 관한 사항

　　4. 대응 단계별 실내 공기질 관리를 위한 조치에 관한 사항

　　5. 그 밖에 교육부장관이 대기오염 대응에 필요하다고 인정하는 사항

② 교육부장관은 법 제5조제1항에 따라 작성한 대기오염대응매뉴얼을 전자적 파일이나 인쇄물의 형태로 배포할 수 있다.

③ 법 제5조제3항에 따른 학생 및 교직원의 세부 행동요령(이하 이 조에서 "세부 행동요령"이라 한다)에는 다음 각 호의 내용이 포함되어야 한다.

　　1. 대기오염 대응 업무를 관리하는 교직원의 지정에 관한 사항

　　2. 등교·하교 시간 조정, 수업시간 단축, 질환자 관리 등 대응 단계별 안전조치 이행에 관한 사항

　　3. 교직원 비상연락망 유지, 학생·학부모에 대한 연락체계 구축 등 대응 단계별

전파요령에 관한 사항

4. 체육활동, 현장학습, 운동회 등 실외수업의 실내수업 대체 등 대응 단계별 실외수업에 대한 점검 및 조치에 관한 사항

5. 공기 정화 설비의 가동, 환기요령, 청소 등 대응 단계별 실내 공기질 관리를 위한 조치에 관한 사항

6. 그 밖에 학교의 장이 학교의 사정 등을 고려하여 대기오염 대응에 필요하다고 인정하는 사항

④ 학교의 장은 세부 행동요령을 「학교안전사고 예방 및 보상에 관한 법률」 제4조제6항에 따른 학교안전사고 예방에 관한 학교계획에 포함하여 수립할 수 있다.

[본조신설 2019. 6. 18.]

제4조 삭제 〈2017. 2. 3.〉

제5조 삭제 〈2017. 2. 3.〉

제6조 삭제 〈2017. 2. 3.〉

제7조 삭제 〈2017. 2. 3.〉

제7조의2 삭제 〈2017. 2. 3.〉

제7조의3 삭제 〈2017. 2. 3.〉

제7조의4 삭제 〈2017. 2. 3.〉

제8조 삭제 〈2017. 2. 3.〉

제3장 삭제 〈2017. 2. 3.〉

제9조 삭제 〈2017. 2. 3.〉

제10조 삭제 〈2017. 2. 3.〉

제11조 삭제〈2017. 2. 3.〉

제12조 삭제〈2017. 2. 3.〉

제4장 삭제〈2017. 2. 3.〉

제13조 삭제〈2017. 2. 3.〉

제14조 삭제〈2017. 2. 3.〉

제15조 삭제〈2017. 2. 3.〉

제16조 삭제〈2017. 2. 3.〉

제17조 삭제〈2017. 2. 3.〉

제18조 삭제〈2017. 2. 3.〉

제19조 삭제〈2017. 2. 3.〉

제5장 삭제〈2017. 2. 3.〉

제20조 삭제〈2017. 2. 3.〉

제21조 삭제〈2017. 2. 3.〉

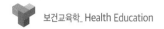
제6장 보건교사의 배치 등 및 학교보건위원회 〈개정 2021. 12. 9.〉

제22조(등교 등의 중지)

① 학교의 장은 법 제8조에 따라 학생과 교직원 중 다음 각 호의 어느 하나에 해당하는 사람에 대하여 등교중지를 명할 수 있다. 〈개정 2010. 12. 29., 2016. 8. 29.〉

1. 「감염병의 예방 및 관리에 관한 법률」 제2조에 따른 감염병환자, 감염병의사환자 및 병원체보유자(이하 "감염병환자등"이라 한다). 다만, 의사가 다른 사람에게 감염될 우려가 없다고 진단한 사람은 제외한다.

2. 제1호 외의 환자로서 의사가 감염성이 강한 질환에 감염되었다고 진단한 사람

② 학교의 장이 제1항에 따라 등교중지를 명할 때에는 그 사유와 기간을 구체적으로 밝혀야 한다. 다만, 질환증세 또는 질병유행의 양상에 따라 필요한 경우에는 그 기간을 단축하거나 연장할 수 있다.

제22조의2(감염병예방대책의 마련 등)

① 법 제14조의3제1항제4호에서 "대통령령으로 정하는 사항"이란 다음 각 호의 사항을 말한다. 〈개정 2019. 7. 2.〉

1. 감염병 예방·관리에 필요한 교육에 관한 사항

2. 감염병 대응 능력 강화를 위한 가상연습 등 실제 상황 대비 훈련에 관한 사항

3. 감염병 방역에 필요한 물품의 비축 및 시설의 구비에 관한 사항

4. 그 밖에 감염병의 예방·관리를 위하여 교육부장관이 필요하다고 인정하는 사항

② 법 제14조의3제4항에서 "감염병 발생 현황에 관한 정보 등 대통령령으로 정하는 정보"란 「감염병의 예방 및 관리에 관한 법률」에 따른 제1급감염병이 국내에서 새롭게 발생하였거나 국내에 유입된 경우 또는 같은 법 제41조제1항에 따라 질병관리청장이 고시한 감염병에 대하여 「재난 및 안전관리 기본법」 제38조제2항에 따른 주의 이상의 위기경보가 발령된 경우 해당 감염병에 관한 다음 각 호의 정보를 말한다. 〈개정 2020. 9. 11., 2023. 2. 14.〉

1. 감염병명

2. 감염병의 발생 현황 또는 유입 경로

3. 감염병환자등(학생 및 교직원에 한정한다)의 발병일·진단일·이동경로·이동

수단 및 접촉자 현황

4. 그 밖에 교육부장관 또는 질병관리청장이 감염병의 예방 및 확산을 방지하기 위하여 필요하다고 인정하는 정보

[본조신설 2016. 8. 29.]

제22조의3(감염병대응매뉴얼의 작성 및 배포 등)

① 법 제14조의4제1항에 따라 작성·배포하여야 하는 감염병 유형에 따른 대응 매뉴얼(이하 "감염병대응매뉴얼"이라 한다)에는 다음 각 호의 사항이 포함되어야 한다.

1. 감염병 유형에 따른 학생 및 교직원의 행동 요령에 관한 사항

2. 감염병 유형에 따른 예방·대비·대응 및 복구 단계별 조치에 관한 사항

② 교육부장관은 감염병대응매뉴얼을 배포하는 경우에는 전자적 파일이나 인쇄물의 형태로 배포할 수 있다.

③ 교육감 및 학교의 장은 감염병의 예방·대비·대응 및 복구 조치에 관한 업무를 추진할 때 감염병대응매뉴얼을 활용하여야 한다. 〈개정 2017. 2. 3., 2023. 2. 14.〉

④ 교육감 및 학교의 장은 각 지역 또는 학교의 특성을 반영한 내용을 감염병대응매뉴얼에 추가·보완할 수 있다.

[본조신설 2016. 8. 29.]

제23조(학교에 두는 의료인·약사 및 보건교사)

① 삭제 〈2021. 12. 9.〉

② 법 제15조제1항에 따라 학교에 두는 의료인·약사는 학교장이 위촉하거나 채용한다. 〈개정 2021. 12. 9.〉

③ 법 제15조제3항에서 "대통령령으로 정하는 일정 규모 이상의 학교"란 36학급 이상의 학교를 말한다. 〈신설 2021. 12. 9.〉

④ 법 제15조제1항에 따라 학교에 두는 의사(치과의사 및 한의사를 포함하며, 이하 "학교의사"라 한다) 및 학교에 두는 약사(이하 "학교약사"라 한다)와 같은 조 제2항·제3항에 따른 보건교사의 직무는 다음 각 호와 같다. 〈개정 2021. 12. 9.〉

1. 학교의사의 직무

가. 학교보건계획의 수립에 관한 자문

나. 학교 환경위생의 유지·관리 및 개선에 관한 자문

다. 학생과 교직원의 건강진단과 건강평가

라. 각종 질병의 예방처치 및 보건지도

마. 학생과 교직원의 건강상담

바. 그 밖에 학교보건관리에 관한 지도

2. 학교약사의 직무

가. 학교보건계획의 수립에 관한 자문

나. 학교환경위생의 유지관리 및 개선에 관한 자문

다. 학교에서 사용하는 의약품과 독극물의 관리에 관한 자문

라. 학교에서 사용하는 의약품 및 독극물의 실험·검사

마. 그 밖에 학교보건관리에 관한 지도

3. 보건교사의 직무

가. 학교보건계획의 수립

나. 학교 환경위생의 유지·관리 및 개선에 관한 사항

다. 학생과 교직원에 대한 건강진단의 준비와 실시에 관한 협조

라. 각종 질병의 예방처치 및 보건지도

마. 학생과 교직원의 건강관찰과 학교의사의 건강상담, 건강평가 등의 실시에 관한 협조

바. 신체가 허약한 학생에 대한 보건지도

사. 보건지도를 위한 학생가정 방문

아. 교사의 보건교육 협조와 필요시의 보건교육

자. 보건실의 시설·설비 및 약품 등의 관리

차. 보건교육자료의 수집·관리

카. 학생건강기록부의 관리

타. 다음의 의료행위(간호사 면허를 가진 사람만 해당한다)

　1) 외상 등 흔히 볼 수 있는 환자의 치료

　2) 응급을 요하는 자에 대한 응급처치

　3) 부상과 질병의 악화를 방지하기 위한 처치

　4) 건강진단결과 발견된 질병자의 요양지도 및 관리

　5) 1)부터 4)까지의 의료행위에 따르는 의약품 투여

파. 그 밖에 학교의 보건관리

[제목개정 2021. 12. 9.]

참고 문헌

· 강경숙 외(2018), 보건교육학, JMK
· 강영미 외(1999), 보건교육, 수문사
· 강영미 외(2019), 보건교육학, 현문사
· 강영미 외(2020), 보건교육학, 현문사
· 고영·김춘미·윤주영·김지은(2022), (최신)보건 프로그램: 개발 및 평가
· 고용노동부(2022), 안전보건교육 안내서
· 공은숙 외(2010), 보건교육학, 훈민사
· 공은숙 외(2018), 보건교육학, 정담미디어
· 공은숙·양경희 외(2021), 보건교육학(3판), 학지사메디컬
· 곽은혜(2017), 하브루타 학습법에 기반한 과학수업이 초등학생의 과학수업 동기 및 과학적 태도에 미치는 영향 석사학, 부산교육대학교 교육대학원 석사 학위 논문
· 국무조정실(2022), ODA 사업 성과지표 모델(안), 국무조정실
· 국민건강증진법 시행령 제17조
· 국민건강증진법 제2조 정의 국민건강증진법 시행령 제17조
· 권낙원·김동엽(2006), 교수-학습이론의 이해, 문음사
· 권문기·권은하·김명희·김봉임·김유미·김은주·김현·노지영·박미경·배서현·송연미·윤송아(2014), 보건교육학, 고문사
· 권문희 외(2014), 보건교육학, 고문사
· 김동진·윤강재·정연·채수미·최지희·배정은(2019), 국민건강증진종합계획 2020 평가
· 김명 외(2017), 보건교육방법 및 자료개발, 계축문화사
· 김명희·이주희(2013), 한국의 건강형평정책의 현황과 과제, Journal of the Korean Medical Association, 56(3), 206-212.
· 김영복(2010), 민간 의료기관에서 보건교육사의 활동 영역과 능력 개발, 보건교육건강증진학회지, 27(2), 38-48.
· 남은우(2008), 보건교육과 건강증진의 국제적인 동향: 우선순위 사업에 대한 검토, Journal of Korean Society for Health Education and Promotion, 25(1), 105-116.
· 남은우, 김건엽(2007), 건강도시 인증제도 도입 방안에 관한 연구, 연세대학교 의료복지연구소, 건강증진사업지원단
· 남은우·천성수(2010), 국제화와 보건교육사의 활동영역, 한국보건교육건강증진학회지 제27권 2호

- 도지연(2019), 요추수롤 환자의 회복간호 교육프로그램의 효과, 충남대학교 대학원, 석사 학위 논문
- 딕, 월터·캐리·루·캐리·제임스(2003), 체제적교수 설계, 아카데미프레스
- 박노례(2011), 보건교육, 수문사
- 박상준(2016), 거꾸로 교실을 넘어 거꾸로 학습으로, 교육과학사
- 박성익 외(2016), 교육방법의 교육공학적 이해, 교육과학사
- 박정윤(2015), 암환자를 위한 중심정맥관 자기관리 교육프로그램의 개발과 효과, 서울대학교 대학원 박사학위논문
- 박정희(1997), 지역사회 건강증진과 보건교육, 대한간호, 36(3), 16-19.
- 박형종·김공현·김광기(1997), 보건교육, 신광출판사
- 백영균·한승록·박주성·김정겸·최명숙·변호승·박정환·강신천·윤성철(2017), 스마트 시대의 교육방법 및 교육공학, 학지사
- 변영계(2005), 교수·학습이론의 이해, 학지사
- 보건교육 건강증진 연구회(2021), 건강증진을 위한 보건교육학, 현문사
- 보건교육자격심사제도위원회(The National Commission for Health Education Credentialing(NSHEC)
- 보건복지부, 한국보건사회연구원(2019), 국민건강증진종합계획 2020 평가
- 봉현철·김종근 역(2000), 액션러닝: 최고의 인재를 만드는 기업교육프로그램
- 산업안전보건법
- 세계보건기구(WHO)
- 안양희 외(2017), 보건교육학, 현문사
- 안옥희 외(2018), 보건교육학, 메디컬에듀케이션
- 양경희 외(2019), 학교보건의 이론과 실제, 현문사
- 양숙자 외(2022), 지역사회간호학1, 현문사
- 양순옥 외(2006), 보건교육, 메디컬 코리아
- 양윤준(2005), 건강증진 전문인력 세계 경향, Korean Society for Health Promotion and Disease Prevention
- 유승우 외(2017), 교육방법 및 교육공학, 양서원
- 이경희 외(2020), 보건교육학, 수문사
- 이경희 외(2020), 보건교육학, 수문사
- 이경희·권수자 외(2021), 보건교육학, 수문사
- 이경희·권수자 외(2021), 보건교육학, 수문사

- 이영란 외(2017), 보건교육학, 수문사
- 이영란·문원희·이소영(2021), 보건교육학 제4판, 수문사
- 이영란·문원희·이소영(2021), 보건교육학(제4판), 수문사
- 이영란·문원희·이소영(2021), 보건교육학, 수문사
- 이주열(2010), 공공부문에서 보건교육사의 활동 영역과 능력 개발, 한국보건교육건강증진학회, 제27권 2호
- 이주열(2022), 보건교육학, 계축문화사
- 이주열(2022), 보건교육학, 계축문화사
- 이주열(2022), 보건프로그램 개발 및 평가, 계축문화사
- 이주열, 박천만, 서미경, 최은진(2007), 지역사회 조건교육, 보건교육, 건강증진학회지, 24(4), 241-249.
- 이주열·김영복(2017), 보건교육사 국가자격제도 발전방안 연구, 한국건강증진개발원
- 이홍자·고영 외(2018), 보건교육방법론, 수문사
- 이홍자·고영 외(2018), 보건교육방법론, 수문사
- 임철일(2012), 교수 설계 이론과 모형, 교육과학사
- 장미영 외(2021), 보건교육과 건강증진, 현문사
- 전국대학보건관리학교육협의회(2012), 보건교육방법론, 한미의학
- 전국대학보건관리학교육협의회(2012), 보건교육학, 한미의학
- 정현민·이효철(2013), 초등학교 고학년 안전보건교육 프로그램 개발과 효과검증, 한국응급구조학회, 17(3), 149-168
- 제니 나이두(2003), 지역보건연구회 역, 건강증진-이론과 실제, 계축문화사
- 조성일(2015), 건강형평성, Journal of the Korean Medical Association, 58(12), 1104-1107
- 조원겸·조연교(2021), 보건분야 국제개발협력과 국제보건 핵심역량에 대한 간호대학생의 인식 연구, 글로벌교육연구 13(2)
- 지역보건법
- 질병관리청(2020), 21년도 지역사회건강조사 결과 및 조사관리 보고대회
- 질병관리청(2020), 지역 간 건강격차 원인 규명 및 해결방안 개발 제2차 요약 보고
- 질병관리청(2022), 지역사회건강통계
- 최연희 외(2015), 보건교육학, 정담미디어
- 최연희·이계희·차남현·김정희·박민아·송명경·이호진(2018), 보건교육학, 정담미디어

- 치매 가이드북(2017), 보건복지부 치매 가이드북
- 통계청(2020), 2020년 생명표, 통계청
- 한국건강증진개발원(2018), 대구대학교 산학협력단, 보건교육사 직무분석을 통한 직무영역 특화 및 제도 활성화 방안 마련 연구
- 한국건강증진재단(2014), 건강 불평등과 지역사회 건강증진, 건강증진총서
- 한국의 건강형평정책의 현황과 과제
- 함옥경 외(2020), 보건교육학, 현문사
- 허현희(2018), 건강 불평등 완화를 위한 지역사회 주민 참여 접근, 보건복지포럼, 2018(6), 62-77.
- 황경순(2011), 청소년 비만과 다이어트에 관한 교안 개발 –비만 학생을 위한 영양교육 자료 만들기-, 인제대학교 교육대학원, 석사 학위 논문
- Clara. E, 상담의 기술 3판, 주은선 역(2012), 학지사

- American Achieving Health Association(AAHE) 미국보건교육협회
- American Public Health Association(APHA) 미국공중보건협회
- American school Health Association 미국학교보건협회
- Babik, Jennifer M. MD, PhD; Luther, Vera P. MD.(2020). Creating and Presenting an Effective Lecture. Journal of Continuing Education in the Health Professions: 40:1, 36-41.
- Centers for Disease Control and Prevention 질병통제예방센터
- Christine H, Todd D. Z..(2017). Dynamic Lecturing: Research-Based Strategies to Enhance Lecture Effectiveness. Stylus Publishing.
- Cottrell, R. R., Seabert, D., Spear, C., & McKenzie, J. F.(2021). Principles of Health Education and Promotion. Jones & Bartlett Learning.
- Cottrell, R. R., Seabert, D., Spear, C., & McKenzie, J. F.(2021). Principles of Health Education and Promotion. Jones & Bartlett Learning.
- Dale, E.(1969). Audiovisual methods in teaching(3rd ed). New York, NY: Reinhart and Winston.
- Dale, E.(1969). Audiovisual methods in teaching(3rd ed). New York, NY: Reinhart and Winston.
- Di Ruggiero, E., MacPherson, D., & Bajwa, U.(2018). Directions in global public health graduate education.

· Dick, W., Carey, L., & Carey, J. O.(2005). The systematic design of instruction.
· Doolittle, P. E.(1995). Understanding Cooperative Learning through Vygotsky's Zone of Proximal Development.
· Doolittle, P. E.(1995). Understanding Cooperative Learning through Vygotsky's Zone of Proximal Development.
· Heinich, R. Molenda, M. & Russell, D. Smaldino, S. E.(1996). Instructional media and technologies of learning: Englewood Cliffs, NJ: Prentice-Hall.
· Heinich, R. Molenda, M. & Russell, D. Smaldino, S. E.(1996). Instructional media and technologies of learning: Englewood Cliffs, NJ: Prentice-Hall.
· Hoban, C. F. Hoban, C. F. Jr. & Zisman, S. B.(1937). Visualizing the curriculum. New York, NY: The Cordon Co.
· Hoban, C. F. Hoban, C. F. Jr. & Zisman, S. B.(1937). Visualizing the curriculum. New York, NY: The Cordon Co.
· https://www.osha.gov/Publications/3362-occupational-safety-and-health-training
· https://www.safetyandhealthmagazine.com/articles/19271-why-occupational-health-and-safety-training-is-important
· ILO, In the face of a pandemic: Ensuring Safety and Health at Work, 2021
· Kemp, J. P.(1985). The instructional design process. New York: Harper and Row.
· Kemp, J. P.(1985). The instructional design process. New York: Harper and Row.
· Koplan, J. P., Bond, T. C., Merson, M. H., Reddy, K. S., Rodriguez, M. H., Sewankambo, N. K., Wasserheit, J. N., & Consortium of Universities for Global Health Executive Board.(2009). Towards a common definition of global health. Lancet(London, England), 373(9679),
· Kurt S.(2017). ADDIE model: instructional design, educational technology. Available from: URL: https://educationaltechnology.net/the-addie-model-instructional-design/
· Mager, R. F.(1984). Preparing insructional objectives(2nd ed.). Belmont, CA: Pitman Learning.
· Mager, R. F.(1984). Preparing insructional objectives(2nd ed.). Belmont, CA: Pitman Learning.
· Marmot, M., Friel, S., Bell, R., Houweling, T. A., Taylor, S., & Commission on Social Determinants of Health.(2008). Closing the gap in a generation: Health equity through action on the social determinants of health. The Lancet, 372(9650)

- McKenzie, J. F. & Jurs, J. L.(1993), Planning, implementing and evaluating healthpromotion programs, Macmillan publishing company.
- Mucciolo, T. & Mucciolo, R.(1994). Purpose Movement color: A strategy for effective presentations. MediaNet, Inc.
- Mucciolo, T. & Mucciolo, R.(1994). Purpose Movement color: A strategy for effective presentations. MediaNet, Inc.
- NCHEC(National Commission for Health Education Credentialing)
- Peoples, D. A.(1992). Presentations Plus(2nd ed). John Wiley & Sons.
- Peoples, D. A.(1992). Presentations Plus(2nd ed). John Wiley & Sons.
- Richard L. Weaver(1981) Effective Lecturing Techniques, The Clearing House: A Journal of Educational Strategies, Issues and Ideas, 55:1, 20-23,
- Slavin, R. E.(1990). Research on cooperative learning: Consensus and controversy. Educational leadership, 47(4), 52-54.
- Slavin, R. E.(1990). Research on cooperative learning: Consensus and controversy. Educational leadership, 47(4), 52-54.
- The National Commission for Health Education Credentialing. A Competency-Based Framwork for Graduate-Level Heath Educators. The National Commission for Health Education Credentialing Inc. 1999.
- The National Commission for Health Education Credentialing. A Competency-Based Framwork for Graduate-Level Heath Educators. The National Commission for Health Education Credentialing Inc. 1999.
- The National Commission for Health Education Credentialing. The Health Education Specialist: A Study Guide for Professional Competence. The National Commission for Health Education Credentialing Inc. 2000.
- The National Commission for Health Education Credentialing. The Health Education Specialist: A Study Guide for Professional Competence. The National Commission for Health Education Credentialing Inc. 2000.
- U.S. Department of Health and Human Services.(2021). Community Health Education. Retrieved from https://www.hhs.gov/health-topics/education/community-health-education/index.html
- World Health Organization(2010). A conceptual framework for action on the social determinants of health. World Health Organization.

- 네이버 지식백과. 보건[保健](한국민족문화대백과, 한국학중앙연구원)
- 노동통계국, 미국 노동부, 직업 전망 핸드북, 보건교육 전문가 및 지역사회 보건 종사자 (2013) https://www.bls.gov/ooh/community-and-social-service/health-educators.htm
- 대한보건교육사협회 http://www.ches.or.kr/
- 보건복지부 https://www.mohw.go.kr/
- 삼성서울병원 http://www.samsunghospital.com/home/healthInfo/content/contenView.do?CONT_SRC_ID=09a4727a80018c66&CONT_SRC=CMS&CONT_ID=2040&CONT_CLS_CD=001020002
- 안전보건공단 www.kosha.or.kr/kosha/index.do
- 지속가능발전 포털 http://ncsd.go.kr/unsdgs?content=2
- 지역사회 건강 프로파일 https://chs.kdca.go.kr/chs/recsRoom/areaResultMain.do
- 질병관리청 www.cdc.go.kr
- 질병통제예방센터 https://www.cdc.gov/healthyschools/sher/standards/index.htm
- 한국건강증진개발원 https://www.khealth.or.kr/board?menuId=MENU01287&siteId=null-
- 한국건강증진개발원 https://www.khepi.or.kr

찾아보기

보건교육학

초판 1쇄 인쇄   2023년 8월   5일
초판 1쇄 발행   2023년 8월 10일

저   자   전미순·이한이·이수정·조명선·김숙희
          김은재·노지영·안미향·엄연주·이신영
          장영은·채여주·최선임
펴낸이   임 순 재
펴낸곳   (주)한올출판사
등   록   제11-403호
주   소   서울시 마포구 모래내로 83(성산동 한올빌딩 3층)
전   화   (02) 376-4298(대표)
팩   스   (02) 302-8073
홈페이지   www.hanol.co.kr
e-메일   hanol@hanol.co.kr
ISBN   979-11-6647-370-8

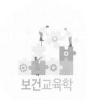